全国高职高专护理类专业"十三五"规划教材

（供护理、助产专业用）

护理伦理与法律法规

主　　编　张绍异

副主编　朱晓卓　俞双燕　张　燕

编　　者　（以姓氏笔画为序）

王琮瑶（辽宁医药职业学院）

刘珈利（四川护理职业学院）

朱晓卓（宁波卫生职业技术学院）

邹凤鹏（益阳医学高等专科学校）

邹紫霨（重庆医药高等专科学校）

赵　红（重庆江津区中心医院）

俞双燕（江西中医药大学）

郭英才（雅安职业技术学院）

张绍异（重庆医药高等专科学校）

张　燕（漯河医学高等专科学校）

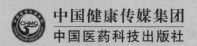

中国健康传媒集团

中国医药科技出版社

内容提要

本教材为"全国高职高专护理类专业'十三五'规划教材"之一，全书分上下两篇共 17 章，内容包括十九大最新提出的有关健康伦理思想，涉及护理工作中新的伦理方面的内容，如医疗护理诚信问题、构建和谐护患关系问题、各类突发公共卫生事件应急处理中的伦理责任问题、国家关于"二孩"政策、动物实验的伦理、环境中的雾霾、克隆猴子的成功、侵权责任法中关于医疗侵权的问题等。在教材编写中重视"案例导入"，使理论与实践更加紧密结合，帮助学生提高分析、解决伦理问题的能力，同时教材中增加了"学习目标""知识链接""知识拓展""课堂互动""考点提示""本章小结""习题"等模块，帮助学生更有针对性地学习。本教材为书网融合教材，即纸质教材有机融合电子教材、教学配套资源、题库系统、数字化教学服务（在线教学、在线作业、在线考试）。

本教材供高职高专护理、助产专业教学使用，同时可供健康伦理与护理伦理法律法规教学、研究参考使用。

图书在版编目（CIP）数据

护理伦理与法律法规／张绍异主编. —北京：中国医药科技出版社，2018.8

全国高职高专护理类专业"十三五"规划教材

ISBN 978-7-5214-0147-9

Ⅰ.①护… Ⅱ.①张… Ⅲ.①护理伦理学-高等职业教育-教材②卫生法-中国-高等职业教育-教材 Ⅳ.①R47-05②D922.16

中国版本图书馆 CIP 数据核字（2018）第 061536 号

美术编辑　陈君杞
版式设计　南博文化

出版　**中国健康传媒集团**｜中国医药科技出版社

地址　北京市海淀区文慧园北路甲 22 号

邮编　100082

电话　发行：010-62227427　邮购：010-62236938

网址　www.cmstp.com

规格　889×1194mm ¼₆

印张　16

字数　352 千字

版次　2018 年 8 月第 1 版

印次　2022 年 8 月第 7 次印刷

印刷　三河市万龙印装有限公司

经销　全国各地新华书店

书号　ISBN 978-7-5214-0147-9

定价　**36.00 元**

数字化教材编委会

主　编　张绍昇

副主编　朱晓卓　俞双燕

编　者　（以姓氏笔画为序）

王琮瑶（辽宁医药职业学院）

刘珈利（四川护理职业学院）

朱晓卓（宁波卫生职业技术学院）

邹凤鹏（益阳医学高等专科学校）

邹紫霈（重庆医药高等专科学校）

赵　红（重庆江津区中心医院）

俞双燕（江西中医药大学）

郭英才（雅安职业技术学院）

张绍昇（重庆医药高等专科学校）

张　燕（漯河医学高等专科学校）

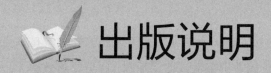

出版说明

为贯彻落实国务院办公厅《关于深化医教协同进一步推进医学教育改革与发展的意见》（〔2017〕63号）等有关文件精神，不断推动职业教育教学改革，推进信息技术与医学教育融合，加强医学人才培养，使职业教育切实对接岗位需求，教材内容与形式及呈现方式更加切合现代职业教育需求，培养具有整体护理观的护理人才，在教育部、国家卫生健康委员会、国家药品监督管理局的支持下，在本套教材建设指导委员会和评审委员会顾问、苏州卫生职业学院吕俊峰教授和主任委员、南方医科大学护理学院史瑞芬教授等专家的指导和顶层设计下，中国健康传媒集团·中国医药科技出版社组织全国100余所以高职高专院校及其附属医疗机构为主体的，近300名专家、教师历时近1年精心编撰了"全国高职高专护理类专业'十三五'规划教材"，该套教材即将付梓出版。

本套教材先期出版包括护理类专业理论课程主干教材共计27门，主要供全国高职高专护理、助产专业教学使用。同时，针对当前老年护理教学实际需要，我社及时组织《老年护理与保健》《老年中医养生》《现代老年护理技术》三本教材的编写工作，预计年内出版，作为本套护理类专业教材的补充品种。

本套教材定位清晰、特色鲜明，主要体现在以下方面。

一、内容精练，专业特色鲜明

本套教材的编写，始终满足高职高专护理类专业的培养目标要求，即：公共基础课、医学基础课、临床护理课、人文社科课紧紧围绕专业培养目标要求，教材内容精练、针对性强，具有鲜明的专业特色和高职教育特色。

二、对接岗位，强化能力培养

本套教材强化以岗位需求为导向的理实教学，注重理论知识与护理岗位需求相结合，对接职业标准和岗位要求。在教材正文适当插入临床案例（如"故事点睛"或"案例导入"），起到边读边想、边读边悟、边读边练，做到理论与临床护理岗位相结合，强化培养学生临床思维能力和护理操作能力。

同时注重护士人文关怀素养的养成，构建"双技能"并重的护理专业教材内容体系；注重吸收临床护理新技术、新方法、新材料，体现教材的先进性。

三、对接护考，满足考试需求

本套教材内容和结构设计，与护士执业资格考试紧密对接，在护士执业资格考试相关课程教材中插入护士执业资格考试"考点提示"，为学生学习和参加护士执业资格考试奠定基础，提升学习效率。

四、书网融合，学习便捷轻松

全套教材为书网融合教材，即纸质教材有机融合数字教材、配套教学资源、题库系统、数字化教学服务。通过"一书一码"的强关联，为读者提供全免费增值服务。按教材封底的提示激活教材后，读者可通过 PC、手机阅读电子教材和配套课程资源（PPT、微课、视频、动画、图片、文本等），并可在线进行同步练习，实时反馈答案和解析。同时，读者也可以直接扫描书中二维码，阅读与教材内容关联的课程资源（"扫码学一学"，轻松学习 PPT 课件；"扫码看一看"，即刻浏览微课、视频等教学资源；"扫码练一练"，随时做题检测学习效果），从而丰富学习体验，使学习更便捷。教师可通过 PC 在线创建课程，与学生互动，开展在线课程内容定制、布置和批改作业、在线组织考试、讨论与答疑等教学活动，学生通过 PC、手机均可实现在线作业、在线考试，提升学习效率，使教与学更轻松。此外，平台尚有数据分析、教学诊断等功能，可为教学研究与管理提供技术和数据支撑。

编写出版本套高质量教材，得到了全国知名专家的精心指导和各有关院校领导与编者的大力支持，在此一并表示衷心感谢。出版发行本套教材，希望受到广大师生欢迎，并在教学中积极使用本套教材和提出宝贵意见，以便修订完善。让我们共同打造精品教材，为促进我国高职高专护理类专业教育教学改革和人才培养做出积极贡献。

中国医药科技出版社

2018 年 5 月

全国高职高专护理类专业"十三五"规划教材

建设指导委员会

委　　员 （以姓氏笔画为序）

　　　　　丁凤云（江苏医药职业学院）

　　　　　马宁生（金华职业技术学院）

　　　　　王　玉（山东医学高等专科学校）

　　　　　王所荣（曲靖医学高等专科学校）

　　　　　邓　辉（重庆三峡医药高等专科学校）

　　　　　左凤林（重庆三峡医药高等专科学校）

　　　　　叶　明（红河卫生职业学院）

　　　　　叶　玲（益阳医学高等专科学校）

　　　　　田晓露（红河卫生职业学院）

　　　　　包再梅（益阳医学高等专科学校）

　　　　　刘　艳（红河卫生职业学院）

　　　　　刘　婕（山东医药技师学院）

　　　　　刘　毅（红河卫生职业学院）

　　　　　刘亚莉（辽宁医药职业学院）

　　　　　刘俊香（重庆三峡医药高等专科学校）

　　　　　刘淑霞（山东医学高等专科学校）

　　　　　孙志军（山东医学高等专科学校）

　　　　　杨　铤（江苏护理职业学院）

　　　　　杨小玉（天津医学高等专科学校）

　　　　　杨朝晔（江苏医药职业学院）

　　　　　李镇麟（益阳医学高等专科学校）

　　　　　何曙芝（江苏医药职业学院）

　　　　　宋光熠（辽宁医药职业学院）

　　　　　宋思源（楚雄医药高等专科学校）

　　　　　张　庆（济南护理职业学院）

张义伟（宁夏医科大学）

张亚光（河南医学高等专科学校）

张向阳（济宁医学院）

张绍昪（重庆医药高等专科学校）

张春强（长沙卫生职业学院）

易淑明（益阳医学高等专科学校）

罗仕蓉（遵义医药高等专科学校）

周良燕（雅安职业技术学院）

柳韦华（山东第一医科大学）

贾　平（益阳医学高等专科学校）

晏廷亮（曲靖医学高等专科学校）

高国丽（辽宁医药职业学院）

郭　宏（沈阳医学院）

郭梦安（益阳医学高等专科学校）

谈永进（安庆医药高等专科学校）

常陆林（广东江门中医药职业学院）

黄　萍（四川护理职业学院）

曹　旭（长沙卫生职业学院）

蒋　莉（重庆医药高等专科学校）

韩　慧（郑州大学）

傅学红（益阳医学高等专科学校）

蔡晓红（遵义医药高等专科学校）

谭　严（重庆三峡医药高等专科学校）

谭　毅（山东医学高等专科学校）

全国高职高专护理类专业"十三五"规划教材

评审委员会

根据教育部关于加强高职高专教育人才培养工作的意见，为适应现代护理人才的要求，突出提高护理人员的伦理教育，培养护理人员的伦理和法律素质，在中国医药科技出版社的指导和精心组织下，编写了供全国高职高专护理专业（含助产专业）使用的《护理伦理与法规》教材。

本教材的编写在遵循"三基"（基本理论、基本知识、基本技能）、"五性"（思想性、科学性、先进性、启发性、适用性）、"三特定"（特定学制、特定专业方向、特定对象）的基础上，按照"去学科化"原则进行编写。本教材以专业培养目标为导向，以职业道德素质和法律素养为目标，着眼学生运用护理伦理和相关法律理论解决和分析问题的能力，体现高职高专学生伦理和相关法律教育的特点。

本教材从结构看，分上下两篇，全书共 17 章，尽量体现以下特点：一是突出"新"字。教材尽量把近几年护理伦理研究的新成果吸收进来。将十九大提出的有关健康伦理思想，涉及护理工作中新的伦理方面的内容，如医疗护理诚信问题、构建和谐护患关系问题、各类突发公共卫生事件应急处理中的伦理责任问题、国家关于"二孩"政策、动物实验的伦理、环境中的雾霾、克隆猴子的成功、侵权责任法中关于医疗侵权的问题等内容加入教材。二是突出"适"字。教材考虑适合高职高专护理学专业学生学习能力的特点，使护理伦理及法律法规的理论和实务相结合，文字尽量通俗简练，选材尽量适度，深浅尽量适宜。三是突出"实"字。教材尽量考虑护理工作的实际情况，突出阐述与护士的护理职业领域密切相关的一些伦理理论和伦理实务，不编写与护理工作关系不大的内容。四是突出"用"字。教材重视"案例导入"，使理论与实践更加紧密结合，帮助护士提高分析、解决伦理问题的能力，使护士所学伦理理论在护理实际工作中能用得上。同时教材的每一章都增加了"学习目标"和"思维导图""综合练习题""职业训练"板块，尽量帮助学生更有针对性地去学习。

在本教材编写中，我们参阅了国内外学者、专家、同仁的著作和文献资料等，吸纳了不少研究成果，有的未能一一标注，在此表示真诚的感谢。同时教材的编写得到了各参编单位的大力支持，在此也表示诚挚的谢意。各位编委都是长期从事护理伦理与法律法规教学、临床和研究的教师。教材章节经各位编者交叉审稿后，最后由张绍异统稿、修改、定稿。本教材主要供高职高专护理、助产专业教学使用，同时可供医药类院校爱好者进行健康伦理和护理伦理法律法规教学和研究参考。

限于编写人员水平有限，编写时间仓促，教材难免存在缺点和不足，恳请专家、同行及读者批评、指正。

编 者

2018 年 3 月

上篇 护理伦理学

下篇 卫生法律法规

| 上篇 |
护理伦理学

第一章 绪 论

学习目标

1. **掌握** 护理伦理学及其学科性质、研究对象与内容；医学模式转变带来的护理职业角色与护理服务理念的变化。
2. **熟悉** 道德、伦理和伦理学的关系；护理和护理伦理学的关系。
3. **了解** 中外医护伦理学的历史以及学习护理伦理学的意义和方法。

案例导入

一位家属的表扬信

这里的护士工作很忙，但总能挤出时间来向我和我生病的父亲问好。当我问起我父亲的情况时，他们从来不因为太忙而拒绝回答或敷衍了事。我觉得他们很尊重患者。可是在某某医院情况就完全不同了。上一次我父亲生病住在那里，可那里的护士总是板起面孔不理人，好像你根本不存在一样……所以我和我父亲都不愿再到那家医院去了。

请问：

从这位家属对护士的评价中分析护理伦理学的实践学科性质？

护理伦理学（nursing ethics），作为源于护理实践活动，又服务于护理实践活动的文化观念、群体意识和护理人员应遵循的道德行为准则，涵盖了护理人员与护理实践活动、服务对象、同行及社会之间的关系。随着医学模式发展变化，引发了护理理念的重大变化，护理伦理学的研究内容越来越丰富，整个社会对护理人员的职业观念意识、职业态度与技能、职业纪律与作风的要求越来越高。学习护理伦理学可以指引护理人员如何担负起护理专业上的义务，使护理人员的权利和义务相配合，并获得社会大众对护理专业的信赖。

第一节 伦理学与护理伦理学

一、道德、伦理、伦理学

（一）道德的含义

1. 道德的含义 许慎在《说文解字》中说："道，所行道也。"也就是说，"道"原本是道路，后演化为事物运动变化所必须遵循的普遍规律或法则，人际之间的君臣、长幼秩序等。"德"字与"得"字相通。所以，德，也就是人们对所谓最高原则有所得，内得于己，外施与人，以上只是词语解释。如果把道德作为一种事物或现象，学界关于道德概念较为集中的表述是：指在一定社会经济条件下，用善恶作为评价标准，依靠社会舆论、内心信念和生活习俗调节人与人之间、个人与社会之间关系的行为准则和规范的总和。

2. 道德的结构 关于道德定义所包含的内容结构主要有以下几方面。

（1）道德的起源问题 马克思主义道德起源论认为：道德的起源是一个过程。它与人类及人类的两种生产活动（即社会物质资料和人类自身的生产）及其人类维护社会秩序的需要联系在一起；道德就是人们对自身行为在社会关系中的"应当"和"不应当"的一种自觉意识。马克思主义从这一基本思想出发，认为任何道德原则和规范，都是以社会经济关系中所表现的利益关系为内容的，社会经济关系的性质，决定道德的性质。

（2）道德的本质问题 道德的本质，是指道德区别于其他社会现象的一般性质。道德的本质分为一般本质和特殊本质，道德的一般本质，即道德属于上层建筑，是由经济基础决定的。道德的一般本质显示：有什么样的社会经济结构就会有什么样的道德体系及其性质。有什么样的社会经济利益关系，就需要有与之相适应的道德原则和规范。道德的特殊本质：即道德的特殊调节规范形式和实践精神。

（3）道德的评价标准 道德的体现形态是社会意识或社会态度，因此，道德的评价标准是善恶、好坏、公正与偏私、诚实与虚伪等。

（4）道德的评价方式 道德的评价方式包括社会舆论、内心信念和传统习俗三个方面。

（5）道德的功能 是指道德现象在社会生活领域中的特定作用。包括道德调节功能、道德教育功能和道德认识功能。基于道德功能发生的方式是舆论约束，是道德自律。自律性是道德最显著的特征，自律性与他律性的统一是道德的重要特征。因此，道德作为人类的行为规范，既不同于行政法规，也不同于一般法律条文。

在我们讨论道德的定义问题时，还有两个概念需要我们认识，即道德类型和道德现象问题。关于道德的类型，按照应用领域划分，分为社会道德、宗教道德、自然道德、个人道德。按照社会生活的结构划分，包括恋爱婚姻家庭道德、社会公德、职业道德。道德现象是人类社会生活特有的一种现象，指人们之间道德关系和个人道德行为的表现形态。道德现象包括道德意识现象、道德规范现象和道德活动现象。

（二）伦理

"伦理"也是一个历史概念。许慎在《说文解字》中解释说："伦，辈也；从人，仑声。一曰道也。""理，治玉也；从王，里声。"这些只是作为词语的历史意义。而作为一种客观存在和现代伦理学意义上的"伦理"则是指人际关系的法则、秩序。

由上可见，"伦理"和"道德"两个概念，从词源来看，可视为同义异词，都是指的社会道德现象。但它们又有所不同，道德较多的指人们之间的实际道德关系，伦理已不再是道德的代名词了，伦理发展为一门科学，从总体上研究各种道德现象，并从哲学的高度去揭示道德的本质、职能及其发展规律。

（三）伦理学及其研究对象

"伦理学"这个词源于希腊文 ethikos，与 ethos（品格）有关。伦理学又称道德哲学。我们认为，伦理学是研究道德现象的起源、本质及其发展变化，揭示人类社会道德规律的科学，是一门关于人的品质、修养和行为规范的科学。简言之，伦理学是以道德作为研究内容的，是对人类道德生活进行系统思考和研究的一门科学。

（四）伦理学的分类

伦理学在类型上分为规范伦理学（normative ethics）、元伦理学（meta-ethics）和描述

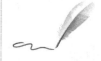

伦理学（descriptive ethics）。如果从理论功能上分析，描述性伦理学主要是对社会道德状况进行客观描述，以再现道德实际来建立伦理的伦理学类型；规范伦理学则侧重于道德规范的论证和说明，总结、创新和建立伦理道德规范体系，并在伦理理论和道德实践的相互作用中形成理论伦理学和应用伦理学；元伦理学则是从分析道德语言（概念、判断）的意义和逻辑功能入手对道德进行研究的伦理学。元伦理学也称为分析伦理学。

二、护理学与护理伦理学

护理，从人类初始的伤痛救护实践活动开始，经过了漫长的历史发展过程。尤其是一百年来经过无数护理工作者的努力已成为一门由自然科学（如生物学、化学、物理学及医学科学等）与人文社会科学（如心理学、伦理学、社会学等）相互渗透的综合性应用学科。护理学已从简单的从属于医学的辅助学科，成为一门现代的具有一定深度和广度的有独特研究范畴和内容的学科。护理伦理学随着护理学的产生而产生，并伴随着护理学的发展而发展。

（一）护理与护理学的产生发展

护理，由于历史背景、社会发展、环境、文化以及教育等不同的缘故，护理的定义在不同的历史阶段有不同的代表性定义。我们可根据时代的进程，分析其服务目标、服务对象、服务场所和内容，以观察护理的演变及趋势。

随着人类护理实践活动的发展及其人们对护理工作普惠性和重要性的逐步认识，护理作为医疗服务工作的一部分乃至一种职业，逐渐被人类接受并寄予更多的人类祈求。1980年美国护士协会将护理定义为：护理学是诊断和处理人类对现存的或潜在的健康问题的反应的科学，这是迄今为止最新的护理定义。这一定义明确了护理是为人类的健康服务的专业。它限定了护理的对象不是单纯的疾病，而是完整的人。护理对象不仅仅是已经生病的人，还包括未生病但可能会生病的人，既包括在生理方面确有疾病的人，也包括未患病但存在健康问题的人。护理工作的任务是诊断和处理人类对健康问题的反应，是促进健康，预防疾病，协助康复和减轻痛苦。它要求护士具有识别健康问题的能力，制定处理方案的能力，实施处理措施和判断处理结果的能力。

英国人南丁格尔（1820—1910）被公认为是现代护理的奠基人。她是第一个提出护理专业并阐述护理专业需要其独特的知识体系的人，她对护理事业的贡献体现在改善军队卫生、开创护理教育、建立护理理论体系等方面。从南丁格尔开始，护理不再是一种简单的技术和照顾行为，而是一门严谨的科学，一种精细的艺术。

此后，护理专业随着社会文明进程的加速以及医学科学的进步也得到了长足的发展。护理学正日益成为一门实用的科学，一门处理人类需要和问题的艺术。从全球的护理学发展来看，现代护理概念的发展大致经过了三个阶段。

首先是以疾病为中心的功能制护理阶段。护士的服务理念完全是单纯的业务或任务观念，护士以完成本职本班的工作为己任，不关心服务对象的需求，是一种见病不见人的工作方法。此阶段护理工作的特点不仅表现在护理已开始成为一门专门的职业，护理从业人员——护士在从业前必需经过专业培训，而且，在长期的疾病护理过程中护理人员已积累了一套较规范的疾病护理常规与护理技术操作规程，为护理学的发展奠定了坚实的基础。

现代护理概念发展的第二个阶段是以病人为中心的整体护理阶段。整体护理是以现代护理观为指导，以护理程序为框架，根据病人身心、社会、文化的需求而提供优质的、全方位的护理。于是护理工作者将人视为一个整体，开始关注人的身心健康，在护理实践中不仅注意到人的躯体变化，还对人的心理状态、情绪反应、性格特征以及社会文化背景等作了深入了解。此阶段护理工作的特点表现在护理学已逐渐形成了自己独特的知识体系，实现了以病人为中心的整体护理，护理人员懂得了运用护理程序，解决病人的健康问题，但此时护理工作仍然局限在医院内，尚未扩展到社区，未涉及群体保健及全民保健。

现代护理概念发展的第三个阶段是以人的健康为中心的护理阶段。世界卫生组织提出"2000年人人享有卫生保健"的目标，其中人人不仅仅是指患有疾病的人，还包括所有健康的人都要实现这个宏伟目标，护士必须走出医院，走进社区，为健康人群服务，于是，护理的范畴从护理疾病逐步向预防疾病、促进健康发展，护理服务的对象也从个体向家庭和群体延伸，护理从强调提供照顾向协助病人自我照顾靠拢。此阶段护理工作的特点表现在护理人员的工作方法以护理程序为主，护理学已发展成为一门在自然科学和社会科学指导下的综合性应用科学，护理工作的范畴已扩展到了人类生命周期的全过程。

至此，护理学探讨的已不仅仅是护理工作的内容与方法，而是对护理教育、护理科研、护理理论、护理管理、护士素质与护士角色等有了更深入全面的研究。护理学已真正成为一门独立的、有独特业务领域和服务内容、有专业制度保证和专业性组织的学科，护理理论建设得到了飞速进展，如奥瑞姆的自理理论化（dorothea elizabeth orem and self-cage）是指个人为维持生命和健康而需要自己进行自我照顾活动，其自我照顾内容包括一般自理需要、发展的自理需要和健康不佳时的自理需要；金氏的互动系统理论（imogene king and system theory）是基于人是一个开放系统的观点提出的护士与病人间互动关系的学说；罗伊的适应棋（callista roy and adaptation model）即人对环境的应激原进行适应的理论，它强调人是身、心、社会的复合体，是一个适应系统；马斯洛的人的基本需要层次论（abraham maslow and hierarchy of human basic needs theory）即将人的基本需要分成高低不同的层次，一个层次的需要满足了就将向高一层次发展，高层次需要满足了，低层次需要仍然存在等护理理论，这些护理理论都对护理实践、护理教育及护理科研具有深远的指导意义。

课堂互动

请问护理学的创始人是谁？护理作为职业经过的发展阶段有哪些？说明每一阶段服务的中心任务。

（二）护理伦理学及其特点

1. 护理伦理学概述　护理伦理学是研究护理道德的科学，是运用一般伦理学原理和道德原则来解决和调整护理实践中人与人之间相互关系的一门科学，是由护理学与伦理学相结合而形成的一门边缘科学。

这里应当明确，护理伦理学与护理道德既有区别又相互联系。护理道德是护理伦理学的基础，护理伦理学是护理道德的系统化与理论化，并且它又反过来促进良好的护理道德的形成与发展。护理伦理学已成为当代实践伦理学中发展较快、影响较大、人们较为关注的一门学科。

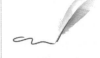

2. 护理伦理学的特点和作用 护理道德是整个医德体系中的一个组成部分，但护理工作的特点决定着护理道德又与一般的临床医学道德有些不同，具有它的特殊性，在临床工作中，护理道德具有以下几方面的特殊性。

（1）治疗和护理的协调一致性 护理工作的服务性决定在执行治疗和护理过程中，护士必须时时配合治疗的需要，尽力为病人创造适合于治疗的环境和条件，使治疗和护理得到协调。

（2）护理工作的严格性 护理工作的科学性，要求护理工作必须以医学、科学理论为指导，严格执行操作规程，严格执行医嘱，护士是否严格遵守护理制度，认真做好各项护理工作，做至准确、及时、无误，直接关系到医疗质量，关系到病人的生命安危。

（3）护理工作的灵活性 护理道德在强调严格性同时，护士还要有灵活性、积极的主动性，尤其在一些特殊情况下，如重危病人的抢救，急诊病人的临时安置处理时，不能消极等待医生、等待医嘱，而要灵活机智、采取果断措施，主动承担一定的治疗、抢救任务，这是特殊情况下，对护士的特殊道德要求。

护理伦理学与护理学有着极为密切的联系，两者都以维护、促进人类的健康为目的，但两者又都有各自特定的研究对象和内容，只能互相影响、互相渗透、互相补充而不能相互取代。护理伦理学在护理学基础上依据一定社会、职业道德要求建立起来的，担负着教育、培养护理人员高尚道德的主要任务。旨在研究护理领域中的道德现象，是揭示人们在探索人类生命与疾病作斗争过程中，人们相互关系的道德准则与规范的一门应用性科学。护理学是一门生命科学中综合自然、社会及人文科学的应用性科学。是以人的生命为对象，研究人类生命过程及如何同疾病作斗争。这里不难看出，护理学的发展，护理事业的振兴，必须有护理伦理学给予支持和保证；而护理学的发展，也为护理道德奠定了新的物质基础和科学技术基础，并对护理道德提出更高的要求，以解决新技术提出的新的伦理难题。

知识拓展

单靠科学和技术，不能把人类带向幸福与高尚的生活。人类有理由将崇高道德准则的发现置于客观真理的发现之上。

——爱因斯坦

第二节 护理伦理学的研究对象和研究内容

一、护理伦理学的研究对象

任何一门独立的科学，都有其自身特定的研究对象和研究领域，否则，就不能称其为独立的科学。特定的研究对象是由特定的矛盾决定的，护理伦理学的研究对象主要是护理领域中的道德现象，它是由医学领域和护理实践中的特殊人际关系所决定的。这种特殊的人际关系概括起来有以下几个方面：

（一）护理人员与患者之间的关系

在护理工作中，护理人员与患者之间的关系是最基本、最首要的关系。只要存在护理活动，就必然发生护患关系。从总体上说，这种关系是服务与被服务的关系。这种关系和谐、正常与否，直接制约着临床护理实践活动的进行。进一步说，这种关系处理的好坏将直接关系到患者的生命安危和护理质量的高低，影响到医院或社区的护理秩序、医疗质量和社会的精神文明建设。现代护理伦理学不仅强调重视护理人员的道德素质，还规定患者的就医要求，认为护患关系是一种相互促进、相互制约的双向人际关系。协调维持正常的护患关系是双方的责任。因此，护理人员与患者的关系是护理伦理学的核心问题和主要研究对象。

（二）护理人员与其他医务人员之间的关系

护理人员与其他医务人员之间的关系，包括护理人员与医生、医技人员、行政管理人员以及与后勤人员之间多维关系。在护理活动中，护理人员与上述人员间有着广泛的关系，是构成医院人群的一个有机整体。彼此之间相互尊重、支持与密切协作，既是关心病人利益的体现，也是护理工作正常开展、提高医院诊疗、护理质量的重要保障。当前，护士与其他医务人员之间的关系中需要探讨、研究的问题涉及方方面面，从护士的角度看，有如何对待医护之间的分工与协作关系，如何对待医疗差错中医护的责任，护理人员如何尊重医技人员、行政后勤人员及其劳动等问题。在护理道德基本原则指导下，处理好护理人员与其他医务人员之间的关系是至关重要的，尤其是医护关系，它直接影响着医生、护士、患者三者正常关系的确立。

（三）护理人员与社会的关系

护理人员是医务人员的一分子，也是社会的一员，医疗卫生单位是社会的组成部分。一切医疗护理活动都是在一定社会关系中进行的。因此，护理人员在为病人康复、为社会保健服务过程中，不仅要照顾病人的局部利益，更要照顾到整个社会的公共利益。当病人的局部利益与社会的公共利益发生矛盾时，诸如计划生育、严重缺陷新生儿的处理、卫生资源的分配等，绝不能顺应某个人的旧观念，而损害社会公共利益，要从国家、社会的公益出发，把计划生育、优生优育放在首位，认真落实。

（四）护理人员与医学科研的关系

在临床护理中，作为一名护理人员，既担负着整体护理的任务又有参与医学科研的权利和责任。随着护理学的发展和医学高技术在临床的广泛应用，现代医学出现了许多伦理难题，如人体实验、生殖技术、安乐死等，都需要我们去研究探讨。因此，严谨的治学态度，实事求是的工作作风，对人民健康负责的精神，是护理人员在医学护理科研工作中遵循的基本道德准则。

二、护理伦理学的研究内容

护理伦理学的研究内容十分广泛，概括起来说，主要包括护理道德的基本理论；护理道德的基本原则、规范和范畴；护理道德的基本实践。这三个部分存在着逻辑的一贯性，构成了护理伦理学的主要内容。

（一）护理道德的基本理论

1. 护理道德的产生、发展及其规律。

2. 护理道德的本质、特点及其社会作用。

3. 护理道德的理论基础。

（二）护理道德的基本原则、规范和范畴

1. 社会主义护理道德的基本原则及临床诊疗活动中的护理道德原则。

2. 护理人员与医、患、护等之间的基本道德规范。

3. 护理人员在不同领域（临床医疗、护理、预防保健、计划生育等）、不同方式（基础护理、责任制护理、心理护理、整体护理、特殊护理等）和不同学科（内科、外科等）的具体道德规范。

4. 临终护理和尸体料理中的特殊道德规范。

5. 护理道德的基本范畴。

（三）护理道德的基本实践

1. 护理道德评价。

2. 护理道德教育。

3. 护理道德修养。

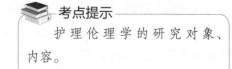

考点提示

　　护理伦理学的研究对象、内容。

护理伦理学是一门发展着的科学，随着人类实践和认识的提高，护理伦理学的内容必将不断丰富。

第三节　中外医护伦理学的概述

　　护理伦理学有漫长的过去和短暂的历史，也必将有其辉煌的未来。说它有漫长的过去，是因为护理伦理学研究对象有几千年漫长的过程，短暂的历史是指护理伦理学真正成为一门学科是在近代，辉煌的未来是指随着社会的发展，伦理问题将越来越多，促进护理伦理学的进步与发展势在必得。所以辩证地、历史地、全面地了解、考察和分析护理道德的发展史，吸收其中合理的成分，对于丰富和发展有中国特色的社会主义护理伦理学，促进社会主义精神文明建设和护理事业的发展具有十分重要的意义。

知识链接

　　不同的年代中，因社会背景不同，人们对健康需要的程度也不同，其所产生的伦理问题也不同。

　　在南丁格尔女士从事护理工作的年代，人们并不懂护理，只认为护理病人是女性的工作。而南丁格尔女士认为解除患者的痛苦，必须具备温柔、同情及忍耐的性格，同时要有专业的技术，才能使病人平安。在 1893 年，由格瑞特儿（LystyaGyetter）写成南丁格尔誓言（Nightingale Piedge），作为维持护理水准的规则，南丁格尔誓言可作为现代护理最早的伦理规则。今天我们研究护理就不能不谈伦理。

一、我国古代护理道德的发展、优良传统和历史局限

（一）我国护理道德的萌芽时期

　　我国优良的护理道德萌芽于原始社会，他是劳动人民在长期同疾病作斗争的过程中逐渐形成的。我国是一个具有五千多年历史的文明古国，有着优秀丰富的文化遗产，作为整个道德思想体系重要组成部分的传统护理道德，当属中华民族灿烂文明历史的一份珍贵遗产。

在原始社会，由于生产力水平极其低下，生活条件极为艰苦的情况下，人类常常受到野兽，毒蛇，饥饿，风雪，寒暑等大自然的威胁，受伤成为死亡和疾病的常见原因。原始人在同死亡和疾病斗争的漫长岁月里，逐渐从生产实践中观察掌握了治疗伤痛的简单方法。如烤火可抗风湿，按压可治疼痛，裹敷可疗外伤，草药可医内疾等。人们在长期的医疗实践中，逐渐产生了对病人的同情观念、互助观念、生命圣神观念、生命质量观念和保健观念。这些传说反映了人类早期医疗保健活动史实，表明护理道德观念随医疗实践活动的产生而开始萌芽。此时期人类的自救和互救的护理行为，同时也是相互关系、相互同情的道德规范在原始护理活动中的具体体现，其特点是积极探索治病的方法，解除疾病给人们带来的痛苦。

（二）我国古代护理道德的发展

随着医疗实践活动的不断丰富和发展，医疗护理实践经验的不断积累，我国传统护理道德理论和思想自殷周时期开始形成，到春秋战国时期便有了很大发展。

战国时期的《黄帝内经》是我国最早的一部医学经典著作，明确提出了医生应有的医德内容，其中的"疏五过论篇""征四失论篇"就是将医生在行医中常见的五种过错和医生在临诊工作中易犯四种过失提出来进行专门讨论，以警示后人行医。战国时期还有一名杰出的民间医生扁鹊，根据病人的气色、声音、形貌，就能诊断出疾病的病症所在。他不仅医术高明，而且医道高尚。主要表现在三个方面：一是随俗而变；二是谦虚谨慎；三是反对迷信，坚持科学的态度。汉代司马迁在《史记·扁鹊仓公列传》中说到："他具有朴素的唯物主义思想，毕生运用自己高超的医术同巫医作斗争，信巫不信医，六不治也"。实际上是对扁鹊的科学态度和光辉的医学思想的最好概括。

从上述史实可知，在整个奴隶社会时期，特别是到了奴隶社会末期，护理道德思想已基本形成，并为后世护理道德思想的研究、完善和发展奠定了坚实的理论基础，也是对义务论、美德论的丰富和发展。

（三）我国护理道德的成熟期

当历史发展到封建社会以后，我国的医学科学发展很快，并取得了很大成就。从秦朝到清朝两千多年里，众多医学家著书立说，提出了三大方面的医德内容，即：以人为本，普济众生；精勤不倦，博极众长；无私为医，清廉谲正。它标志着我国护理道德趋于完善。

东汉著名医学家张仲景"勤求古训，博采众方"，努力钻研医学，结合社会和临床实践写下巨著《伤寒杂病论》和《金匮要略》，创建了祖国医学辨证论治体系，其序言就是一篇具有极高研究价值的医德文献。尤其是阐明了自己济世救人的从医目的，强调诊治疾病要严肃认真，不能马虎草率的医疗作风，这些论述为后世的医德思想产生了深远的影响。后人为纪念他在医学上的成就，尊称他为"医圣"。东汉末年华佗，医术高超，品德高尚，不慕名利，不攀权贵，一心为百姓治病，对病人关怀备至。"药圣"孙思邈生活在封建社会的鼎盛时期，他对医德修养的各个方面作了深入研究，是我国医德传统中影响最大，最具有代表性的人物。他积五十余年的临床经验，潜心研究历史的许多医学著作。在所著《千金要方》中的《大医精诚》和《大医习业》篇，比较全面地论述了医护品德，专业学习，对病人态度，与同道的关系等一系列护理道德问题，进一步发展了我国古代护理道德思想，使之更加系统化。在对病人的态度上，他指出："凡大医治病，必当安神定志，无欲无求，先发大慈恻隐之心，誓愿普救含灵之苦"；他强调对待病人要一视同仁，

"若有疾厄来求救者，不得问其贵贱贫富，长幼妍媸，怨亲善友，华夷愚智，普同一等，皆如至亲之想"；他强调处理同行关系上，要谦虚谨慎，尊重同行，反对"道说是非，议论人物，炫耀声名，訾毁诸医，自矜已德"；他强调医护人员仪表方面要"望之严然，不皎不昧，不得多语调笑，谈谑喧哗"。要求医家应有渊博的医学知识和精湛的医疗技术，即做到"精"和"诚"。主张只有做到"精"和"诚"，才是"大医"。"大医"，即医术精湛，医德高尚的医家。这些道德规范，成为我国传统医德中的一份宝贵遗产，同时在医学界也享有很高的声誉，他的医德思想被赞誉为"东方希波克拉底誓言"。他是我国医学史上医德理论和医德规范的开拓者。明清时期医学家们论及医德的名著更是从未间断过，龚廷贤在《万病回春》中提出"医家十要""病家十要"，陈实功在《外科正宗》中指出"医家五戒十要"，对我国古代医德作了系统总结。具体提出了医德规范的若干条列，反映了祖国医学的医德规范、医德教育和医德理论发展到明代已日趋成熟，此书被美国1978年出版的《生命伦理学百科全书》列为世界古典医德文献之一，与希波克拉底誓词和迈蒙尼提斯祷文并列。这种把护理道德寓于护理实践之中的论述，是对祖国护理道德史的一次重大突破。

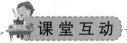
课堂互动

我国古代护理道德萌芽时期的伦理观给我们的启示是什么？

今天的护理人员，随着社会大环境的改变，在健康体系中角色功能不断扩展，他们面临一些前所未有的新的伦理问题，需要更高层次的专业知识及技能，以及了解什么是护理专业伦理，才能在每日所执行的护理服务中，面对病人个案时，做出伦理的思考和判断。

二、我国护理道德的优良传统和历史局限

我国护理道德的优良传统是先辈留给我们的一份宝贵遗产，他们高尚的护理道德及其实践也世世代代被护理工作者传颂，在中国伦理学史上闪耀出灿烂夺目的光彩，但护理道德作为意识形态，必然要受到当时社会生产、科技发展水平及作为其反映伦理思想的影响，辩证地、历史地总结这些珍贵的民族文化遗产，继承和发扬祖国护理道德的优良传统，具有十分重要的现实意义。

（一）我国护理道德优良传统内容

1. 仁爱救人，赤诚济世 "仁"是儒家的基本概念。孔子说："仁者爱人"。"爱人"是指"关怀人"，是对他人的同情和关怀，是一种指向他人的感情和关心他人的道德能力。我们关怀和同情他人不是因为我们能从这种关怀和同情中得益，而是我们有"不忍之心"（孟子），不能忍受别人受苦。这种关怀、同情是我们自然的、内在的"不忍之心""测隐之心"的流露，而"仁"是当看到别人在危难和不幸时每个人都会感觉到的自然同情心的延伸。也就是说，"不忍之心"是自然的，而我们自觉地延伸、扩展这种自我感情，就是"仁"。

仁爱救人，赤诚济世，是传统医德的核心，古代许多医者和护理者都强调医家要具有"仁爱"的崇高思想境界。如明代陈实功在《外科正宗》中指出"贫富之家及游食僧道衙

门役人等，凡来看病，不可要他药钱，只当奉药。再遇贫难者，当量力微赠，方为仁术，不然有药而无伙食者，"命亦难保也"。清代医家费伯雄也明确指出："欲救人而学医则可，欲谋利而学医则不可"。这些思想告诉后人要做一名护理人员应当具有关心、爱护、同情、帮助病人解除疾苦的崇高思想道德境界。

2. 精勤不倦，博极众长 历代医家都强调知识是否广博，医术是否高明，直接关系到人的生命。《黄帝内经》指出："医生，必须上知天文，下知地理，中知人事"。作为医家应知识渊博，不但要精通医术，还要了解天文地理和人情事故，做到无不通晓，将这些知识与医学理论融会贯通，可以达到更高的医术境界。药王孙思邈认为，一个立志行医者，必须用心研读前人留下的医学典籍。

3. 行为端庄，温雅宽和 行医者言行举止，直接影响到病人，关系到是否深得病人信任，一个合格的医者应保持端庄稳重的仪表风度，言谈文雅有礼，举止温和可亲。《黄帝内经》中指出：医家应"入国问俗，入家问讳，上堂问礼"。其意是说医者在诊疗护理中应尊重乡土风俗，尊重病家，做到彬彬有礼。唐代孙思邈对医家的仪表有过精辟的记述，他说："夫大医之体，欲得澄神内视，望俨然；宽裕汪汪，不皎不昧"。医者应做到"纵绮罗满目，勿左右顾盼；丝竹凑耳，无得似有所误；珍馐迭荐，食如无味，醽醁兼陈，看有若无"。强调不能在病家面前："谈谑喧哗，道说是非，议论别人，炫耀声名，訾毁诸医"。

历代医家还强调，医家必须尊重女性，绝不能利用诊察之机，调戏或奸污妇女。"医家五戒十要"中明确指出："凡视妇女及孀妇尼僧人等，必侯侍者在旁，然后入房诊视。倘傍无伴，不可自看。假有不便之患，更宜真诚窥睹……"。凡娼妓及私家请看，亦当正视如良家子女，不可他意见戏，以敢不正。视毕便回，贫窭者药金可壁。看回只可与药，不可再去，以希邪淫之报。

4. 淡泊名利，廉洁正直 历代医家都反对借医技贪图名利。三国时代的名医董奉，长期隐居庐山，专为贫民治病，不取报酬。病家康复后一定要表示谢意者，董奉就让他们种杏树，病轻者种杏树一棵，病重者种杏树五棵，几年功夫，成了繁茂的杏林，他又将收获的杏果换取粮食，用以赈济贫困者。这就是"杏林春暖"典故的来历。唐代孙思邈指出："医人不得恃己所长，专心经略财物，但作救苦之心"。明代龚信在其《明医箴》中提出："今之明医，心存仁义。不计其功，不谋其利，不论贫富，药施一例"。外科鼻祖，麻沸散的发明者华佗，一生三次放弃功名利禄，甘愿行医民间，四处奔波，解除病人疾苦。他不慕富贵，不畏强暴，宁可被杀，也不愿只为少数人服务。

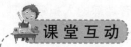
课堂互动

董奉、华佗的医德思想给医护人员带来哪些影响？

（二）我国传统护理道德的历史局限性

我国护理道德是在奴隶社会中产生的，又在封建社会得以发展，它的形成与发展不可能超越那个特殊的历史时代。因此，传统的护理道德由于儒家、道家、佛家的思想影响具有明显的历史局限性。

1. 受封建等级制度的思想影响明显 周秦曲礼就有所谓"君有疾饮药，臣先尝之；亲有疾饮药，子先尝之"。渗透着浓厚的封建忠孝伦理观念，违背人道主义的残忍手段。所谓"身体发肤，受之父母，不敢毁伤，孝之始也"，严重阻碍了医学的发展，尤其是外科学的发展。

2. 受宗教"因果报应"思想的影响　例如孙思邈在《千金要方》中指出："老君曰，人行阳德，人自报之；人行阴德，鬼神报之。人行阳恶，人自报之；人行阴恶，鬼神治之""一方济之，德愈于此"，把行医救人看成行善积德的手段。

3. 受"三从四德"重男轻女封建思想的影响　规定医者对妇女的体格检查只限于诊脉、舌诊，尤其忌讳检查妇女的生殖系统，甚至规定诊治时不能直接接触妇女的肉体。明代医家李梃在《医学入门·习医规定》中指出："如诊妇女，须在其至亲先问证色与舌，及所饮食，然后随其所便，或症重而就床隔帐诊之，或症轻就门隔帷诊之亦必以薄纱罩手。贫家不便，医者自薄纱。"《习医规格节绿》在针刺妇女身体的某些穴位时，要隔衣下针等，这些制约和限制都是封建社会的产物，影响了医疗护理的效果。

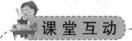

课堂互动

肯定一切和否定一切都是错误的，你怎么看待我国传统的护理道德呢？

三、国外护理道德的形成与发展

（一）古代医护道德

1. 古希腊的医学道德　古希腊医学形成于公元前6～前4世纪，后来成为欧洲医学的基础。被欧洲人称为"医学之父"的西方医德奠基人希波克拉底，创立了医学体系和医德规范。《希波克拉底誓词》是国外古代医德著述中较早期的作品。"为病人利益着想"是医生行医的唯一目的。希波克拉底在《誓词》中指出："我愿尽我之所能与判断为病人利益着想而救助之，永不存一切邪恶之念。"强调敬重同道和保守职业上的秘密。《誓词》中写到："我当尊业师亲如父母，与之同甘苦，共有无；视其子女如昆季；如彼等愿从我学医，我当尽心传以业而无须酬报与契约；对于吾子及师之子，以及凡照医法与我预约宣誓之声徒，我均将以口授、书传及其它方式尽心而传之；""凡我执业或社交，所见所闻，无论与我之医业有无关系的，凡不应宣泄者，我当永守秘密。"总之，《希波克拉底誓词》集中论述了医生与病人、医生与病人家属和医生之间应具有的行为准则，为西方医德思想的形成奠定了基础，是一份经典的医德文献。希波克拉底对护理工作也非常重视，指出："今命令你的学生护理病人时要按照你的指示执行，并要进行治疗，要选择有训练的人担任护理，以便在施行治疗时应采取应急措施，以免危险，而且能在你诊治病之后的短短时间里帮助你观察病人，否则，如果发生医疗事故，则是你的责任"。但由于历史的局限性，希波克拉底的医德观念中也存在一些消极因素。比如不为妇女实施堕胎术；主张不要接治那些濒于死亡的病人，以免引起麻烦。

2. 古罗马的医护道德　古罗马对医学道德很早就提出了要求。公元前450年颁布的"十二铜表法"中记载："禁止将死者埋葬于市之外壁以内""孕妇死亡时应去除腹中之活婴"等，还规定医生手术疏忽而使奴隶死亡时要赔偿。古罗马时代医学的主要代表人物盖伦（129～199），继承和发展了古希腊医学中的伦理道德思想，为古代医德作出了贡献。

公元前 2 世纪，古罗马人占领了古希腊地区，故罗马时代的医学同古希腊医学有着密不可分的联系性和继承性。到了公元 1~2 世纪，希波克拉底的学说虽被各学派所接受，但却处于死板的形式中，有些假说很少有确切的解剖知识做基础。而盖伦在继承了希波克拉底的体液学说的同时，发展了肌体的解剖结构和器官生理概念，创立了医学和生物学的知识体系。医德方面，指责当时的医生贫乏，道德低劣，只关心发财致富。盖伦认为"作为医生，不可能一方面赚钱，一方面从事伟大的艺术——医学，"从而提出了轻利的伦理思想。但由于他的学说贯串了唯心论和目的论的观念，如认为自然界中所进行着的一切都是有目的的，人们各部器官都与一种预先固定好的目的相配合，灵魂是生命的要素，身体不过是灵魂的工具。这种唯心主义世界观被基督教神学所利用，在中世纪长达一千多年的时间里被奉为信条，这些护理道德思想都是在古希腊医学思想的基础上发展起来的。

3. 古印度医护道德　印度是人类文明的发祥地之一，医学发展具有悠久的历史。古印度医学经典《阿输吠陀》形成于公元一千年以前，书中将医学分为八种。约在公元前 6~前 1 世纪，印度名医阙食著有《阙食食集》。外科鼻祖妙闻著有《妙闻集》。内科鼻祖阇罗迦著《阇罗迦集》中指出："护士必须心灵手巧，必须有纯洁的心身，必须掌握药物配制和调剂的知识，以及对病人的忠心"。古代印度这些名医，对医学本质，医师专业和医学伦理作了很精辟的论述，是医学伦理学传统中的一个重要组成部分。如《妙闻集》中指出："医生要有一切必要的知识，要洁身自持，要使患者信仰，并尽一切力量为患者服务。甚至牺牲自己的生命，亦死所不惜。"阇罗迦说："使人健康者即正确之医学，除人病苦者即最好的医生。"特别是极力反对医学商业化，指出"医生治病既不为己，亦不为任何利欲，纯为谋人类幸福，所以医业高于一切；凡以治病谋利者，有如专主义砂砾，而忽略金子之人。"这些论述体现了医学人道主义精神。

4. 古阿拉伯医护道德　阿拉伯的医学道德形成并发展于公元 6~13 世纪，其代表人物是迈蒙尼提斯（1135~1204），他是犹太族医学家、神学家和哲学家，著有许多医书，《迈蒙尼提斯祷文》是其中最能反映他的医德思想的著作。《祷文》说："永生之上天既命予善顾世人之生命之健康，惟愿予爱护医道之心策予前进，无时或已。毋令贪欲、吝啬、虚荣、名利侵扰予怀，盖此种种胥属真理与慈善之敌，足以使予受其诱惑而忘却为人类谋幸福之高尚目标。愿吾视病人如受难之同胞。"这段论述的大意是为了人类生命与健康，要时刻有医德，不要为贪欲、虚荣和名利所干扰而忘却为人类谋幸福的高尚目标。《祷文》还说："启我爱医术，复爱世间人，愿绝名利心，尽力为病人，无分爱与憎，不问贫与富，凡诸疾病者，一视如同仁"。这种终生献身于医学事业、热爱病人、不图名利的医德思想成为后世的宝贵财富。他的《祷文》是与《希波克拉底誓词》相媲美的重要医德文献之一。

在西方长达一千多年的历史中，医学和宗教联系在一起，神学渗透到医学领域的各个方面，把自己的医术看作是神授予的，把护理康复成绩归功于神的功劳。使古代医学道德被深深地蒙上了宗教迷信的色彩。

（二）近代医护道德

1. 以实验医学为主的时期　公元 14~16 世纪的欧洲文艺复兴运动，冲破了封建宗教的黑暗统治。先进的思想家们提出了人道主义口号，以人为核心批判以神为中心的观念，在

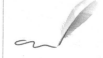

使医德脱离宗教禁锢和经院哲学的束缚中起了重要作用，使医学有了显著进步，演变为实验医学。一些医学家开始对人体进行深入的研究。比利时医学家维萨里1543年发表的《人体结构》一书，他以科学事实驳斥了宗教神学关于上帝造人的无知妄说，动摇了传统的宗教伦理观念，纠正了盖伦解剖学中的许多错误观点，为现代人体解剖学奠定了基础。同时西班牙医生赛尔维特发现了肺循环。17世纪上半叶，建立在近代自然科学和思维科学基础上的实验医学开始出现。英国医生哈维用实验方法发现了血液循环，从而成为血液循环学的奠基人，并标志着近代医学的开始。随着医学的发展，对医德也提出了新的要求。德国医学家胡佛兰德根据医生从医的目的、医患关系、医疗同事关系，以及查房、会诊、医德修养等问题提出了"医德十二篇"，它是《希波克拉底誓词》在新的历史条件下的继承和发展。胡佛兰德认为：不应拒绝那些濒临死亡的病人。他说："即使病入膏肓，无药救治时，你还应该维持他的生命，为解除当时的痛苦来尽你的义务。如果放弃，就意味着不人道。当你不能救治他时，也应该去安慰他。争取延长他的生命，哪怕是很短的时间，这是作为一个医生的应有表现"。医学道德中的人道主义原则的提出，标志着医学伦理学进入了一个新的发展阶段。

2. 以人道主义为主的时期 16世纪后，在先进的资产阶级思想家们提出的人道主义口号下，医学人道主义便应运而生。它的主要特点是：明确提出了为人道主义而行医，强调医学要以人为出发点，把为病人治病，保护人的健康和生命放在自己职业的首位。麻醉法、消毒法、外科防腐法，都是在为人体健康和减轻病人痛苦的人道主义宗旨下相继创建和发明的，摆脱了神和宗教的影响与束缚。18世纪法国的医学家，精神病学创始人比奈尔首先提出应以人道主义态度对待精神病人。他

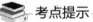
考点提示

说出中外历史上杰出的医护伦理学的主要代表人物及其医德著作。

认为要尊重精神病人的人格，摒除不文明的言语和行为，要给他们良好的治疗。

第四节　护理伦理学与相关学科的关系

一、护理伦理学与护理心理学

护理伦理学与护理心理学是"姊妹学科"。护理心理学主要是研究人的心理因素在人类健康与疾病转化过程中的作用和规律，进而有效地施行心理护理，使病人尽快康复，促进人类健康的一门科学。护理伦理学是对护患关系、护际关系等伦理道德的研究。尽管二者研究的侧重点不同，前者侧重于研究护理活动中的各种环境因素对人们身心健康的影响，后者侧生研究护理道德规范。然而，二者又不可分离，护理伦理学研究的这些关系是人们心理的变化的客观条件，护理伦理学所涉及的关系直接影响患者及其他社会人群的心理变化；同时，护理心理学是提供良好的心理状态，也是护理伦理学确定的护患关系的重要依据。进一步说，护理心理学对病人心理的了解和研究，必须以良好的护患关系为前提，而良好的护患关系有助于护理心理学的研究，而护理伦理学也需要护理心理学的支持和补充。

二、护理伦理学与护理美学

护理美学家与护理伦理学密切相联双不可相互替代。护理美学的研究对象是护理职业生活中的美与丑，是在为病人、为社会提供的过程中，护理人员、病人和社会人群三者之间的审美关系及由此产生的护理审美意识、审美实施、审美评价和审美教育等。护理伦理学是论述护理职业道德的科学，主要是研究探讨护理人员行为的善与恶。前者以美丑为评价标准要求从美学的角度去体验和满足病人的审美需求。后者以相互联系，护理道德认为是善的，一般地也是美的；护理道德认为是恶的，一般地也总是丑的，反之亦然。善与恶，美与丑是相比较而存在的，既没有离开善的美，也没有离开恶的丑。

三、护理伦理学与卫生法学

卫生法学和护理伦理学都是调节人们行为的准则和规范，其目的都是为了维护社会正常秩序，保证医疗护理实践活动的顺利开展。二者虽然都以规范形式出现，目的一致，但其起作用的方式及研究的对象则不同。卫生法学是运用法学理论和原则，研究解决护理理论和实践中与法律相关的一门护理学和法学交叉的学科，侧重研究护理理论和实践中引伸出的一些法律问题，使医疗事故和医疗纠纷等按照相应的法律得到仲裁。其特点是通过法律手段，使医学中许多超越伦理的问题得到强制性的制约和无条件的依法解决。护理道德则不同，它是通过社会舆论、传统习惯和人们的内心信念发挥作用的。护理道德作用的范围比护理法学广泛得多，因为在医疗护理实践中发生的许多问题，虽然影响很坏，但尚未触及到法律，这些问题只能受到护理道德的谴责，而法学则无能为力。然而二者也是在内容上互相吸收，在功能上互相补充的，凡是法律要惩罚的，都是护理道德所谴责的；凡是不符合护理道德规范的行为，都是卫生法学所反对的。

第五节 学习护理伦理学的意义和方法

一、学习护理伦理学的意义

（一）有利于弘扬护理事业的优良道德传统

学习护理伦理学，可以使我们了解护理道德的历史发展轨迹，感受古今中外的护理学者献身护理事业、全心全意为病人服务的新风尚医学道德，坚定投身护理事业、全心全意为人民健康服务的信念。

（二）有利于提高护理人员的道德素质

护理职业是崇高的道德职业。护理人员要胜任护理工作必须具备三个条件，即精湛的护理技术、高尚的护理道德、必备的医疗护理设备。而能否充分发挥医疗技术和先进设备的作用，则取决于护理人员道德水平的高低，高尚的护理道德是一个不可缺少的基本条件。就护理人员的素质而言，道德素质是护理人员整体素质中举足轻重的组成部分。只有道德高尚的人，才能正确地、自觉地处理好护患关系、护际关系、护群关系，才能刻苦钻研专业知识，提高技能，才能抵御不正之风的侵袭，才能认真履行为患者解除痛苦的义务。准备以护理为职业的同学们，在学好护理专业知识的同时，必须认真学习护理伦理学，使自己的知识结构更加合理。古今中外，凡是护理学上做出重大贡献，深受人民爱戴的专家、学者，都是护德护风高尚的人。

（三）有利于提高医疗护理质量

护理工作是医疗工作中不可缺少的重要组成部分，护理人员在医院各类人员中比例最大。护理质量如何，直接关系到整个医疗质量的好坏。护理人员树立了良好的护德新风就会以高度的社会责任感，以优质的服务去对待各项护理工作，促进病人的康复，增进病人的健康，力争取得最佳治疗效果。护理实践证明，护理人员的服务态度和语言对疾病的发展和转归有很大的影响，既可以治病，又可以致病。良好的护理、美好的语言、和蔼可亲的态度可稳定病人的情绪，坚定病人治疗信心并自觉与医所配合，有利于提高医疗护理质量。同时，护理人员具有良好的道德素质就会自觉地维护医院各项管理制度，使医院的各项护理工作井然有序，促进医院各系统的功能得以充分发挥，以提高医疗卫生工作的社会效益。

（四）有利于促进社会精神文明建设

在建设社会物质文明的同时，努力建设社会的精神文明，这是全国人民在新的历史时期的共同任务。道德建设是社会主义精神文明建设的重要内容，而护理道德作为一种职业道德是构成整个社会道德体系的一个重要方面。搞好护理道德教育，把护德护风建设好，就为社会主义精神文明做出了贡献。从另一个角度讲，医疗护理工作是一个特殊的职业，涉及到千家万户，关系到每个人的生老病死和家庭的悲欢离合，与人民群众有着密切的关系，具有广泛的社会性。因此，护理人员以精湛的技术和高尚的护理道德，一丝不苟地为病人治疗护理，不仅能使病人获得安全感、安慰感，从而使病人早日康复，而且患者和家属还可以从高尚的护理道德、优质的服务中得到启迪，受到感染，产生感情上的共鸣，并通过他们把这种感情传递到家庭、单位和社会，促进全社会的精神文明建设和安定团结。

（五）有利于推动医学护理科学的发展

护理伦理学的道德观念与医学护理科学的发展总是相互影响、相互制约、相互促进的。护理道德观念的转变受医学护理科学发展水平的制约；医学护理科学的发展又受旧的护理观念的束缚。新的护理观念的提出和建立，必然推动医学护理科学理论和医疗护理实践的发展，而医学护理科学的发展和新的医疗技术的应用，又对传统的医德、护理观念提出了挑战。而且在医学护理科学研究中，也经常遇到一些和传统伦理相矛盾的问题，例如人工流产、器官移植、严重缺陷新生儿的处置及"克隆人"等。正确解决这些问题，将有利于加快医学发展进程。

当今医学科学的飞速发展，影响和改变着人们的护理伦理道德观念，提出了许多伦理新课题。如人工授精、试管婴儿的成功带来的家庭伦理问题，优生学、遗传学的发展提出的缺陷儿的标准及对待问题，脑死亡新概念引起的死亡标准和安乐死问题等等。护理伦理学只有不断汲取医学科学发展的新成果，建立和形成伦理观念，才能具有活力，并对医学科学产生有益的影响，推动医学科学的发展。

二、学习护理伦理学的方法

科学的方法是科学研究的重要手段，学习护理伦理学必须坚持以辩证唯物主义和历史唯物主义的观点为指导，具体方法如下。

（一）坚持辩证唯物史观的方法

护理伦理学以护理道德为研究对象和内容，护理道德作为职业道德在内容上有较强的时代性和历史性，护理道德作为上层建筑，受一定的经济关系和政治制度的制约。同时，护理道德又是护理科学的直接产物，必然与当时的护理科学水平相适应。还必须看到，现有的任何一个护理伦理观念，都是以往的道德思想发展的继续。所以，必须把应接不暇道德问题放在相应的历史条件下加以客观的考察，根据当时的经济、政治、风俗习惯和医学护理科学发展水平等历史现状，具体地分析和研究各种不同的伦理观念和行为规范，以区别良莠。既不能否定一切，也不能肯定一切，应采取"扬弃"的态度。

（二）坚持理论联系实际的方法

理论联系实际是马克思主义活的灵魂，也是学习和研究护理伦理学的根本原则和方法。一方面，我们要认真学习和研究护理伦理学的基本理论及相关学科的知识，同时要注意了解护理学的发展动态；另一方面，要把所学的护理道德理论、规范运用到护理实践中去，以指导自己的行动，避免学用"两张皮"。同时要紧密联系我国卫生界的护理道德状况，注意调查研究护理实践中产生的新道德问题，不断更新道德观念，以适应医学模式转变的要求，推动护理科学的发展。

（三）坚持案例分析讨论的方法

案例分析讨论的方法是就具体的护理道德案例进行医学的、护理的、伦理的、法律的、经济的、文化的分析讨论，并进而作出综合的评判。还可以将每个案例编辑直播，以增强案例教学讨论分析的直观性。由于它具体、形象、可操作性强，不失为学习研究护理伦理学的一个有效方法。

本章小结

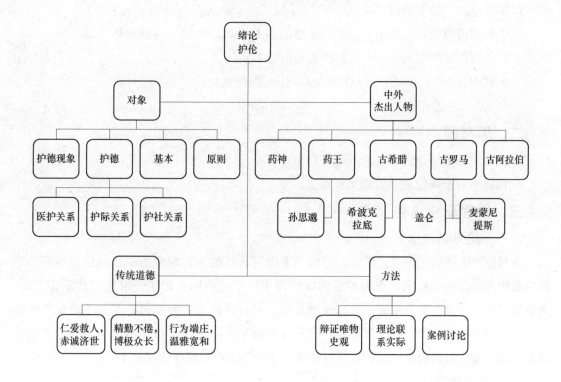

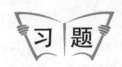

一、选择题

【A1/A2 型题】

1. 南丁格尔认为，护理是
   A. 简单的技术　　　　　　　　B. 简单的照顾行为
   C. 严谨的科学和精细的艺术　　D. 有道德的技术
   E. 有道德的科学

2. 护士在护理工作中与检验、药房、供应室等部门人员发生的业务关系称为
   A. 护际关系　　B. 护护关系　　C. 护技关系　　D. 护患关系　　E. 医护关系

3. 被誉为"西方医学之父"的希波克拉底的医学著作是
   A. 医家五戒十要　　　　　　　B. 迈蒙尼提斯祷文
   C. 希波克拉底誓词　　　　　　D. 千金要方
   E. 杏林春暖

4. 护理伦理学的研究对象包括
   ①护理人员与患者之间的关系　②护理人员与其他医务人员之间的关系　③护理人员与社会的关系　④护理人员与医学科研的关系　⑤护理人员与领导的关系
   A. ①+②　　　　B. ①+②+③　　　　C. ①+②+③+④
   D. ①+②+③+④+⑤　　　　E. ②+③+④+⑤

5. 护理伦理学的主要内容包括
   ①护理道德的基本理论　②护理道德的基本原则　③护理道德的基本规范和范畴　④护理道德的基本范畴　⑤护理道德的基本实践
   A. ①+②　　　　B. ①+②+③　　　　C. ①+②+③+④
   D. ①+②+③+⑤　　　　E. ②+③+④+⑤

二、思考题

1. 简述护理伦理学的概念及其研究对象。
2. 简述学习护理伦理学的意义和方法。

三、护理职业角色训练

（一）角色训练理念

在对护理伦理学知识理论学习、感悟乃至面对具体临床护理情境中伦理价值判断、选择应激能力提高的过程中，作为护生的我们需要牢牢记住四个问题：根在护理职业生活，贵在知行统一，重在德艺双馨，难在慎独修养。只有这四个方面都做好了，才能在当今临床护理环境下朝着好护士的目标行进。只有在护理职业生活中，始终不渝地遵守护理职业道德规范，履行自己的护理职业责任与义务，才能终成德艺双馨的好护士。

（二）角色训练目标

通过组织护生进行一定形式的护理职业角色训练，使护生认识到在护理职业实践中，培养自己良好的职业道德品性和提高面对具体医疗情境时的伦理应激能力的重要意义，进而将作为学理的伦理要求与智慧转化为指导自己职业活动的伦理道德实践，完成知与行的最终统一。

（三）角色训练计划

护理伦理学课程"绪论"部分的学习，旨在要求护生从总体上领会护理伦理学的学科性质、内容体系、研究对象与内容；了解医学模式转变带来的护理职业角色与服务理念的变化；明白学习护理伦理学课程的目的、意义和方法。职业角色训练方案围绕上述知识点进行编制。

1. 角色训练形式 计划组织一个"我谈护理与伦理"为主题的演讲比赛。老师给出如下指导性演讲题目：①我谈护理与道德之不解之缘；②回顾宣誓《医学生誓词》；③选择医学护理与学习医学护理的我；④临床见习悟伦理。学生也可以在不偏离"主题"的情况下自选题目。

2. 角色训练要求 时间：护理伦理学课程"绪论"部分学习结束的下一次课堂用30分钟时间进行演讲比赛。要求学生课后自学绪论部分给出的相关知识链接资料和习题资料，结合"绪论"部分教学的知识重点，完成一个课堂演讲稿，800字以内。以教学班为单位，人人撰写演讲稿，最终每个小组筛选（推举）一名学生代表小组参加班级演讲。教学班内的小组组稿由组长具体负责。

3. 成绩评定 演讲比赛计入平时成绩。完成演讲稿写作的学生每人记入实践成绩1分；被小组推选参加班级演讲的学生在此基础上加1分；演讲获得第1、2、3名的同学在前两项的基础上分别再加1分。成绩评定的评委由科任老师、班长、团支书、学习委员和各小组长组成。

（四）角色训练小结

整个角色演练活动结束，教师就"职业角色训练活动"进行小结与点评。

扫码"练一练"

（张绍异）

第二章　护理伦理学的基础理论

案例导入

伤口清创护士：让病人活得有尊严

"在我经历无边灰暗的时候，你来到了我身边。我身体上不断冒出的一个个伤口窦道，淌着脓水，发着恶臭，连我都无比厌恶我自己，而你不……"上海复旦大学附属医院金山医院主管护师蔡蕴敏一直珍藏着这样一封温暖的信，这是她的病人——一个女孩在弥留之际写给她的，当她打开时女孩已经去了"天堂"。40多岁的蔡蕴敏，卫校毕业后就始终坚守一线，成为中国第一批"国际造口治疗师"。怀着"让病人活得有尊严"的深情职念，治愈疑难伤口近万人次。

"第一次接触造口病人的时候，头冲得非常近，粪便喷到我的脸上了，你说不恶心那是不可能的，但在处理这样一个病人的时候，我就想要让他减少痛苦。"蔡蕴敏坦言。她认为，对病人应当是将心比心，理解同情。"造口病人生活得很累，加之心理上有阴影，出门或坐公交车，怕别人闻到自己身上的异味，内心很自卑。"蔡蕴敏用心体会着病人的感受。

"尽管现在一些地方医患关系紧张，护士待遇不丰厚，但既然选择了这一行，我就要无怨无悔地做好它。人还是要少点欲望，每天做好眼前的工作，热爱它，也要对得起它。"蔡蕴敏这样表示。

请问：

护士蔡蕴敏的行为符合哪些伦理理论？

近年来，由于医务人员对伦理知识的欠缺和伦理意识的淡漠而诱发的医疗纠纷不断发生，使得护理伦理知识在临床护理工作中的重要性得到广泛认可。护理伦理思想来源于中西方伦理学，它吸收了东西方现代伦理学、生命伦理学和哲学等理论成果，在多元文化的交融碰撞中形成了生命论、人道主义论、美德论、义务论、公益论等有代表的理论，构成了护理伦理的理论框架。

一、生命论

如何正确认识人的生与死，如何合理处理人的生与死的矛盾，不同时代、国家和生活背景的人对生命有不同的看法，这也是护理人员必须认真面对的伦理问题。人们对生死的认识理论，从最初认为生命是至高无上的、神圣不可侵犯的生命神圣论，发展到后来人们更加理性、全面、客观地对待生命，逐渐形成了生命质量论、生命价值论等主要不同的生命理论观点。

（一）生命神圣论

1. 生命神圣论的内容　强调人的生命是神圣的，要无条件的保存生命，不惜任何代价维护和延长生命，认为一切人为终止生命的行为都是不道德的，有着至高无上和不可侵犯的道德价值的一种伦理观念。

这种伦理观是一种古老的伦理观念。两千多年前，我国的第一部医书《黄帝内经》就提出了"天覆地载，万物悉备，莫贵于人"的观点，唐代大医孙思邈在《千金要方》中强调"人命至重，贵于千金"。在西方，西医鼻祖希波克拉底在《希波克拉底誓言》中承诺"不为妇人施堕胎术"，《日内瓦宣言》的誓约"即使受到威胁，我也将以最大的努力尊重从胎儿开始的人的生命"等，都体现了生命神圣论，非常重视人生命的观点。

2. 生命神圣论的影响　生命神圣论在人类思想发展史上具有重要价值，推动了医学和医德的发展，具有重要意义，但是也存在局限性。

生命神圣论的积极性：生命神圣论强调生命至高无上，要敬畏生命、尊重和保护生命，在护理伦理的发展史上发挥了积极作用，对今天的护理伦理和医学科学的发展依然具有重要作用。首先，生命与世界上的其他事物相比具有至高无上性，生命对于人是第一重要的，离开了生命，世上万事万物就失去了存在的意义。医务人员应义不容辞地去维护生命，竭尽全力地去挽救生命。其次，强调生命至高无上有利于激励人们探索生命的奥秘，创新诊治疾病的方法与技术，促进医学科学的发展进步。第三，有利于推动护理道德的发展，从伦理道德的角度强化了护理人员尊重和维护人的生命与健康的重要责任，为形成和发展医学人道主义理论奠定了思想基础。

生命神圣论的局限性：这种生命观往往抽象地、绝对地强调生命的神圣性，为了人的生命应不惜一切代价进行抢救，以至不惜耗费大量的人力、物力去保护丧失社会意义和生命质量极低的生命，延长人的死亡过程，具有较大的局限性和缺陷。在面对人口数量膨胀、人口质量下降对经济、社会发展和资源利用、生态保护的负面影响，在面对现代医学技术保护下的"无效生命"（如植物人）对卫生资源的不合理分配等问题时，是否实施计划生育控制措施，是否对晚期绝症患者停止治疗，是否进行人体器官移植等生命支持，以此提高人类自身的生存质量、控制生命、优化生命等等问题，生命神圣论的回答显得苍白无力，受到了严重的挑战。

（二）生命质量论

1. 生命质量论的内容　强调人的生命价值不在于生命存在本身，而在于生命存在的质量；人们不应单纯追求生命的数量，而应着重关注生命的质量。该理论是20世纪50年代提出来的，认为应以人的自然素质的高低、优劣为依据，来衡量其生命存在对自身、他人及社会的价值，不同的生命质量对社会的影响和意义不同，应当有区别地对待生命，对于生命质量低下的人，没有必要不惜一切代价加以维持和保存。

生命质量主要有三个层次：一是主要质量，是指个体的身体或智力的状态，是判别生理、心理健康与否的重要标准，是一种低级的生命状态。二是根本质量，是指生命的意义和目的，是在与他人和社会的相互作用关系中体现出来的生命活动的质量。三是操作质量，

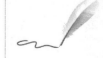

是指运用智力测定方法和诊断学标准来测定智能、生理方面的人的质量。如按照国际标准，通过智力测试智商：天才得分为 140 以上；70～80 分为临界正常；轻度智力落后得分为 60～70；得分 25 以下为白痴。生命质量也可用患者痛苦和意识丧失的程度来衡量，如晚期癌症患者、不可逆性的昏迷患者、植物人等，可认为其生命质量是非常低下的。

2. 生命质量论的影响

（1）生命质量论的积极性　生命质量论比生命神圣论更加辩证，它把动机与效果统一起来作为护理伦理的主要判定标准。生命神圣论是以医务人员的善良动机为基点，并作为道德的主要评价标准，而很少考虑行为的后果。生命质量论是在生命神圣论的基础上对生命伦理问题的进一步认识与思考，弥补了生命神圣论的部分缺陷，为护理伦理提供新的研究方法和角度。这对计划生育中有关绝育、遗传咨询等问题，对是否延长、维持、结束挽救治疗等问题，对先天性残畸儿如何处理等临床救治中的许多问题的处理和有关卫生政策、新技术利用提供了理论支撑。

（2）生命质量论的局限性　生命质量论主要从人的生命自然素质判断生命存在的价值，在大多数情况下两者是一致的，但两者也有不统一的情况。比如有的人的生命质量很高，而其存在价值很小，甚至是负价值；也存在有的人的生命质量很低，但社会价值却很高。

（三）生命价值论

1. 生命价值论的内容　生命价值论形成于 20 世纪 70 年代，它认为判断人生命价值的高低和大小主要根据生命对自身和他人、社会的效用。分为生命对自身的效用即内在价值，和对社会和人类的价值即外在价值。判定人的生命价值应当把内在价值和外在价值相结合，不仅重视生命的内在质量，更应重视生命的社会价值。个人的生命质量越好，对社会的贡献越大，创造的物质和精神财富越多，其生命的价值就越高；相反，则其生命的价值就越低。

2. 生命价值论的影响　生命价值论是在生命神圣论、生命质量论的基础上对生命伦理意义的进一步思考。生命价值论要求根据生命对自身和他人、社会的效用采用不同的对待方式。生命价值量高低大小与社会需要、医疗需要、生命质量、治愈率、预期寿命成正比，而与维护其生命所花的代价成反比。生命价值论把生命质量和生命价值两者统一起来衡量生命的价值，比生命质量论更加全面和辩证，有利于我们更全面认识生命存在的意义。

（三）正确认识生命神圣论、生命质量论和生命价值论

要全面、正确地认识生命神圣论、生命质量论和生命价值论之间的关系，了解生命伦理问题发生的历史背景及发展过程，把三者辩证统一起来认识，才能对生命有比较准确和全面的看法。生命之所以神圣，是因为它有质量、有价值，离开了质量和价值的生命并不是神圣的生命。

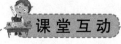
课堂互动

请问：生命绝对神圣吗？如何正确认识生命论？

二、人道主义论

人道主义论是强调人的地位，肯定人的价值，维护人的尊严和幸福，满足人的健康需要和利益的一种道德理论，在 15 世纪以后逐渐形成的。最初表现在文学艺术方面，后来逐渐渗透到其他领域。在护理伦理领域的人道主义是指一种发扬同情心，救死扶伤，爱护和尊重伤病员，维护患者利益和幸福的伦理思想，其内容非常广泛，主要体现在以下方面：

1. 尊重患者的生命　尊重患者的生命是人道主义最基本的思想。尊重生命是一种朴素的道德观念，也是当代世界各国医务人员所崇奉的道德宗旨。护理人员应当尊重生命、关爱生命、敬畏生命，尽力照护患者，维护健康。

2. 尊重患者的生命价值　不仅尊重患者的个体生命，而且要从生命的自身价值和社会价值来统一衡量生命的意义。对那些已丧失生命存在意义且不可逆转的、躯体和精神上遭受巨大痛苦与折磨的患者，医务人员取消达不到医疗目的的治疗或在患者、家属的要求下终止或撤消治疗是不违背人道主义的，也是对他人生命质量和价值的尊重。

3. 尊重患者的人格　对患者要表现出同情、关心、爱护和体贴，根据患者不同的文化背景、经济状况、宗教信仰，不同的身心、社会情况，提供平等、优质、人性化的服务。当代医学人道主义特别强调要尊重精神病患者、残疾人等特殊患者的人格和尊严。

4. 尊重患者的权利　患者不仅享有普通公民的权利，而且还有一些特殊权利应得到尊重和维护，如平等医疗权、获得医疗信息权、知情同意权、保守隐私权、监督权、因病获得休息和免除社会义务的权利等等，对战俘、囚犯等特殊患者也应给予必要的医疗措施，体现人道主义精神。

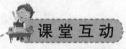

课 堂 互 动

如何正确维护患者的权利？

三、美德论

美德论是研究人应该具有的优秀道德品质以及如何培养和形成优秀的道德品质的伦理理论。对于护士，美德论认为在护理工作中不仅做出正确的行为是重要的，拥有成为好人、做出正确行为的性格倾向、动机和特性也同等重要。不同时代、不同国家和民族都有着许多传统美德，如仁慈、诚实、审慎、公正、进取和廉洁等。这些传统美德已经成为人们在社会生活中的角色义务或职责特征。长期的护理实践使护士继承和培养了许多高尚的护理品德，主要有以下内容。

1. 仁慈　即仁爱慈善，对患者要有恻隐之心，同情、尊重、关心患者，热情为患者服务。医务人员是仁慈的化身，仁慈是护士的人格特征，仁慈最能体现医学人道主义的思想和道德要求。

2. 审慎　行动之前周密思考，行动之中小心谨慎，行动之后反思提高。

3. 廉洁　医风严谨正派，不图谋私利。

4. 诚实　讲真话，办实事，实事求是，有了差错事故敢于承认并吸取教训。

5. 公正　公平合理地协调医学伦理关系，一视同仁地对待服务对象，合情合理地分配卫生资源，坚持原则，不抱成见，不徇私情。

6. 协作　在工作中能与其他医务人员密切配合、相互尊重、相互支持、齐心协力，并敢于勇挑重担。

7. 进取　刻苦钻研护理技术，不断更新知识，提高护理水平，虚心向同行学习，不断

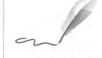

提高护理质量。

8. 奉献　不怕苦，不怕累，不畏困难，勇于牺牲个人利益。

> **知识拓展**
>
> 护士必须有一颗同情心和一双愿意工作的手。　　　　　——南丁格尔

四、义务论

义务论，也称道义论，是来自于人的内在理性，强调动机的纯洁性和至善性的伦理学。护理伦理义务论是确定护理人员的行为准则和规范，把护理人员的行为限定于合理范围内的有关伦理道德的理论，它回答什么是护理人员的护理道德责任，护理人员应该做什么和不应该做什么，以及如何做才是道德的。

义务论可以分为行动义务论和规则义务论。行动义务论认为，一个人依靠直觉、良心能够直接知道他应该做什么，但是在压力、无人监督、没有时间深思熟虑以及涉及个人利益的情况下不能保证一定按照应该做的去规范自己的行为。规则义务论认为，原则和规则确定行动的对错、应该做什么和不应该做什么，义务本身决定这一类行动是正确的，而与行动产生的后果无关。

义务论的积极性：在过去相当长的历史时期内，义务论强调的是护理人员对患者个体的责任心。护德目标主要集中在善良动机和个人的行为谨慎方面，这种护德要求与当时的护德思想相适应，对促进护德发展产生了积极影响。在当前，义务论仍然是指导护理实践的主要理论，它指导护士在护理过程中具有或应当遵循何种责任、应该做什么、怎样做才是符合道德的。

义务论的局限性：一是义务论忽视了动机与效果的统一。义务论注重护士对患者的道德情感、尽职尽责等动机的一方面，却忽视了动机与效果的一致性。医护人员若不顾及生命质量的高低和后果，在使用现代高新技术一味追求维持患者的生命时，有时不一定能给患者带来幸福，反而会给家庭和社会增加沉重负担。二是忽视了对患者应尽义务与对他人、社会应尽义务的统一。这样容易导致满足患者个人利益与卫生资源合理公平分配和维护社会整体利益的矛盾。三是忽视了护患义务的双向性，强调护士对患者医德义务的绝对性，没有明确患者的义务，这可能会影响治疗效果，甚至产生不必要的医疗纠纷。

> **知识拓展**
>
> 在患难时忠于义务，是伟大的。　　　　　——德谟克里特（古希腊）

五、公益论

在护理伦理领域中，公益论是指从社会和人类的利益出发，主张公正合理地解决医疗卫生活动中的各种利益矛盾，要求医疗卫生资源公平合理分配的道德理论。（它）强调人类健康利益原则，要求不仅有利于病人，还应有利于人类及子孙后代，有利于生态环境，有利于医学科学与技术的发展，体现了义务、价值与公益相统一的原则。

1. 公益论的内容

（1）社会责任方面　控制人口数量的责任；提高生命质量的责任；保护环境的责任；

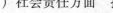

保护资源免受耗竭的责任；保护天然性别比例平衡的责任；维持人类种系延续及其纯洁的责任。

（2）社会公正方面　要求制定卫生政策、卫生发展战略方面符合公正、合理的原则；在稀有医疗卫生资源分配上必须符合大多数人的利益。

2. 公益论的影响　公益论克服了义务论的某些不足和局限，加强了护士的社会责任感，同时有利于解决现代医学发展中的伦理难题，从而推动医护科学的发展。但是，公益论的主张，在阶级社会和贫富差距较大、社会生产力不够发达的情况下，要彻底实现还面临很多困难。

知识链接

南丁格尔

洛伦斯·南丁格尔（Florence Nightingale，1820～1910），世界著名护理专家，近代护理教育的创始人，护理学的奠基人，出生于英国。1851年在德国一所医院接受护理训练。她所撰写的《医院札记》和《护理札记》两书，以及100余篇论文，均被认为是护理教育和医院管理的重要文献。1860年在英国圣多马医院首创近代护理学校。她的教育思想和办学经验被欧美和亚洲国家所采用。为了纪念她，英国10英镑钱币的票面上印有她的肖像。

本章小结

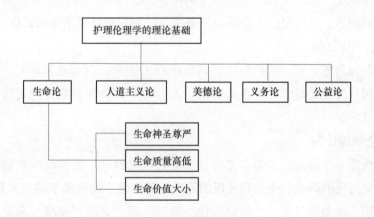

习 题

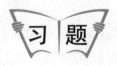

一、选择题

【A1/A2型题】

1. 下列主张从社会和人类利益出发，公正合理地解决医疗卫生活动中的各种利益矛盾的是

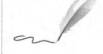

A. 义务论　　　B. 公益论　　　C. 生命论

D. 人道主义论　　　　　　　E. 美德论

2. 生命价值论包括如下内容，除了

A. 生命所具有的潜在的创造力或劳动能力

B. 生命的内在价值或自我价值

C. 生命的社会价值

D. 生命"神圣论"

E. 为社会创造物质和精神财富的价值

3. 护理人道主义内容非常广泛，具体包括如下方面，除了

①尊重患者的生命　②尊重患者的合法权益　③尊重患者的人格　④尊重患者平等的医疗权利　⑤尊重患者的所有要求

A. ①+②　　　B. ①+②+③　　　C. ①+②+③+④

D. ①+②+③+④+⑤　　　　　E. ②+③+④+⑤

二、思考题

1. 生命质量论的内容。

2. 义务论的积极性表现在哪些方面？

三、护理职业角色训练

（一）角色训练理念

护理伦理领域的生命观包括生命神圣论、生命质量论和生命价值论。尽管三者强调内容的侧重点有所不同，但均强调了对生命的客观认识，都体现了对生命的尊重与敬畏。作为护士，和其他职业不同，面对的是一个个鲜活生命，失误几率再少也都意味着会对患者生命和健康造成伤害。这需要护士必须心怀患者，时刻保持敬畏生命的意识。

（二）角色训练目标

通过护理职业角色训练，使护生认识到在护理工作中，当面对患者时，无论他是贫穷还是富有，平民百姓还是高官，在生命面前，人人平等，要怀着高度的责任心对待护理工作，对病人高度负责。

（三）角色训练计划

本章主要介绍了生命论、人道主义论、义务论、美德论、公益论等护理伦理学的理论基础。人们对生与死的认识、生与死矛盾的处理及对生命本质和意义的回答构成了生命论，包括生命神圣论、生命质量论、生命价值论。通过学习、训练，要将生命论的观点有机结合起来，辩证地看待生命。

1. 角色训练形式　计划组织有关"如何正确理解生命论"为主题的分组讨论、发言。

讨论案例：美国迈阿密市于20世纪70年代发生了一起不寻常的诉讼案。女孩爱琳出生时其背部有个红色肿瘤，若不采取手术，脊髓液体到脑中将造成致命感染或畸形发育。即便实施手术，其膝关节以下仍将麻痹。爱琳的父母说："我们要想到孩子的前途，如将受到的社会压力和心理压力，以及对家庭的负担等"。最后其父母决定不进行手术，让孩子自生自灭。而医院方面不同意，认为手术有成功的可能，爱琳可能长大成人。虽然承认孩子将终生瘫痪，但坚持要为孩子实施手术。

大家究竟让爱琳自然死去，还是使其尽可能长久地活下去？根据生命论的基本理论，各自讨论后，选一位代表上台发言，并接受台下同学提问。

2. 角色训练要求　讨论分小组进行，每组 5~7 人。每一研讨小组要选定一名同学担任该研讨小组的组长，负责研讨的协调与管理工作。小组成员在主题范围内畅所欲言，各抒己见、相互启发、辩论、磋商，禁止任何形式的人身攻击或限制他人的自由发言。讨论结束后，每组确定一人上台发言，并接受同学提问，展开交流。

3. 成绩评定　上台发言的学生每人记入实践成绩 2 分；提问的学生，根据提问质量计入 0.5~1 分。成绩评定由科任老师根据学生的表现情况确定。

（四）角色训练小结

发言、讨论过程中，根据情况，教师应适时、适当点评。各组发言人发言完毕后，教师应就本次讨论发言作一次简短的总体评价。

（郭英才）

扫码"练一练"

第三章 护理道德的基本原则、规范和范畴

学习目标

1. **掌握** 护士的权利和义务。
2. **熟悉** 护理道德基本规范、基本原则、具体原则。
3. **了解** 护理道德基本范畴。

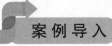
案例导入

医院果断报警 110 救回女子一命

海南省乐东县人民医院要为一名需要立即进行急诊手术，不然会有生命危险的宫外孕女子动手术，但其丈夫拒绝手术，最后医务人员报警 110，男子才在手术知情同意书上签字。在患者家属没有交押金的情况下，乐东县人民医院紧急开通绿色通道，患者一到达手术室就马上投入抢救。术中见满腹腔的积血约 1000ml，输卵管的破裂口还在不停地出血。经过 20 多分钟的紧急全力抢救，患者终于转危为安。

请问：

案例中医护人员的行为符合什么伦理原则？

护理伦理原则是护理伦理规范和范畴的总纲和精髓，是指导护理人员的最高道德标准；护理伦理规范是在护理伦理原则的指导下，规范护士言行的具体道德标准和要求；护理伦理范畴是护理人员在护理活动中对护理道德现象的总结和概括。护理伦理原则、规范和范畴是护理伦理的核心内容，在护理伦理中居于非常重要的地位。作为护理工作者应该要了解和掌握护理伦理的基本原则、具体原则、规范和范畴，这对于树立正确的护理理念，指导护士的护理道德实践和修养，形成高尚的护理道德品质和达到良好的道德境界，提高护理质量等都具有重要的意义。

第一节 护理道德基本原则

一、护理道德基本原则的含义

护理伦理基本原则是护士在护理工作中处理人与人之间、个人和社会之间关系所应遵循的根本指导原则，在护理伦理中居重要地位。护理伦理基本原则统帅着护理伦理具体原则、规范和范畴，贯穿于护理伦理发展的全过程，是衡量护士护理道德水平的最高道德标准。

二、护理道德基本原则的内容

基本原则的内容是："救死扶伤，防病治病，实行社会主义的医学人道主义，全心全意

为人民的身心健康服务"。

（一）救死扶伤，防病治病

"救死扶伤，防病治病"是社会主义医疗卫生事业的根本任务，也是实现医德目标的途径和手段。要求医务人员把"救死扶伤，防病治病"作为自己的神圣职责和基本的道德标准，运用自己的专业知识和技能，竭尽全力地减轻和消除患者的病痛，做好疾病的预防工作，维护和保障人类的健康。全心全意为人民健康服务的医德目标不是空洞的口号，医护人员必须通过"救死扶伤，防病治病"的任务、手段和途径来实现。

（二）实行社会主义的医学人道主义

"实行社会主义的医学人道主义"是护理道德继承性和时代性的统一。医学人道主义是贯穿医德发展史中的一种先进思想，但是在古代，甚至近、现代受政治、经济、文化、医学发展水平等的限制，既不完善又不能彻底得以实现。社会主义社会消灭了阶级剥削和压迫，为医学人道主义的彻底实现创造了条件，并在批判地继承、改造既往人道主义和创新的情况下使医学人道主义更加完善。社会主义的医学人道主义要求医护人员关心、爱护和尊重患者，维护、保障广大人民群众的健康，同时还要求遵守国际上有关医学人道主义的规定，发扬"红十字"精神等，充分体现社会主义医学人道主义的先进性。

（三）全心全意为人民的身心健康服务

"全心全意为人民的身心健康服务"是社会主义道德原则，也是护理伦理的基本原则，是医护人员"为人民服务"在职业生活中的具体化，也是护理道德的根本宗旨。人民群众是社会物质财富和精神财富的创造者，是推动历史前进的根本力量，医护人员应当在职业生活中全心全意地为人民服务。

"救死扶伤，防病治病"是医疗卫生和护理事业的根本任务，也是实行医学人道主义和全心全意为人民健康服务的途径和手段，它是衡量医务人员职业道德的基本尺度；"实行社会主义的医学人道主义"是社会公德在医疗卫生和护理职业中的具体体现，也是医护人员对待患者的一种内在精神，体现了继承性和时代性的统一，它是贯穿医学领域始终的一种医护道德思想；"全心全意为人民的健康服务"是共产主义道德在医疗卫生和护理职业中的具体体现，是医护道德的根本宗旨和目标，体现了医护人员的无私奉献精神和职业道德的最高层次。

知 识 链 接

南丁格尔奖

南丁格尔奖是红十字国际委员会为表彰在护理事业中做出卓越贡献人员的最高荣誉奖。英国人弗洛伦斯·南丁格尔在1854~1856年的克里米亚战争中首创了护理工作。她将个人的安危置之度外，以人道、博爱、奉献的精神为伤兵服务，成为护理工作者的楷模，1907年国际红十字组织在第八届国际红十字大会上设立南丁格尔奖，1912年在华盛顿举行的第9届国际红十字大会上首次颁发。该奖每2年颁发一次，每次最多50名。

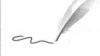

第二节　护理道德具体原则

护理伦理的基本原则是比较概括而具有指导性的根本原则，在具体运用时需要操作性强的具体原则，以实现它的要求。具体原则主要包括自主原则、不伤害原则、公正原则和行善原则。

一、自主原则

自主原则是指尊重患者在理性地选择护理决策时，由其本人或家属做主的伦理原则，它是对患者独立人格和自主权利的尊重和维护。自主原则要求医务人员尊重患者自主选择医疗方案、选择医疗单位和医务人员，以及同意或拒绝医生建议的权利，从根本上体现的是患者自主选择的权利。

通常情况下，护理人员有义务主动提供护理相关信息，保证患者的知情同意权，以充分行使自主权。患者的知情同意权内容主要包括：医院的明显之处展示医疗机构执业许可证、治疗科目、诊疗时间和收费标准；医疗机构工作人员上岗工作须佩戴本人姓名、职务或者职称的标牌；医疗机构实施手术、特殊检查、特殊治疗时，必须征得患者同意，并应当取得其家属或者关系人同意；根据临床医学实践，下列诊疗活动应该充分告知、征得患者或患者家属的同意：①对躯体构成侵袭性伤害的治疗方法与手段；②需要患者承担痛苦的检查项目；③要暴露患者隐私部位；④有医学科研和教学活动需求的治疗与护理；⑤需对患者实施行为限制的诊疗活动等。尊重患者及其家属的自主选择权，医护活动要经患者知情同意，保守患者秘密，保护患者隐私，尊重患者人格等。

患者的自主权并不是绝对的。护理人员尊重患者自主权，并不意味着放弃、推托或者减轻自己的护理道德责任，并不意味着听命于患者的任何意愿和要求。自主原则并不适合于所有患者，比如有些患者会因身体及心理的情况而降低其自主性，对于自主能力较弱甚至是没有自主能力的患者，如婴幼儿、严重智障者、昏迷者、丧失理性的精神病患者等，由于其本身不具备理性的思考和判断能力，不具有自主决定的能力。

二、不伤害原则

不伤害原则，又称为有利无害原则，是指医护人员把有利于患者健康放在第一位，医疗行为动机与效果都不应使患者的身体、心灵或精神受到伤害，切实为患者谋利益的伦理原则。它是一条最基本的和最重要的道德原则，是医疗行为准则中最高层次、最具普遍性的伦理要求。

在医疗实践中，不伤害原则体现在疗效最佳、损害最小、痛苦最轻、耗费最少。具体表现在：真诚关心患者，以患者健康利益为核心，选用的诊疗护理措施所产生的效果应该是目前医学界普遍认可的，适应患者的最有效的诊治护理措施，同时被患者所接受；提供最优化服务，解除由疾病引起的疼痛和不幸，努力预防或减少难以避免的伤害，选择受益最大、伤害最小的医学决策；在确保治疗效果的前提下，选择对患者耗费最小的治疗措施，避免"过度医疗消费"损害患者的正当经济利益。

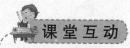

在护理实践中，如何践行不伤害原则？

三、行善原则

行善原则是指护理人员对患者表现出仁慈、善良的行为，促进或增进患者的健康和福祉，减少或预防对患者的伤害。行善原则比不伤害原则内容更广泛。南丁格尔强调"护理患者时，应关心患者的幸福，一方面应为患者做善事，另一方面则应预防伤害患者"。

行善原则涉及救死扶伤，照护与关爱人的生命，提高生命质量与价值等终极问题。善是道德行为的重要特征，白衣天使是对护士善行的道德评价。行善在长期的医疗护理实践中，逐步成为评价护士的重要依据，并成为护理伦理的基本原则之一。行善原则要求护士的行为对患者确有助益，而且在利害共存的情况下要进行权衡。要求护士的行为要与解除患者的痛苦有关，当行为对患者利害共存时，要使行为给患者带来最大的益处和最小的危害。同时，行为使患者受益而不会给他人带来太大的损害等。

四、公正原则

公正原则是指在医疗服务中公平、正直、一视同仁地对待每一位患者的伦理原则。在某一特定时代、特定社会所倡导和实行的公正观，包括形式公正和内容公正。形式公正是指对同样的人给予相同的待遇，对不同的人给予不同的待遇。内容公正是指依据个人的地位、能力、贡献、需要等分配相应的负担和收益。当代倡导的医学服务公正观是形式公正与内容公正的有机统一，即具有同样医疗需求以及同等社会条件的患者，则应得到同样的医疗待遇，不同的患者则分别享受有差别待遇。在基本医疗保健需求上要求做到绝对的公正，在特殊医疗保健需求做到相对公正，即对有同样条件的患者给予同样的满足。

公正原则是卫生资源分配中调节各种利益关系的准则。资源分配公平要求以公平优先、兼顾效率为基本原则，优化配置和利用医疗卫生资源。卫生资源分配包括宏观分配和微观分配。前者是指国家在全部资金或资源中按较合理的比例分配给医疗卫生保健事业部门，以及在医疗卫生保健事业部门内部合理地分配到各个地区和各个部门。后者是指医务人员、医院及其分支机构决定哪些人可以获得及获得多少卫生资源，尤其涉及稀有资源。对于稀有资源的分配，临床上一般按照"医学标准—社会价值标准—家庭角色标准—科研价值标准—余年寿命标准"综合权衡。其中，医学标准主要考虑患者病情需要及治疗价值；社会价值标准主要考虑患者既往和预期贡献；家庭角色标准主要考虑患者在家庭中的地位和作用；科研价值标准主要考虑患者的诊治对医学发展的意义；余年寿命标准主要考虑患者治疗后生存的可能期限。在这些标准中，医学标准是必须优先保证的首要标准。

公正原则不但要求护士公正地分配卫生资源，而且在态度上也能够公正地对待患者，特别是老年患者、精神患者、残疾患者和年幼患者等，在护理纠纷、护理差错事故的处理中，要实事求是，站在公正的立场上。

知识拓展

南丁格尔誓言

余谨以至诚，于上帝及会众面前宣誓：终身纯洁，忠贞职守。勿为有损之事，勿取服或故用有害之药。尽力提高护理之标准，慎守病人家务及秘密。竭诚协助医生之诊治，务谋病者之福利。谨誓！

第三节　护理道德基本规范

一、护理道德基本规范的含义

护理道德的基本规范，又称道德标准，是指在护理道德原则指导下，协调护际关系的行为准则或具体要求，是社会对护士的基本要求，是培养护士护理道德品质的具体标准。护理道德规范是在长期的护理实践中不断完善和发展起来的，是护理道德基本要求的概括、具体体现和补充，是指导和评价护理人员的行为、调节护患关系的准则。

在护理活动中，护理道德规范发挥着把护理道德理想变成护理道德实践的桥梁作用。护理道德规范作为较成熟的职业道德准则，一般采用条文式的守则、法规等以强调护士的义务等内容。古希腊的《希波克拉底誓言》，古阿拉伯的《迈蒙尼提斯祷文》，前苏联的《苏联医师宣言》，国际护士会通过的《国际护士会伦理法典》《同际护理道德规则》等都提出了医护人员的道德规范要求。

二、护理道德基本规范的内容

护理伦理规范主要靠护士的内心信念发挥作用，是以人民群众的身心健康利益和促进社会主义医疗卫生事业与医学科学事业的发展为前提。根据原卫生部1988年制定的《医务人员医德规范及实施办法》中的医德规范，结合护理实践，护理伦理的基本规范基本内容包括：

（一）爱岗敬业，忠于职守

热爱本职是护士应有的首要道德品质。作为一名护士，只有热爱其所从事的工作，才能使其不断进取、不断努力、不断拼搏。要做到热爱本职工作，充分认识护理专业所具有的科学性、技术性、服务性、艺术性的特点，树立职业自豪感和荣誉感，增强自尊、自重、自强、自爱的优良品质，牢固树立"患者第一"的理念，爱岗敬业，一切为了患者，把维护患者的生命、增进人类健康，看做是自己最崇高的职责。

（二）尊重患者，一视同仁

尊重患者就是要尊重患者的人格和尊严，对患者态度和蔼。尊重是人的一种基本精神需要，它是建立良好护患关系的前提和基础，也是护士最基本的道德品质。其实质是指护士把患者当"人"看待，对待患者不分民族、性别、职业、信仰、党派、国籍及其他社会属性和自然属性的干扰，一视同仁地尊重患者的人格、权利和生命价值，满足患者的正当愿望和合理要求。把患者摆在平等的地位上，体谅患者的痛苦、困难，理解患者的焦虑和烦躁。在护理工作中要始终做到和气、亲切、文雅、谦逊。

（三）语言文明，关心体贴

希波克拉底说："医生有两种东西能治病，一是对症的药物，二是良好的语言。"语言是人们交流思想、情感的重要手段，护士通过语言对患者同情、关心、体贴，不仅是自身良好素质和修养、境界的体现，也是赢得患者信任与合作、帮助患者康复的需要。护士在接诊和护理的过程中，应努力做到语言亲切、文明礼貌、关心体贴、言语谨慎、保守医密，避免简单、生硬、刺激性和消极暗示性的言语，避免泄露患者的隐私，导致对患者不必要的伤害。

（四）严谨求实，精益求精

随着医学、护理事业的不断发展，对护理工作也提出了更高的要求，需要护士有强烈的求知欲望，奋发进取，刻苦钻研，治学严谨，精益求精，不断学习护理专业基本理论、现代护理科学知识以及相关的人文社会科学知识，完善自身知识结构，熟练掌握护理操作新技能，提高护理技术水平，适应护理科学的快速发展与进步，满足人民对身心健康更多更高的需要。

（五）团结互助，协同共进

护理工作的广泛性特点决定了护士与医院各类人员、各个部门有着紧密的联系。随着医学科学的发展，护理工作的分工越来越细，护理工作仅凭一个护士是难以全面、准确、合理、有效地进行护理治疗的，现代医学科学技术的运用需要医护人员的共同努力和密切协作去完成。护士相互之间应当互相尊重、互相爱护、积极支持、密切配合、协调一致、共同提高。

（六）廉洁奉公，遵纪守法

廉洁奉公、遵纪守法是护士职业道德的重要品质，它是护士全心全意为人民身心健康服务的一项重要标志。防病治病、救死扶伤是护士的天职，绝不能利用自己工作之便和患者对自己的感恩心理向患者索要财物、赠品，或让患者为自己办事。护士要始终保持清醒的头脑，时刻牢记自身的责任和患者的利益，在任何时候都要正直廉洁、奉公守法、不拘私情、不图私利，以自己的廉洁行为维护白衣天使的社会信誉和形象。

> **知识拓展**
>
> #### 国际护士节由来
>
> 1854～1856 年，英法联军与沙俄发生激战。在英国一家医院任护士主任的南丁格尔，带领 38 名护士奔走前线，参加护理伤病员的工作。因当时医疗管理混乱，护理质量很差，伤病员死亡率高达 50%。于是，南丁格尔就潜心改造病室的卫生条件，并加强护理，增加营养。半年之后，伤病员死亡率下降到 2.2%，这一事迹传遍全欧洲。
>
> 1860 年，她在英国伦敦创办了世界上第一所正规护士学校。她的护士工作专著，成了医院管理、护士教育的基础教材。鉴于南丁格尔推动了世界各地护理工作和护士教育的发展，因此被誉为近代护理创始人。南丁格尔 1910 年逝世后，国际护士理事会把她的生日 5 月 12 日定为"国际护士节"。

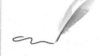

第四节 护理道德基本范畴

一、护理道德基本范畴的含义

护理伦理范畴是从一般伦理范畴中派生出来的，指在护理实践中，护理人员与他人、社会之间道德关系中某些本质方面的概括和反映，即表现护理伦理关系的基本概念。护理伦理的基本范畴主要包括权利与义务、审慎与保密、情感与良心、荣誉与幸福等。

二、护理道德基本范畴的内容

（一）权利与义务

权利与义务是护理伦理范畴中最基本的一对范畴，护患双方都是权利与义务的主体。

在护理伦理的道德体系中所指的权利，主要指护士的道德权利和患者的道德权利。护士的权利是指道义上允许行使的权力和应享受的利益。患者的权利，是指患者在患病期间应当享有的权利和应当得到保障的利益。

1. 护士的道德权利 护士作为劳动者，依法享有《劳动法》所赋予的法律权利；作为护士，享有《中华人民共和国护士管理办法》规定的权利："第四条 护士的执业权利受法律保护。护士的劳动受全社会的尊重。第二十六条 护士依法履行职责的权利受法律保护，任何单位和个人不得侵犯。"

（1）专业被尊重的权利。

（2）人格被尊重的权利。

（3）执业权 在注册的执业范围内，进行护理诊断、治疗、实施护理计划等活动时，具有自主权和决定权。护士的这种权利不受外界干扰，是独立的、完全自主的，患者及其家属，乃至整个社会，都应尊重这种权利。

（4）特殊干涉权 在某些特殊情况下，护士有特殊干涉权，即在特定情况下限制患者自主权以维护患者、他人或社会的根本利益。同时，这也是护士的义务。

（5）合理待遇的权利。

（6）参与影响护理政策决策的权利。

（7）参与影响工作条件决策的权利。

（8）筹组护理专业团体、从事护理研究、进行学术交流、接受继续教育的权利。

2. 患者在医护领域享有的权利

（1）被尊重的权利。

（2）公正平等享受医疗及护理的权利。

（3）患者自主权 在护理领域中，要求护士尊重患者的自主性。尊重患者自主权，并不意味着医护人员可以放弃或者减轻自己的道德责任，也绝不意味着听命于患者的任何意愿和要求。当患者做出不合理的决定，可能对患者自身、他人或社会造成伤害时，医护人员的特殊干涉是符合行善原则和不伤害原则的。

（4）知情同意权 知情同意是患者权利的核心，是指患者拥有知晓自己病情和治疗护理措施，并自主选择合适的诊治护理决策的权利。

（5）疾病信息权。

（6）隐私保护权。

（7）监督医疗护理权 患者有权监督自己医疗护理权利能否实现。

（8）患者有在法律允许的范围内，拒绝接受治疗和被告知拒绝接受治疗的后果的权利。

（9）患者有要求医院在其能力范围内，对其服务做合理解释的权利。

另外，当患者的声誉和人格受到侵犯时，有申述和索赔权以及因病免除一定社会责任和义务的权利，这既符合道德权利也符合我国法律权利。尊重患者应有的权利，这是医护人员的神圣义务，也是医学发展、人类进步和社会文明的标志。

3. 护士道德义务 义务是指作为一个社会的人，在道德上应履行的对他人、对社会所负的一种责任和使命。护士作为劳动者，需遵守《劳动法》中有关劳动者的义务；作为执业人员，护士需遵守专业性的法律义务。《中华人民共和国护士管理办法》第四章的"执业中的第二十一条至第二十五条"部分比较详细地规定了护士的法律义务。

（1）尽职尽责地为患者提供最佳护理服务的义务。

（2）尊重患者的人格、权利的义务。

（3）保密的义务 应保守患者的医疗护理秘密，在公开其资料时，需审慎判断，除非患者同意或应法官要求或医疗护理所需；对患者保密：当向患者公布病情会影响患者的治疗和康复时，应善意对其保密。

（4）积极主动而负责地执行医嘱的义务。

（5）保证护理记录真实、完整的义务。

（6）实事求是地对待和处理护理差错、事故的义务。

（7）努力提高专业知识、技术水平和发展护理科学的义务。

（8）保护社会环境和促进社会人群健康的义务。

（9）维护集体、社会整体利益的义务。

护士的道德义务是护理伦理的核心范畴之一。治病救人，救死扶伤，任何时候，都应当把患者的健康需要放在首位，维护患者的利益，对患者的健康负责。

4. 患者的义务

（1）维护健康的义务。

（2）积极接受、配合诊治的义务。

（3）促进医学科学、护理科学发展的义务。

（4）遵守医院各种规章制度的义务。

（5）尊重医务人员及其劳动的义务。

（6）自觉交纳医疗费用的义务。

（7）正常出院的义务。

（二）审慎与保密

审慎是指护士在行为之前的周密思考，以及行为中的小心谨慎，包括言语审慎和行为审慎。审慎要求护士工作认真负责，一丝不苟，严查细对，保证护理质量，是护士对患者和对社会的义务感、责任感、同情心的外在表现。

言语审慎要求护士在与患者交谈时，要使用尊重患者人格的言语，注意言语的科学性、严谨性，避免因言语不慎而导致医源性疾病；行为审慎要求护士在护理实践的各个环节要自觉做到认真负责、行为谨慎和一丝不苟。审慎有利于促进护士以高度负责的态度对待患

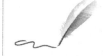

者，以护理伦理的原则、规范严格要求自己和加强自身道德修养，从而不断地提高自身道德水平，逐渐达到"慎独"的境界。

保密是审慎的一种特殊要求，是指护士要保守患者的秘密和隐私，以及对其采取的保护性措施。保密包括如下内容。

（1）为患者保密　护士绝不能将患者的疾病史、各种特殊检查和化验报告、疾病的诊断名称、治疗方法等和患者不愿向外泄露的其他问题随意泄露，任意宣扬。同时还有责任采取有效的措施保证患者的秘密不被他人获得。如果泄露患者的秘密，损害患者声誉，造成严重后果的要负道德甚至法律责任。

（2）对患者保密　这是一种保护性治疗措施。主要是对一些患预后不良疾病的患者采取隐瞒性的做法。护士对目前尚不能治愈的疾病，为使患者在有限的生命中平静地度过人生，应向其保守病情的秘密。给患者生的希望，是医护工作者的神圣职责。但护士有必要把治疗的种种后果详细地向患者家属讲明说清，不能隐瞒，避免造成不必要的医疗纠纷。

护士有权利也有义务替患者保密，但如果遇到情况需要，如传染病则必须根据《传染病防治法》向上级卫生防疫部门报告；进行医学、护理方面的科研，经批准可以用患者的有关资料，但不可公开患者的姓名，用头、面部照片时要经患者同意或遮盖双眼。

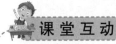
课堂互动

如何看待护士的干涉权，这与患者的权利是否有冲突？

（三）情感与良心

1. 情感　情感是在长期的护理实践中经过反复磨炼而逐渐形成的，建立在尊重人的生命价值、人格和权利的基础上，对患者、他人、集体和社会所持态度的内心体验，表现出的对生命、患者、护理事业的一种挚爱，包括至亲感、同情感、责任感、事业感，是一种高尚、纯洁的职业伦理情感。

（1）至亲感　这是一种对待患者如同亲人一般的情感，为了患者的健康，把自己的生死安危置之度外。这种情感，使护士在护理实践中能善待患者，无微不至地关心、体贴和照顾患者，把患者当作亲人。

（2）同情感　同情感是最基本的伦理情感，是对患者的遭遇、病痛和不幸在自己的情感上发生的共鸣，是发自扶难救危的一种社会主义人道主义的同情心。护士有了这种同情心，才会设身处地地为患者着想，做到急患者之所急，痛患者之所痛，对患者满腔热忱，尽全力解除患者的痛苦，帮助患者恢复健康。

（3）责任感　责任感是要求护士把挽救患者的生命，促进患者的康复视为义不容辞的责任和崇高而神圣的职责，把患者的健康利益看得高于一切。责任感是在护理伦理情感中起主导作用的情感，是伦理情感的关键，它是在同情感基础上的升华，是高层次的情感。这种情感，有利于护士在护理过程中能为患者不辞辛劳、尽心尽责、严谨细致、慎独自律。

（4）事业感　事业感是对自己所从事的护理事业的热爱，是对护理工作的探索精神，是对科学真理的执著追求。它是责任感的进一步升华，是更高层次的伦理情感。具有事业感的护士，除对患者高度负责之外，还要把本职工作看作是神圣的事业，是为之奋斗一生的目标，是自己生命中最重要的部分。表现为，为了护理事业的发展和自身业务技术的提高而发奋图强，勤奋工作，不断探索，不计较个人得失，乐于奉献，勇挑重担，不畏风险，实现全心全意为人民服务的伦理原则和自己的人生理想和价值。

知 识 拓 展

同情是一切道德中最高的美德。　　　　　——《培根论人生》（〔英〕培根）

2. 良心　　良心是指护士在履行对患者、集体和社会的义务过程中，对自己行为应负道德责任的自觉认识和自我评价能力。良心是道德情感的深化，是人们道德认识、情感、意志的总和在意识中的统一，具有稳定性和深刻性。

良心表现在护士为患者满腔热情和高度负责的服务，无论在什么情况下，都以满腔热忱的态度和高度负责的精神工作，急患者所急，想患者所想，尽职尽责地工作，从而感受到良心上的满足与喜悦。

良心对护士行为具有选择、监督、评价作用。护理活动中，护士在做出某种行为之前，良心根据道德义务的要求，对行为动机进行自我检查，促使自己认真思考，从而做出正确的行为选择。护理活动中，良心对符合护理道德要求的情感、信念和行为给予支持、肯定；反之，则给予制止或否定，并及时调整行为方向，避免不良行为的发生。良心对符合护理道德要求的情感、信念和行为给予支持、肯定；反之，则给予制止或否定，及时监督、调整行为方向，避免不良行为的发生。护理活动后，良心促使护士对每个行为的后果作出评价，对良好的后果加以肯定，并引起精神上的喜悦与满足。相反，当行为的后果给患者带来痛苦和不幸时，良心就予以谴责，使其感到惭愧、内疚和悔恨。

（四）荣誉与幸福

1. 荣誉　　护理人员的荣誉是指为了患者健康利益而履行了自己的职业义务后，获得他人、集体和社会的认可、赞许与褒奖，以及个人情感上的满足。它是护士心目中知耻心、自尊心和自爱心的表现。荣誉是激励护理人员不断进步的重要精神支柱，起着抑恶扬善的社会评价作用和自我评价作用。护理伦理荣誉观包括：

（1）以全心全意为人民健康服务为荣　　护士只有热爱护理事业、全心全意为人民的健康服务，并在自己的岗位上做出贡献，获得社会的褒奖，才是真正的荣誉。

（2）坚持个人荣誉和集体荣誉的统一　　护士个人的荣誉同集体的荣誉是分不开的。个人荣誉包含着集体的智慧和力量，是群众和集体才能的结晶；集体荣誉是个人荣誉的基础和归宿，个人荣誉是集体荣誉的体现和组成部分。个人在荣誉面前，要首先想到他人、集体，保持谦让的态度。

知 识 拓 展

幸福不在于拥有金钱，而在于获得成就时的喜悦以及产生创造力的激情。

——〔美〕罗斯福．F.

2. 幸福　　幸福是建立在集体主义和高层次需要基础之上的，它是指护士在物质生活和精神生活中，由于感受到或理解到职业目标和理想的实现而得到的精神上的满足。树立正

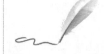

确的职业道德幸福观，将个人的幸福建立在崇高的职业生活目的和职业理想的追求上，体现在救死扶伤、防治和护理疾病的平凡而伟大的职业劳动中，正确对待个人幸福与集体幸福的关系，自觉履行护理伦理义务，在社会的发展与进步中实现人生价值与对理想的追求。护理伦理幸福观包括：

（1）物质生活和精神生活的统一　幸福既包含物质生活的改善和提高，又包含精神生活的充实，是物质生活和精神生活的统一。用健康、高尚的精神生活指导和支配物质生活，才能真正感到生活的意义。护士在职业服务中获得应有的物质报酬，从患者的康复中获得精神上的满足，以实现自己工作的价值，从而感受到幸福和快乐。

（2）个人幸福和集体幸福的统一　国家富强和集体幸福是个人幸福的基础，个人幸福是集体幸福的体现。离开集体幸福，护士个人的幸福是无法实现的。在强调集体幸福高于个人幸福的前提下，积极关怀和维护护士的幸福是必要的。

（3）创造幸福和享受幸福的统一　劳动和创造是幸福的源泉，护士只有在为患者的服务之中，通过辛勤劳动、精心医护，使患者恢复健康，得到社会肯定，才能获得物质上和精神上的利益和享受，而且贡献越大获得的利益与享受越多。因此，护士

> **考点提示**
>
> 护士的权利与义务；患者的权利：隐私权、知情权、公平权。

的幸福寓于职业劳动和创造的成果之后，也寓于职业劳动和创造的过程中，它是创造幸福与享受幸福的统一。

本章小结

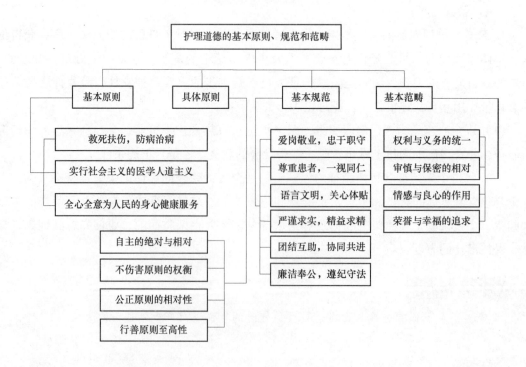

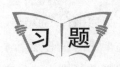

一、选择题

【A1/A2 型题】

1. 以下除哪项外，都是护理道德基本规范的内容
   - A. 语言文明，关心体贴
   - B. 尊重患者，一视同仁
   - C. 廉洁奉公，遵纪守法
   - D. 刻苦钻研，勇于攀登

2. 护理伦理学的不伤害原则体现在
   - A. 疗效最佳
   - B. 损害最小
   - C. 痛苦最轻
   - D. 耗费最少

3. 下列关于保密内容的表述中，错误的是
   - A. 对可能给患者带来沉重精神打击的诊断保密
   - B. 对可能给患者带来沉重精神打击的不良预后保密
   - C. 无论在何种情况下，为患者保守一切秘密
   - D. 为属于患者隐私权范围的个人隐私保密

二、思考题

1. 护理道德基本原则的内容包括哪些？
2. 护理道德的具体原则是什么？
3. 护士的权利与义务。
4. 患者的权利。

三、护理职业角色训练

（一）角色训练理念

随着医学事业和社会的发展，人民物质生活水平的提高，对现代护理提出了越来越高的要求。护理服务由以疾病为中心发展到以病人为中心，医学模式由"生物医学"模式转变为"生物—心理—社会"医学模式。这需要对护理道德行为做出系统严格的规范和要求，并加以贯彻执行，建立良好的护患之间关系，才能适应现代医学模式和护理观念的改变。

（二）角色训练目标

通过护理职业角色训练，使护生认识到在护理工作中，处理好护患关系的重要性，通过提高自身素质，增强沟通能力，构建和谐的护患关系。

（三）角色训练计划

本章主要介绍了护理伦理原则、规范和范畴，通过护理伦理学习和护理实践、护理道德实践提高护理伦理修养。职业角色训练方案围绕以上内容进行编制。

1. 角色训练形式　计划组织一个"构建和谐的护患关系"为主题的辩论赛。

"三分治疗 七分护理"，在患者的治疗、康复过程中，护理工作起到了重要作用，而护患关系良好与否直接影响护患双方的心理状态与行为，进而影响疾病的治疗与恢复。当前我国护患关系并不十分和谐，护患纠纷时有发生。这其中既有护士方面的原因，也与患者要求不合理、信息不对称、医院管理以及社会不正确的舆论有很大关系。围绕"护患关系

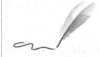

紧张主要原因在于护士,还是在于患者"展开辩论。

(1) 正方观点:护患关系紧张主要原因在于护士。

(2) 反方观点:护患关系紧张主要原因在于患者。

2. 角色训练要求 辩论按照辩论赛的规则举行,要有时间提示人员,辩论过程包括陈词、开篇立论、攻辩、自由辩论、结辩、观众提问等环节。

3. 成绩评定 参加辩论人员的表现计入平时成绩。参加辩论后援团的学生每人记入实践成绩 1 分;参加班级辩论赛的学生在此基础上加 1 分;获奖学生在前两项的基础上分别再加 1 分。成绩评定的评委由科任老师、班长、团支书、学习委员和各小组长组成。

(四)角色训练小结

整个角色演练活动结束,教师就"职业角色训练活动"进行小结与点评。

(郭英才)

扫码"练一练"

第四章 护理关系伦理

学习目标

1. **掌握** 患者的权利义务；护士的权利义务；护患关系道德调节。
2. **熟悉** 护患关系的内容及其模式；影响护患关系的主要因素。
3. **了解** 护际、护医、护理人员与其他科室人员道德要求。

案例导入

2000年9月15日下午，刘某到新疆某医院做人工流产手术，她刚脱掉衣服躺在检查床上，医生便推门而入，并对着外面10多个穿白大褂的男女青年说："你们都进来"。她当时只穿了一件短袖T恤，一下子面对这么多人，尴尬得要命。稍微镇静些后，她要求这些人出去。而医生说："没什么，他们都是见习生"，并让她躺好，不然没法检查。接着医生一边指着她的身体，一边向见习生介绍各部位的名称特征，其间还有见习生的笑声。她脑子里一片空白，只能把脸扭向一边忍受着一切。

第二天，气愤难平的刘某找到当事医生，问进来那么多人为什么不先给她打招呼。医生回答："没必要"，而另一位医生干脆对她说："在医院，病人根本没有隐私权"。

请问：

1. 分析患者有哪些权利和义务？
2. 作为医护人员的我们面临这种情况该怎样做？

护理人际关系是指护理人员在从事职业活动过程中形成的人与人之间的关系。它主要包括护理人员与患者之间的关系；护理人员与医生之间的关系；护理人员相互之间的关系；护理人员与其他医务人员之间的关系等等。处理好这些人际关系对提高护理质量和医疗质量具有重要意义。如何处理好这些人际关系是本章要着重解决的问题。

第一节 护患关系伦理

一、护患关系概述

（一）护患关系的含义

护士与患者的关系，简称护患关系，是护理人员在职业过程中与患者及其家属结成的人际关系。

护患关系是护理人际关系中最核心最重要的关系。护患关系是以患者为中心的关系，是以尊重彼此的权利与履行相互的义务为前提的，由此引申出护患关系的内容及其模式并决定了护患关系的道德规范。

（二）护患关系的基本内容

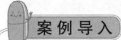

案例导入

患儿于某，8个月，入院时家长主诉喘月余，高热39度。医生体检发现鼻咽部及结膜充血、水肿，肺部听诊有细湿啰音，经X线胸片、血清检验等辅助检查，医生初步诊断为支原体肺炎。值班护士小张按照医嘱采集咽部分泌物后，试图为患儿建立静脉通路，但在双手、双脚和头部进行穿刺都未成功，患儿哭闹不止。家长虽未出言斥责，面色已经十分不悦。后护士小郭赶来为患儿在头部静脉穿刺成功。当天输液完毕后，护士小张告诉家长应大力叩击患儿背部排痰，家长对小张的说法表现出明显的怀疑。

请问：这个护士为什么不被患者家属信任？

护患关系的内容基本上可以分为护患技术关系和护患非技术关系两个方面。护患技术关系是非技术关系的基础，离开了技术关系就不会产生护患关系的其他内容。

1. 护患技术关系 护患技术关系是护士以其专业知识和技术为前提，在诊疗、护理措施的决定和执行中与患者建立起来的行为关系。如护士为即将进行剖腹产手术的患者插导尿管，为多日输液的肺炎患儿进行静脉留置针穿刺等。

在技术关系中，护士以其拥有的知识和技能处于主动地位、起主动作用，是服务主体。患者是被服务者、处于被动地位，是服务的客体。护士如果没有扎实的专业知识、娴熟的操作技能，不能有效满足病人在治疗过程中的各种需要就不可能取得病人的信任。因此技术关系是良好护患关系建立的前提和基础。

2. 护患非技术关系 由于社会、心理、教育、经济等多种因素的影响，在实施护理技术过程中形成的道德、利益、法律、价值、文化等多种内容的关系。这些关系相互联系、相互作用，共同影响护理质量。

（1）**利益关系** 是指护患双方发生的物质和精神方面的利益关系，这种利益关系是双向的。护理人员的物质利益表现为通过自己的技术和劳动为患者解除痛苦而获得的工资、奖金等经济报酬，同时护士由于自己的服务解除了患者的痛苦也获得了心理上的满足与愉悦，这就是护士精神利益。患者的利益表现在支付了规定的医疗费用而获得了相应的医疗服务，从而满足了解除病痛、身体康复并重返工作岗位和社会的需要。

需要注意的是医务人员的天职是救死扶伤、治病救人。这种职业道德的特殊性决定了护患之间的利益不能和一般的商品等价交换等同而必须在维护患者健康利益的前提下进行。

（2）**道德关系** 由于护患双方所处的地位、经济状况、文化背景、道德修养、社会经历等不同，在对待护理技术活动及行为方式的理解、要求上存在着一定差距，因此护患双方会产生各种不同的矛盾。为了协调矛盾必然按照一定的道德原则和规范约束自己的行为，双方都应尊重对方的人格、权利和利益，结成一种良好的和谐的道德关系。由于在护患技术关系中护理人员处于主导地位，因此社会和人们对护士的道德要求比较高，护士应该承担更多的道德责任，具有更高的道德修养水平。

（3）**法律关系** 护理活动过程中，护士的行为和患者的就医都受法律保护又受到法律的约束，所以双方都应在法律范围内行使自己的权利、履行自己的义务，这就形成了法律关系。任何一方的正当权益受到对方的侵害，都可追究对方的法律责任。如护理人员未遵守部门规章制度、诊疗护理规范等过失，造成病人权益受到损害，病人可依法追究护士的法律责任。同样，如果护士在正当的职业活动当中受到无精神异常的病人及家属的无理辱骂、恐吓、殴打，破坏医院财物、扰乱医院秩序，医院及护士也可通过法律途径维护权益。

（4）价值关系　价值关系是指以护理活动为中介，护患双方体现各自社会价值的关系。护理人员在护理活动中运用自己的知识和技能为患者服务，减轻了患者的痛苦或促进了患者身体的康复，为他人和社会做出了贡献，体现了自己的社会价值。患者减轻痛苦或恢复健康后能正常生活和工作，为家人减轻了负担或能为社会做出贡献，同样体现了个人的社会价值。

（5）文化关系　护患双方在文化背景、宗教信仰、风俗习惯、生活习惯、价值观念等方面存在不同，因此，双方在言行举止、穿戴、饮食、表达等方面也会有所不同，彼此之间应相互尊重这种差异性。尤其是护理人员应尊重患者的宗教信仰、生活习俗、表达习惯等等，为患者提供适合其文化背景的护理。

在实际护理工作中，护患技术关系和非技术关系相互作用，相互结合，强调一方而否定另一方的做法都是错误的，特别是许多护理人员常常重视技术方面交往而忽视非技术方面的交往，这种只见病不见人的旧模式将影响良好护患关系的建立。

知识链接

护士的工作对象不是冰冷的石头、木头和纸片，而是有热血和生命的人类。护理工作是精细艺术中之最精细者。其中一个原因就是护士必须有一颗同情的心和一双勤劳的手。

——弗洛伦斯·南丁格尔

（三）护患关系模式

1976 年美国学者萨斯和荷伦德发表了《医患关系的基本模式》一文，文中指出：根据病人症状的严重程度、过程中医患双方主动性的大小，医患关系模式可分为主动—被动型、指导—合作型、共同参与型 3 种，这 3 种模式同样适用于护患关系。

1. 主动—被动型　这是在传统生物医学模式的影响下形成的护患关系模式。在这种模式中护士的行为是完全主动的，患者是完全被动的。护士决定各种护理措施，完全不用征求病人同意。

这种模式适用于意识丧失、不能表达自己主观意愿的病人，例如昏迷、休克、全身麻醉、痴呆以及某些精神病患者等。这些病人无法对治疗护理方案进行选择和监督，因此在实施护理的过程中，护士要有良好的职业道德和高度的责任心，严格遵守诊疗规范，及时安全地为病人提供护理，同时护士应严密观察病人病情变化和药物的不良反应，做到及时发现、及时处理。

2. 指导—合作型　这是在生物—心理—社会医学模式的影响下形成的一种护患关系模式。在这种模式中护理人员是指导者，同时患者也能发挥一定的主动性，能向护理人员提供疾病信息及其意见，密切配合护理人员的指导。护士告诉患者做什么，患者就主动配合

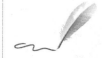

什么，这种主动性是以配合执行护理人员的意志为前提的。

这种模式主要适用于急性病病人和手术后处于恢复期的病人，这些病人的病情重且变化快，护士应严密观察病人病情变化。同时病人意识清醒，护士应及时向病人提供疾病信息以实现病人的知情同意权和自主选择权。

3. 共同参与型 这是在生物—心理—社会医学模式和以人的健康为中心的护理思想的影响下形成的一种双向的护患关系模式。在该模式中护理人员和患者共同参与护理措施的决策、制定计划和实施。患者不仅主动配合，而且可以参与自己的治疗护理的讨论，并向护士提供治疗护理效果的信息，提供合理意见、建议和要求，帮助护士做出正确的判断。

这种模式主要适用于具有一定文化知识以及有心理疾病的病人等。对于这类病人，护士应充分尊重其意见，但当病人的行为可能对其生命健康构成威胁时护士要及时地进行指导，必要时行使特殊干预权。

这三种模式，在临床实践中采用哪一种，取决于两点：一是患者的病情、年龄、文化程度；二是护理人员综合分析能力和判断能力。护理人员应根据实际情况选择相应的模式。

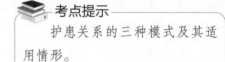

考点提示

护患关系的三种模式及其适用情形。

二、护患双方的权利义务

权利是指人们在法律上或道德上可以享有的权力和利益。义务是指人们必须或应当承担的责任和要求。权利与义务，既有道德层面的也有法律层面的。本章只讨论护士为患者服务时道德方面的权利与义务，法律方面的权利与义务将在第十二章阐述。

（一）护士的权利与义务

1. 护士的权利

（1）自主护理权 这是护士职业活动享有的最基本的权利。在注册执业范围内，护士有权根据治疗护理的需要，自由询问病人的病情、进行体格检查、制定与实施护理措施、报告与隔离传染病病人等。护士在行使自主权利时可以考虑病人、家属及其他医护人员建议和意见，但护士拥有最终决定的权利。

（2）特殊干涉权 即在特定情况下限制病人自主权以维护病人、他人或社会的根本利益。

例如，急性心肌梗死病人要下床活动、胃部手术病人要拔除胃管等，护士可以从病人的利益出发行驶特殊干涉权；某些传染病病人、发作期的精神病人，对他人和社会可能造成严重后果时，为保护病人、他人和社会的利益，医护人员有权采取合理的、暂时的措施来隔离病人或控制病人的行为。

（3）人格尊严受到尊重和人身安全不受侵犯权 护士在执业活动中，有时因为护患矛盾，病人及其家属侮辱、诽谤、谩骂，甚至殴打护士，严重干扰其正常的职业活动，护士有权对侵犯自己人格或威胁自己人身安全的言论或行为采取法律措施。一切扰乱医疗秩序，谩骂和殴打护士的行为都是违法行为，应当受到社会舆论的谴责和法律的制裁。

2. 护士的义务

（1）遵守医疗卫生法律、法规和诊疗护理规范的义务 护士在执业活动中应当严格遵守医疗卫生法律法规、部门规章和诊疗护理规范的规定，这是护士从事护理工作的根本原则。如消毒隔离制度、疾病护理常规等，从根本上避免护理差错事故的发生。

（2）为患者解除痛苦的义务 护士通过不断学习专业知识和苦练护理技能，努力解除病人躯体上的痛苦。还要以同情、理解和关心的态度努力解除病人心理上的痛苦，尤其对那些治疗无望的患者，此时的义务已不再是治疗，而是照料，尽量提高其生命质量。

（3）尊重患者的生命、尊严、价值观、宗教信仰、风俗习惯和独特性的义务 在询问、检查、治疗、护理时应尊重患者的隐私；护士有责任依据病人的价值系统及独特性，提供其需要的护理服务。

（4）正确执行医嘱的义务 护士因对医生开具的医嘱进行核对，准确无误则按照执行；发现医嘱违反法律法规、部门规章、诊疗技术规范或与病人病情不符时，护士应及时提出质疑。如果明知医嘱有误不提出或由于疏忽大意未发现而造成严重后果，护士将与医生共同承担法律责任。

（5）向病人及其家属解释说明的义务 病人入院时应对病人及其家属说明医院有关规定；在护理活动中，护士应将病人的病情、治疗、护理措施、医疗费用和预后等情况，如实告诉病人并及时回答病人及其家属的疑问和咨询。

（6）如实记录并妥善保管病历的义务 病历作为记录病人病史的资料，具有以下功能：医护人员可以通过病历进行医学观察和研究；医院通过病历为患者提供医学证明；医院和患者及其家属处理医疗纠纷时最直接、有力的佐证。医护人员应该严格按照卫生行政管理部门的规定，认真书写、如实记录并妥善保管病历资料，如因抢救危重病人而未能及时书写病历的，应在抢救结束后六小时内据实补记并加以注明。

扫码"看一看"

（7）及时救治病人的义务 发现病情危急的病人，不管护士是否当班都应通知医生，并进行必要的紧急救护措施，如止血、给氧、人工呼吸等，等待医生到达后护士应立即汇报抢救情况，并积极配合医生进行抢救。

（8）尊重和保护病人隐私的义务 在护理工作中护士会接触到病人的一些隐私，例如生理缺陷、家族史、婚姻状况、检查结果、疾病的诊断和预后等，护士有义务替病人保守秘密。同时未经患者及其家属同意，护士不得复印或转发病人的病历，不得将病人的个人信息泄露给与治疗护理无关的其他人员。

> **考点提示**
> 护士的权利与义务。

（二）患方的权利与义务

1. 患方的权利

（1）公平医疗权 健康是人的基本权利。每个人都享有解除痛苦，获得平等医疗的权利，即使是罪犯、精神病人、智障病人也不例外。护士不能因病人的身份、地位、职业、经济状况、教育水平等不同，而在护理工作中区别对待患者。

（2）知情同意权 在医疗服务中，医护人员向病人提供的病情、诊断结论、治疗决策、病情预后以及治疗费用等方面真实充分的信息，尤其是诊疗方案的性质、作用、依据、损伤、风险以及不可预测的意外等情况，使病人及其家属在充分了解的基础上自主做出选择，并以相应的方式表达其接受或者拒绝此种治疗方案的意愿和承诺。

知情同意权包括知情权和同意权。知情权是指病人有权了解和认识自己所患的疾病，包括检查、诊断、治疗处理及预后等方面的情况，并有权要求医护人员作出通俗易懂的解释；有权知道为其提供医疗服务的医务人员的身份、专业特长、医疗水平等；有权检查医疗费用，并有权要求医护方逐项作出详细的解释；有权查阅医疗记录，知悉病例中的信息，并有权复印病历等。同意权是指病人及其家属在得到医护人员提供了充分的信息后，作出的接受或拒绝某项治疗方案的决定。

（3）隐私保护权　由于职业特点，护士能够了解到与病人病症诊治有关的一些隐私，但是病人有权要求医务人员不得擅自公开其隐私的权利。但是如果病人隐私涉及了他人或社会的利益，对他人或社会具有一定的危害性，如传染病，则医务人员有疫情报告的义务。

（4）医疗监督权　在就医过程中病人及其家属有权对医疗护理行为、医护人员的职业道德、收费标准、后勤等方面进行监督；有权对病人带来危害的医疗护理行为，提出批评与指责，并有权要求医护人员改正。护士要自觉地接受病人的监督，对合理意见和建议要及时采纳并给予反馈，不可对病人及其家属的监督进行刁难。

（5）自主选择权　有行为能力的病人在获得足够信息的基础上，就有关治疗护理方案经过深思熟虑作出决定的权利，并对自己的行为负责。

知识链接

病人权利的产生

18世纪90年代法国大革命中提出了病人健康权。1973年美国发表了病人权利法案，该法案全面详细地提出了维护病人权利的各项内容。1981年第三十四届世界医学会通过了病人权利宣言。1991年关于病人权利的国际会议在日本召开日本掀起了关注病人权利的热潮。我国政府也十分重视病人的权利，在宪法、消费者权益保护法和相关卫生法规中均有保护病人权利的条款。

2. 患方的义务

（1）尊重医护人员的人格、劳动及专业权利的义务　医护人员担负着防病治病，救死扶伤的重大责任，并为病人的治疗和康复不辞辛劳，长期超负荷的工作，同时医疗行业是个风险性极高的行业，医护人员承受着巨大的心理压力，因此，医护人员理应受到病人和社会的尊重，病人在住院期间应尊重医护人员的人格和尊严，不得以任何借口要挟医护人员、妨碍正常的医疗执行，更不能无理打骂侮辱和殴打医护人员。遇到医疗事故病人及其家属应冷静理智的通过法律途径加以解决。

医护人员专业权利是指医生护士在医事活动中的自主决策权，如采取何种检查手段、实施何种治疗方案，以及护理计划等，它是医疗护理工作顺利进行的前提条件。病人在行使自己的自主权时，并不意味着要否定医护人员专业的权利，反而要尊重这种权利，应该认真听取医护人员所作出的负责任的职业判断、建议、决策，在医护人员悉心指导下慎重地进行理性选择。

（2）配合医护人员诊疗的义务　该义务有两个方面的要求：①准确、全面地回答医护人员的问诊，真实叙述自感症状及既往病史和家族病史、个人用药情况、个人心理状况等，即使涉及个人隐私，如果与疾病的诊治有关也有义务如实提供；②遵从医护人员的指导，严格按照医护人员的要求用药、休息、活动饮食等。

（3）遵守医院规章制度的义务　为了医院正常的就医秩序、保障医疗和护理质量，医院有一系列的规章制度，比如出入院制度、探视制度、作息制度等。病人及家属应积极遵循这些规章制度。如果有些制度让患者感到十分不便，应积极主动与医护人员沟通做到互相理解和配合。

（4）支持医学教育和科研的义务　为了更好地维护和促进人类的健康，医学科学需要不断发展，这离不开医学教育和科研的支撑。医学教育，包括理论和实践教学。实践教学是医学教育中非常重要的组成部分，如果没有病人的理解和配合，医学实践性教学很难取得理想的成果。医护人员需要对一些疑难杂症、罕见疾病进行研究以寻找预防和治疗、护理的有效办法，这些都离不开病人的积极参与配合。因此，患者有义务在知情同意下配合医护人员开展教学科研公益等活动。

（5）支付医疗费用的义务　医疗费用包括诊疗、处方、检验、药品、手术处置、住院等费用，它关系到医院的正常运转。而医疗服务是一种很特殊的商品，它不以治疗是否有效或者是否成功来作为收取费用的前提，因此，只要医务人员付出了劳动，

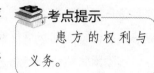

考点提示

　患方的权利与义务。

并且尽职尽责，就应当得到报酬，病人不能以失败为理由拒付医疗费用。医院一般是先交费、后治疗，但是如果遇到急诊、危重病人等，医护人员要本着人道主义的精神，对病人先救治，然后再由患者或家属补交费用。

三、影响护患关系的因素及道德调节

（一）影响护患关系的因素

1. 护方因素

（1）护理人员的技术因素　护士在护理过程中缺乏扎实的专业知识、丰富的临床经验、娴熟的操作技能，给患者造成不必要的痛苦和麻烦。

（2）护理人员的非技术因素　表现在以下几个方面：第一，对患者缺乏应有的同情心。对患者的痛苦不能感同身受，因此交流过于应付、态度生硬、语气冷漠。第二，对不同身份、不同经济状况的病人区别对待。第三，不能有效地维护病人的各项权利，如知情同意权、隐私权等。第四，对工作缺乏责任心。不认真执行医院规章制度、操作规程等，导致一些医疗差错。

2. 患方因素

（1）对疗效期望值过高　病人承受着身体上的痛苦、心理上的煎熬和经济上的负担，因此希望获得及时有效的诊断、治疗和护理，尽快恢复。一旦没有达到预期目的，就认为是医院和医护人员不负责任，向医护人员发泄怒气，甚至辱骂、殴打医护人员。

（2）道德修养差　一是一些患者不尊重护理人员，认为交钱看病护理人员应该服侍好，稍不如意就指责、刁难、谩骂，不能体谅医护人员的辛劳和压力，只讲自己的权利，不讲自己的义务。二是不遵守医院的规章制度，自己想怎么做就怎么做。

3. 医院方因素

（1）医院医疗设备和生活设施陈旧或数量不足，不能满足患者的需要，给患者带来不便。

（2）医院过分强调经济效益，把创收指标分配到每个科室、每个人头上，迫使每个人设法赚钱，出现乱收费、乱用药、乱检查现象。

（3）医院布局不合理，就诊治疗程序复杂，费时费力，可能导致患者不满。

（二）护患关系道德调节

1. 护士方面

（1）钻研业务，提高专业水平　扎实的专业知识、娴熟的操作技能是保证护理质量，避免医患冲突的基础。因此，护士要与时俱进、勤奋学习、加强技能训练、积累临床经验，提高专业水平。

（2）转变观念，全方位护理　随着医学模式的转变和护理科学的发展，护士不仅要关注疾病还要满足病人的心理、社会方面的需求。因此，护士既要具备娴熟的护理技术，又要具备良好的语言表达能力、准确的思维判断能力和有效的人际沟通能力。在病人入院时应热情接待，详细介绍科室情况，降低病人的陌生感和焦虑感；手术前对病人进行心理疏导以解除紧张情绪；与病人沟通时态度和蔼，耐心倾听；向病人解释信息时，语言通俗易懂，不厌其烦。

（3）尊重患者，一视同仁　尊重患者的生命价值，切实体会病人生理和心理上的痛苦，把解除病人的痛苦当作自己的天职。尊重患者的人格，不因患者的社会地位、职务高低、经济贫富、相貌美丑等而对病人态度不一，分配护理资源不均。

（4）切实维护患者的各项权利　我国公民的权利意识逐渐增强，越来越关注自己的各项权利，包括就医时的权利。因此护士应努力了解患者权利内容，切实维护其权利，尤其是医护人员较为忽视的隐私权。

（5）高度认真负责　护理人员在工作中必须以严肃的态度，严格的要求和严谨的作风遵循各项规章制度和操作规程，使各项护理措施达到及时、准确、有效。不能因为个人心情而对患者冷漠、不耐烦；也不能因为工作繁忙而慌张、马虎。

2. 患者方面

（1）理性期望治疗效果　由于人体的复杂性、医学的有限性，部分疾病诊断困难，治疗效果不明显。当病情恶化或病人出现死亡时，病人及其家属应理智看待结果。只要在医疗护理过程，医护人员尽心尽力为其诊治服务，就不应由医护人员来承担因此而产生的不良后果。

（2）理解、尊重并配合护理人员工作　"三分治疗，七分护理"，说明了护士的精心护理，对患者恢复健康的重要作用。护士为患者的健康不辞辛苦，甚至超负荷工作，因此患者应该尊重护理人员的人格，理解其工作的重要性和辛勤的付出，并积极配合护理人员的工作。

第二节　护理人员与其他医务人员的合作伦理

护理人员与其他医务人员之间的关系主要包括护理人员之间的关系，即护际关系；护理人员与医生之间的关系，即护医关系；以及护理人员与其他科室人员之间的关系。

一、护际关系及其道德要求

（一）护际关系涵义

护际关系是指护士之间的关系，包括同一科室护士之间、不同科室护士之间以及护理管理者与护士之间的关系。

（二）护际关系道德要求

1. 病人利益至上 无论护士与护士长之间、年轻护士与年长护士之间、不同科室的护士之间有任何个人矛盾，要始终把病人利益放在首位，不能因为个人利益而影响病人的治疗与护理。

2. 相互尊重、相互学习 护士之间有年龄、学历、职称、职位、工作年限、工作岗位的不同，但彼此之间没有高低贵贱之分，在人格上是平等的，应该互相尊重；相互之间要维护彼此在病人及家属心中的形象，不能在病人面前评论其他护士的不足；不同的护士拥有各自的优势，彼此之间要相互学习，取长补短，共同进步。

3. 各司其职、团结协作 合理的分工使护理工作有条不紊，责任明确，这就要求护理人员，按照各自的分工和职责，坚守岗位，做好本职工作。同时为了保证护理工作的延续性、提高护理质量和服务水平，护理人员之间要相互理解、团结协作，发挥团队的整体合力。

二、护医关系及其道德要求

（一）护医关系模式

医护之间一直是"主导从属型"关系，随着现代医学模式的产生，医护关系也逐渐向"并列–互补型"转变。

1. 主导从属型 在医护人员的相互关系中，医生处于主导地位，而护理人员则处于服从地位。护理人员只是被动与机械地执行医嘱，并不直接对病人负责，而仅仅是对医生负责，医护关系是一种支配与被支配的关系。

2. 并列–互补型 护医双方处于完全平等的地位，没有权威与非权威之分，只有分工的不同。双方既保持各自独立自主性，又通过相互协作达到互补。

（二）护医关系道德要求

1. 相互理解、相互尊重 护士要尊重医生、主动协助医生并认真落实医嘱，因为其与患者接触时间长、机会多，容易发现患者病情的变化，应积极向医生汇报病情并对诊治工作提出合理的建议和意见。医生也应该体贴护理人员、尊重护理人员的劳动。重视护理人员提出的建议和反映的情况，积极支持护理工作。

2. 分工负责、团结协作 医生负责疾病的诊断和治疗方案的制定；护士主要负责根据医嘱制定护理方案，观察病人病情变化、药物的治疗效果和不良反应等。医生制定治疗方案和护士护理工作中，要及时沟通信息，尽力为对方考虑。

3. 相互制约、彼此监督 为了防止发生差错事故，医护双方必须监督和约束对方的医疗护理行为。护士如果发现医嘱有误，应主动向医生提出并质疑医生；如果发现护士违反了诊疗护理规范常规也应及时制止。医生和护理人员在工作中出现纰漏时，应善意地批评、帮助，而不能相互指责，更不能袖手旁观、幸灾乐祸。

三、护理人员与医院其他科室人员关系的道德要求

在临床实践中护理人员还与医技人员，例如药剂师、影像人员、检验人员等关系密切、接触频繁，因此也要了解护理人员与医技人员合作的道德规范。

1. 相互理解、相互体谅 护理人员和医技人员是平等的、相互协作关系。因此，要互相理解对方的工作特点、相互体谅，不在工作之中相互埋怨和指责。

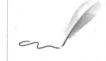

2. 团结协作、相互支持　护理人员要了解各医技科室工作的特点和规律，主动与有关医技科室人员密切协作。医技科室人员也必须为诊疗护理提供及时准确的依据，双方要团结互助，相互支持，共同为患者恢复健康服务。例如，护士要有计划地做好药品的统计和领取工作，以减少药剂人员不必要的劳动；药剂人员应及时核对和发放护士申领的药品。护士应了解疾病的诊断与标本采集的要求，准确地采集标本，并及时送检；检验人员对采集到的标本，要按要求进行检查，并及时将检验结果传送到临床科室。护士应严格按照影像学的检查要求对病人进行准备，并提前与影像科室进行预约；影像人员应及时对病人进行检查，并将检查及时传送到临床科室。

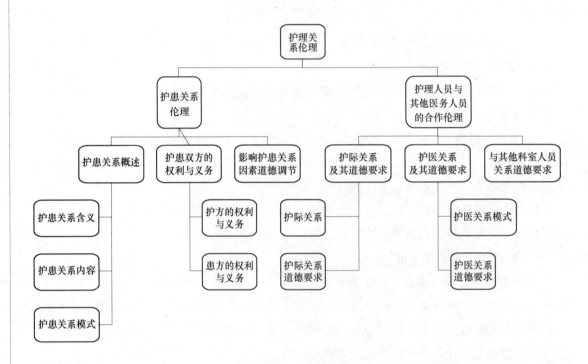

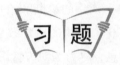

一、选择题

【A1/A2 型题】

1. 护理道德关系中最基本、最首要的关系是

　　A. 护理人员与患者之间的关系　　B. 护理人员与其他医务人员之间的关系

　　C. 护理人员与社会的关系　　D. 护理人员与医学科研的关系

　　E. 护理人员与患者家属之间的关系

2. 下列哪项不属于患者的道德权利

　　A. 知情同意权　　　　　　　　B. 选择医生的权利

　　C. 复印医疗资料的权利　　　　D. 获得各种救助的权利

E. 诉讼赔偿权

3. 患者的道德义务不包括

    A. 保持和恢复健康的义务   B. 不吸烟、不酗酒

    C. 配合诊治和护理   D. 支付医疗费用

    E. 尊重医生和护士

4. 护士道德义务的内容不包括

    A. 尊重患者的人格、权利   B. 保证护理记录真实、完整

    C. 保护患者的隐私   D. 提高专业知识、技术水平

    E. 满足患者的一切要求

5. 患者自主性实现的前提条件不包括

    A. 为患者提供适量、正确且患者能够理解的信息

    B. 患者具有一定的自主能力

    C. 决定是经过深思熟虑的，不是冲动的

    D. 患者若丧失自主性，医生和护士要通过替患者做决定来实现患者的自主性

    E. 患者的决定不会与他人、社会的利益发生严重冲突

6. 关于患者的义务，以下说法不正确的是

    A. 尊重医护人员的劳动

    B. 如实提供病情及相关信息

    C. 避免将疾病传播给他人

    D. 医学的进步最终是为患者服务，所以患者不可以拒绝医学科研试验

    E. 配合医疗护理，遵医嘱按时用药

7. 一位 3 岁病儿患急性菌痢住进医院，经治疗本已转好，即将出院。其父母觉得小儿虚弱，要求输血。碍于情面，医生同意了。可护士为了快点交班，提议给予静脉推注输血。当时病儿哭闹，医护齐动手给他输血过程中，病儿突发心跳骤停死亡。此案例中医护人员的伦理过错是

    A. 无知、无原则，违背了有利病人的原则

    B. 无知、无原则，违背了人道主义原则

    C. 曲解家属自主权，违反操作规程，违背了有利于病人的原则

    D. 曲解家属自主权，违反操作规程，违背了不伤害病人的原则

    E. 曲解家属自主权，违反操作规程，违背了人道主义原则

8. 一位年轻的未婚女子因子宫出血过多住院。患者诉子宫出血与她的月经有关，去年就发生过几次。医生按照其主诉实行相应的治疗。一位正在妇科实习的护士和患者很谈的来，成为无话不谈的好朋友。在一次聊天中谈及病情时，患者说自己是因为服用流产药物而造成的出血不止，并要求这位护士为她保密。根据上述描述，实习护士应该

    A. 遵守保密原则，不将患者真情告诉医生

    B. 因为不会威胁到患者的生命，所以应该保密

    C. 拒绝为她保密的要求

    D. 为了患者的治疗，应该说服患者将真实情况告诉医生，但一定要为患者保密

E. 了解病因、病史是医生的事，与护士无关，所以应尊重患者的决定

9. 患者，女性，51 岁，发热、头疼 1 天。医生要为她做腰穿检查，患者有恐惧感。从伦理要求考虑，临床医生应向病人做的主要工作是

A. 要得到病人的知情同意　　　　　B. 告知腰穿的必要性，嘱病人配合

C. 告知做腰穿时应注意的事项　　　D. 因诊断需要，先动员，后检查

E. 动员家属做病人思想工作

10. 医生小张与护士小李由于在一次交谈中发生摩擦，双方各执己见。谁也不肯主动认错，日久天长，两人见面都不说话了，致使隔膜日益加深，一次，正赶上他们两人值夜班，一名患者头痛剧烈，找到护士小李，小李打电话给医生办公室，简单地说明了情况，就在这边等医嘱，怎知医生小张不愿和小李说话，将医嘱悄悄放下就走了，小李并未发现医嘱的存在，碍于脸面，也不愿意去问小张，故也未执行，家属等待着急大发雷霆，责怪医护人员不负责任。此案例主要说明了

A. 因医护关系不和谐而影响患者的利益

B. 护士的工作不主动

C. 医生下达医嘱不规范

D. 医护关系未协调好

E. 医护之间彼此不信任

【A3 型题】

(11~12 题共用题干) 一位因车祸受重伤的男子被送去医院急救，因没带押金，医生拒绝为病人办理住院手续，当病人家属拿来钱时，已错过了最佳抢救时机，病人死亡。

11. 本案例违背了病人的

A. 享有自主权　　　　　　　　　　B. 享有知情同意权

C. 享有保密和隐私权　　　　　　　D. 享有公平医疗权

E. 享有参与治疗权

12. 本案例中医护人员未尽到

A. 遵守医疗卫生法律、法规和诊疗护理规范的义务

B. 正确执行医嘱的义务

C. 向病人及其家属解释说明的义务

D. 如实记录并妥善保管病历的义务

E. 及时救治病人的义务

(13~14 题共用题干) 患儿李某，男性，3 岁，因误服 5ml 炉甘石洗剂到某医院急诊。急诊医生准备 25% 硫酸镁 20ml 导泻，但将口服误写成静脉注射。治疗护士心想："25% 硫酸镁能静脉注射吗？似乎不能，但又拿不准。"又想："反正是医嘱，执行医嘱是护士的责任。"于是予以静脉注射，致使患儿死于高血镁的呼吸麻痹。

13. 该案例中的护士违背哪项护理道德要求

A. 彼此制约，相互监督　　　B. 团结协作，齐心协力

C. 敢当风险，勇于承担　　　D. 灵活主动，尽职尽责

E. 尊重医生，绝对配合

14. 我们应该从这一案例本身吸取哪些教训

A. 这是一个技术性事故，护士对于某些用药的方法尚存在错误认识

B. 这次事故更大部分原因在伦理道德层面，而不是技术层面

C. 这位护士胆子太小，做事过于谨慎了

D. 只要提高了我们的医疗护理质量就能避免类似事件的发生

E. 如果医生总是开错医嘱，那他就不值得信任了

二、思考题

1. 简述护患关系的内容及其模式。

2. 简述影响护患关系的因素有哪些，如何进行道德调节？

扫码"练一练"

（张　燕）

第五章　临床护理伦理

学习目标

1. **掌握**　基础护理及临床各科护理的道德要求，整体护理的道德要求。
2. **熟悉**　基础护理及临床各科护理的工作特点，整体护理的特点。
3. **了解**　临终关怀及死亡教育的含义。

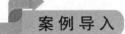

案例导入

　　李某，女，45岁，因受凉后咳嗽、咳痰3天来医院门诊就诊，医生诊断为肺部感染，予以肌注青霉素治疗。李某想起家中有青霉素注射剂，于是自带青霉素到医院找熟人护士小王，要求注射青霉素，小王准备给李某配皮试液时，患者说："皮试太痛了，我怕疼，不用皮试了。我以前注射过青霉素，没事的。"于是小王就直接给李某肌内注射了青霉素，注射完后几分钟，李某就觉得胸闷、气促、头晕，继而呼吸、心跳停止，经抢救无效而死亡。

　　请问：

　　该案例中护士小王违反了哪些护理规范？护理人员应从该案中吸取什么教训？

　　临床护理是护理工作的重要组成部分，包括基础护理和专科护理。基础护理是应用护理学的基本理论、基本知识和基本技能来满足病人的基本生活、心理、治疗和康复的需要，是在护理过程中满足各科患者需要解决的共同问题，是临床各专科护理的基础。专科护理包括内科、外科、妇产科、儿科、神经科、精神科、传染科等护理。专科护理在完成基础护理的各项任务基础上，针对专科患者的特点及诊疗要求开展护理工作。在临床护理工作中，护理人员要以患者为中心，遵循基本的道德原则，具有高度的责任感，尽到保护生命、减轻痛苦、增进健康、恢复健康的职责。

第一节　基础护理伦理

一、基础护理的概念

　　基础护理是以护理学的基本理论、基本知识和基本技能为基础，结合患者身心特点和治疗康复的要求，满足患者基本的需要。包括生活护理、饮食护理、病情观察、排泄护理、临终关怀、药物疗法、护理文件记录等基本护理技能操作。基础护理是各专科护理的基础与保证。

二、基础护理的特点

（一）经常性

基础护理是各专科病人在治疗过程中护理上需要解决的共同问题。如为患者创造舒适的休养环境；观察病情变化；保持身体的清洁、舒适；解除疼痛，避免伤害；保证良好的休息；给予合理的营养；保持排泄通畅；采集各种标本；心理护理和咨询；执行药疗；做好护理记录等。这些工作需要按时，周而复始地进行，如对于高热病人需监测体温变化，每4小时要测一次体温。

（二）连续性

患者的病情是随时都有可能变化的，护士必须连续不断地观察，密切监测，在病情变化时及时向医生报告，有针对性地采取护理措施，使患者得到连续的治疗和护理。

（三）协调性

患者所获得的医疗护理照顾是整体性的，它需要医疗保健系统中所有成员密切配合才能完成，护士有责任维持有效的沟通，协调与医生、后勤部门、医技部门等的工作，以保证护理工作能够有序、高效、顺利进行。如医疗计划、医嘱的落实及各种检查，需要护士与其他医护人员共同协作才能完成。

（四）科学性

护理的服务对象是人，护士只有全面掌握与人相关的自然科学、社会科学、人文科学知识，才能更好的了解护理对象，提供优质护理服务。如根据病情安置合理体位、观察病情、生活护理及如何建立良好护患关系，都涉及心理学、人体解剖学、生理学、人体力学、人际沟通等知识。

三、基础护理的道德要求

（一）仁爱慈善，视患者为亲人

基础护理是平凡琐碎的，也是崇高的工作。在基础护理工作中，护士要仁爱慈善，视患者为亲人，即讲人道，同情、尊重、关心患者。要理解疾病给患者带来的困难和烦恼，主动关心、帮助患者，让患者得到优质的护理服务。如给昏迷患者擦浴时，护士轻声说"你好！现在为你擦身，我会轻柔地操作。来，我们先擦擦脸。"这是一种"仁爱慈善，视患者为亲人"的高尚情操体现，一个护士在具有娴熟专业技术的同时，注意提高自己的道德境界，才能不断地提高护理质量。

（二）爱岗敬业，乐于奉献

护理工作是十分艰辛的，甚至有时还不被理解。基础护理虽不像有些工作一样能展示出辉煌业绩，但是它却是一项人道的、有价值的科学性劳动，基础护理对病房诊疗工作的顺利进行、保障患者生命安全、促进患者健康方面具有重要意义。只有在正确认识的前提下，护理人员才会认真负责地实施基础护理，在平凡的细微之处为患者的健康默默奉献。在节假日时，护士要舍去与家人的欢聚而坚守岗位；值夜班时，须打乱生活规律，坚守岗位。护理人员应以高度的责任心，把精力集中在本职工作上，通过自己的辛勤劳动，推动基础护理技术的发展。

（三）审慎细心，一丝不苟

护理工作关系到患者的生命安危，安全是人的基本需要，也是护理工作的基本需要，每个护士都应自觉地意识到自己的行为对患者、对社会所负的道德责任，必须对患者的健康、安全和生命高度负责。如果护士工作疏忽大意，不认真履行职责，不认真执行各项规章制度和操作规程，就会增加病人痛苦，增加病人的经济负担，甚至危及病人生命安全。

因此，护理人员必须细心审慎，一丝不苟地对待每项工作，防止出现任何差错，药物治疗时严格地执行"三查八对"（三查：操作前、操作中、操作后，八对：对床号、姓名、药名、剂量、浓度、时间、用法、有效期）制度和各项操作规程。在护理工作中，不放过任何有疑义的发现，防止和杜绝差错事故的发生。

（四）刻苦钻研，不断进取

随着医学模式的转变和护理科学的发展，护士已从单纯的疾病护理转变对患者的整体护理，从对个体的护理扩大到整个社会人群的保健护理。因此，护士要具备扎实全面的护理理论知识和技能，具备不断更新知识的能力，要密切关注新理论、新技能的应用。这就需要护士树立终身学习的理念，刻苦钻研业务，使自己的知识不断更新，以适应现代护理工作的发展。

（五）团结协作，密切配合

在基础护理工作中护士直接接触患者，护士可获得与患者相关的第一手资料，对于指导治疗有着积极的作用。为了恢复患者的健康，护士之间，护士与医生、医技人员、后勤人员、行政管理人员之间，要团结合作、互相支持、密切配合，协同一致地完成各项医疗护理任务。

第二节　整体护理伦理

一、整体护理的概念

整体护理是一种护理行为的指导思想或护理观念，是以人为中心，以现代护理观为指导，以护理程序为框架，根据病人的生理、心理、社会、文化等多方面的需要，提供适合患者需要的最佳护理观念和护理实践活动。

知 识 拓 展

整体护理产生的背景

20 世纪 80 年代初，美国护理专家李式鸾博士将护理程序引入我国，创造了责任制护理工作模式，为我国推行整体护理奠定了基础。20 世纪 80 年代末，美国护理专家 Marry 博士来华举办护理教学改革讲习班，介绍整体护理和护理教育改革。20 世纪 90 年代，美国护理专家袁剑云博士来华讲学，提出了系统化整体护理理论。1996 根据原卫生部有关文件，全国整体护理协作网正式组建。

二、整体护理的特点

1. 系统性　整体护理是一个系统化体系，其内容包括：护士职责与评价、护理计划、教育计划，护理文件书写及护理品质保证等。这些内容皆以护理程序为框架，环环相扣，整体协调一致，以确保护理服务水平的全面提高。

2. 整体性　整体护理要求护士对患者全面负责，以患者为中心，视护理工作是整体的、连续的。同时，整体护理的开展，要求护理管理者也具有以患者为中心的思想，一切管理手段和管理行为均应以增进患者的健康为目的，对护士的服务状态进行不断地监督和改进，评价患者的需要是否达到了最大限度的满足。因此，它可以从整体上提高护理水平。

3. 全面性 整体护理的服务对象是人，不仅指病人，还包括健康人；既指个体，也指家庭、社区、社会的群体。护士不仅注重病人的康复，也注重维护人的健康。护理工作贯穿于人的生命全过程。

4. 专业性 整体护理运用护理程序的科学工作方法进行护理，从根本上改变了过去被动执行医嘱的局面，并且有了明确的方向和目标，发挥了护理工作的独立性和主动性，充分展示了护理的专业性，提高了护理的自身价值，推动了护理事业的发展。

三、整体护理的道德要求

整体护理是以患者为中心，用系统的、整体的方法来进行护理临床实践、管理和教育。为此，对整体护理提出以下道德要求：

1. 主动思考 整体护理是按照护理程序的工作方法，减轻患者痛苦，恢复患者健康。为此，护士需要密切接触患者，全面评估患者情况，在此基础上作出护理诊断，针对护理诊断制定护理计划，按制定的护理计划实施有关的护理措施，并作好护理记录，最后作出护理效果的评价。以上过程均需要护士独立主动思考。

2. 自觉承担责任 在功能制护理中，护士是协助医生做好诊治工作。而在整体护理中，医生和护士从不同的角度为患者服务：医生主要承担着疾病的发生、发展、转归以及诊断、治疗的职责；护士则从患者的行为心理反应的角度作出护理诊断，制定护理计划，采取护理措施等，也需独立承担责任。因此，护士必须自觉承担责任，并与医生密切合作，才能实现整体护理赋予护士的权利和责任。

3. 努力进取 整体护理使护理工作的重点从以疾病为中心的护理转向以人的健康为中心的护理，充实了关于人的心理、社会、行为、伦理、道德的内容；服务范围拓宽到以人为中心的对身、心、社会等实施全方位的护理；改变了护士的工作任务，护士要全面、系统地了解护理对象的整体状况；改变了护士的角色，护士不仅是护理对象的照顾者，还应是教育者、咨询者、研究者、管理者和患者的代言人；改变了护理教育的课程设置，要求护士不仅具有对疾病护理的能力，而且还应具有人文科学知识与沟通交流技巧等。这一切都需要护士刻苦钻研、努力进取，更新自己的知识，掌握扎实医学知识，增加社会科学和人文科学知识，培养自己的观察、表达、分析和解决问题的能力等，为建立适合我国国情的整体护理工作模式而努力。

四、整体护理的伦理意义

整体护理运用科学的工作方法、护理程序为护理对象解决问题，从根本上改变了多年来护理工作都是被动执行医嘱的工作局面，使护士由医生的助手转变为合作者。只有这样，才能发挥出护士的知识、经验、技能和智慧，才能体现护士的自身价值，稳定护理队伍。

整体护理明确了护理工作的方向和目标。护士每天都在为护理对象解决问题，每一项护理工作都依据护理程序的科学方法。整体护理最大限度地发挥护士的潜能和创造性，突出了护理的科学性与独立性，使我国护理工作进入科学发展的轨道。整体护理对营造护理专业学术气氛、发展护理专业队伍、完善学科体系、推动我国护理事业的发展、促进我国护理整体水平的提高都将有现实和深远的意义。

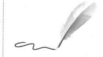

第三节　专科护理伦理

专科护理是在基础护理的基础上，针对本科室护理工作的特点和患者的特殊需求开展护理工作。专科护理工作是临床护理工作的重要组成部分，直接影响医院的整体医疗水平。因此，护士要具备扎实的专科理论知识及临床观察能力，能独立判断患者的病情并及时报告医生，进行处理；需具有熟练的专科操作技能，确保患者得到周密、稳妥的护理；要有认真负责和"慎独"的工作作风以及爱护、关心患者的良好的职业素养。

一、门诊护理道德

门诊是医院面向社会的窗口，是医院医疗工作的第一线，是直接为人民群众提供诊断、治疗、预防保健的场所。门诊的护理工作能否给来院就诊的人留下良好的第一印象，会直接影响医院在广大民众心目中的形象。门诊的护理服务水平体现了医院护理工作的整体质量，门诊护理人员良好的职业道德修养，是维护医院声誉、提高护理服务质量的保障，对维护患者的生命安全具有积极的意义。

（一）门诊护理工作的特点

1. 管理任务重　门诊是防治常见病、多发病的窗口。门诊人流量大，是患者就医最集中的地方。大量的患者、家属和其他人员，造成门诊拥挤、嘈杂，这对护理人员的管理工作造成很大压力。为了满足患者的就诊需求，保证门诊的整体协调环境和有序就诊状态，门诊护理人员承担着繁重的管理任务。

2. 易发生交叉感染　门诊人流量大，各种急慢性传染病患者及带菌者在就诊前难以及时鉴别和隔离，与其他人混杂在一起，容易导致病原微生物的传播，发生交叉感染，因此，门诊预防交叉感染的难度大。门诊护理人员应有重视预防交叉感染的意识，认真做好消毒隔离工作，做好传染病患者或疑似传染病患者的管理。

3. 服务性强　门诊护理工作既有技术性服务，如预检分诊、治疗、健康教育等，也有大量的服务性工作，如患者不熟悉医院的环境和就诊程序，需要护理人员做好就诊指导。门诊护理大量的服务性工作，要求护理人员要有耐心、热心和周到的服务。

4. 易产生医患矛盾　来门诊就诊的每一位患者都希望尽快得到诊治，因此，患者候诊时容易出现焦急、烦躁等情绪，对医护人员的语言、态度会比较敏感。此时如果医护人员语言生硬、态度冷淡、服务不周到，就很容易产生医患矛盾，妨碍正常诊治工作的进行。因此医护人员应提供耐心、热心和周到的服务，避免发生医患矛盾。

（二）门诊护理的道德要求

1. 热情接待，高度负责　尽管来门诊就诊的患者病情各不相同，但他们都有一个共同的目的，就是希望尽早解除病痛恢复健康。因此，门诊护理人员要充分理解、同情患者，应主动、热情地接待患者，介绍门诊的环境和布局、有关的规章制度，对需要预约检查和特殊治疗的患者耐心地讲解目的、方法和注意事项，便于患者就诊。

2. 作风严谨，准确无误　门诊患者病种多样，病情变化快，大部分患者是随来随治随走，护理人员观察患者的时间有限，护理工作中的任何疏忽大意都可能给患者带来伤害甚至危及患者生命安全。在治疗护理中，门诊护士必须实事求是，作风严谨，准确无误，严

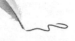

密观察。如做皮试时，对皮试结果不确定时，要及时向有经验的老师求教，或做对比试验，不能草率作出判断，因为草率判定阳性，意味着患者将不能用此药，而轻易否定又可能导致患者出现过敏反应。因此，护理工作要十分谨慎，不能有任何粗心大意，坚持治疗护理严谨的科学性是生命安全与康复的基本前提。

3. 尊重患者，保护隐私　对患者的尊重是一切护理活动的出发点。门诊护士要尊重患者，文明礼貌服务，举止端庄、语言文明、态度和蔼，不因患者的民族、职业、体貌、衣着等因素而有所不同，一视同仁的对待每一位患者。在为患者进行治疗或查体时应避免过度暴露患者的身体，保护好患者隐私。

4. 环境舒适，秩序良好　门诊环境整洁、安静和舒适，可使患者情绪稳定，提高诊疗护理效果。护理人员应将环境管理作为门诊护理道德要求，使门诊环境整洁化，门诊秩序规范化，以利于提高门诊医疗护理质量。

二、急诊护理道德

急诊是医院诊治急症病人的场所，是抢救生命的第一线。急诊护理人员必须具有救死扶伤的高尚道德品质，要有"急而不躁""忙而不乱"的工作作风。

（一）急诊护理的特点

1. 随机性大　急诊患者病情变化快，就诊时间、人数、病种、病情严重程度均难以预料，需要急诊护理处于常备不懈的状态，包括思想上、业务上、急救设备和抢救药品的保障上，随时准备应付任何情况下的急救需要。

2. 时间性强　急症患者起病急、病情凶险、时间性强。一切工作都突出一个"急"字，因此，护理人员必须机智、镇静地运用专业知识和经验，密切配合医生，争分夺秒、全力以赴地挽救患者的生命。

3. 病情多变，风险性大　急诊患者病种复杂，病情变化迅速，往往涉及临床各科疾病，医护人员所承担的风险大。因此，急诊护士要有丰富的临床经验、准确的鉴别能力，及时通知有关科室的医生进行诊治与抢救。

4. 协作性强　急诊患者病情复杂，常涉及多个器官病变，需要多个学科专业的医务人员协同抢救。护士需要密切配合医生抢救，细心观察患者的病情变化，为医生诊治提供依据。对某些病情紧急的患者，如急性中毒、大出血、心跳呼吸骤停等患者，在医生未到达之前，护理人员应主动地进行急救处置，如止血、包扎、吸氧、开通静脉通路、心肺复苏等，以免贻误救治时机，丧失抢救机会。

（二）急诊护理的道德要求

1. 时间紧迫感　急诊护理人员要树立"时间就是生命"和"抢救就是命令"的观念，做到急患者之所急，尽量缩短从接诊到抢救的时间，全力以赴地抢救生命，救患者于危急之中。急诊护理人员的冷静、敏捷、果断的工作状态可以使患者和家属产生信任感和安全感。

2. 救死扶伤的人道主义精神　急诊护士在患者病情危急、医生不在场的情况下，应本着生命至上的救护原则立即实施必要的紧急救护，对自杀、意外伤害的患者不可责怪，要以救死扶伤的深厚同情心，沉着、冷静、迅速作出判断，以最佳的抢救护理方案进行救治。

3. 高度的责任感　急诊护士要熟练掌握各种急救技术，如吸氧、吸痰、洗胃、心肺复

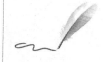

苏、止血、输液等，抢救后及时详细地做好抢救记录。对因交通事故或打架斗殴致伤的患者，护士应真实客观地反映病情，并以正确的态度对待他们。

三、手术护理道德

（一）手术护理的特点

1. 严格性　手术治疗具有损伤性、危险性的特点，一旦出现失误会损害患者健康，所以手术室护理人员必须严格遵循各项规章制度。如严格的查对、交接制度和分工职责；严谨的消毒隔离管理、无菌技术操作规范；严格的术前准备、术后观察护理制度等，以确保手术的成功和患者的安全。

2. 协作性　手术的全过程需要护理人员、麻醉师、医生、后勤工作人员密切配合、彼此协作，才能顺利完成。护理人员不仅在手术过程中与多方协作，承担着重要职责，而且在保障手术室正常运转中也发挥着重要作用。

3. 衔接性　手术护理包括手术前、手术中和手术后几个阶段，每个阶段的护理都由不同的护理人员担任，通过交接班方式使患者得到连续护理。

4. 时间性　手术治疗要求医护人员具有强烈的时间观念，特别是对急诊、危重患者的抢救性手术，争分夺秒的时间观念是决定手术成功与否和保障手术治疗效果的先决条件。

（二）手术护理的道德要求

1. 心理护理，创造良好环境　手术既是一个治疗过程，也是一个创伤过程，手术会给患者带来疼痛和伤害，患者会产生心理紧张、不安和焦虑和情绪。护士应在术前多与患者沟通，耐心细致地帮助患者了解手术方案，使患者明白手术的必要性，减轻患者的心理负担，使患者以平静的情绪接受手术治疗。手术是无菌技术，环境要求严格，护理人员应在手术前做好环境准备工作。如手术间环境的消毒，准备好手术时所需要的药品、耗材、手术器械，确保各种仪器的性能完好，调试手术台体位支架和灯光等，为手术患者提供一个安静、舒适、安全的环境。

2. 知情同意，手续完备　知情同意是患者的权利，告知是医务人员的义务。护士要耐心地向患者告知手术的过程和手术中与医护人员配合的方法，以保证患者正确配合手术。当需签署知情同意书时，护士应客观、细致地向其进行说明，履行告知义务。如医护人员通过术前访视向患者说明麻醉的情况和操作过程，使患者大致了解麻醉方式和过程，可以减少由于对麻醉不了解而产生的恐惧心理，并积极配合。

> **考点提示**
> 患者的知情同意权利。

3. 做好术前准备　护理人员应为待手术患者做好术前准备工作。如协助患者清洁身体、更换清洁衣裤、手术区皮肤准备、遵医嘱术前用药、必要时肠道准备等。在手术准备的同时还要关注患者的身心反应，保证患者术前有充足的睡眠，保证手术顺利进行。

4. 认真查对与交接　患者前往手术室时，护士应认真仔细核对患者的姓名、性别、科室、手术诊断、手术名称、血型、所需物品，避免差错，保障手术安全。工作一旦失误就会影响患者的治疗、延误手术时间，甚至危及患者生命安全。例如，在接患者手术的核对过程中，患者由于紧张或应用镇静剂，可能不能正确回答问题，容易发生将患者放错手术间的情况；在手术前体位安置不当可能导致手术部位左右侧混淆的事故；器械、敷料、缝针等手术器具的清点有误造成再次探查；术中标本保存不当等给患者带来痛苦甚至危险。

预防这些问题的发生都需要护理人员认真做好每一项查对工作并做好记录，以保障手术成功。

5. 保持环境安全肃静　手术环境安全是手术中护理道德要求的重要内容，也是手术顺利进行的前提条件。护理人员应做好手术室的管理工作。在手术室环境安全方面，制定并遵守手术室更衣（鞋）制度、无菌操作技术规程，并严格监督其他医务人员执行；抢救药品准备齐全，存放位置固定、标签清晰；各种手术器械、仪器性能完好；氧气充足；手术室内环境整洁安静，温度、湿度适宜等。在手术室肃静方面，护理人员在手术过程中，不可大声说话，不谈论与手术无关的话题，不在手术间大声谈笑或窃窃私语议论患者的病情或个人隐私。

6. 密切配合，操作娴熟　手术是由团队团结协作完成的，护理人员要从患者的利益出发，一切服从手术全局的需要，与手术团队成员间通力合作。因此，护士要与其他医务人员互相尊重、互相支持和密切配合。在手术中全神贯注，熟练敏捷地进行各种操作，严格执行各项操作程序，认真执行无菌操作、配合手术、眼明手快、准确无误；认真仔细查对、清点手术器械、器材和敷料；任何环节出现疑点都要及时报告，不能存在侥幸心理，更不能故意隐瞒。

7. 理解家属，耐心答疑　患者进入手术室后，患者家属也在为患者担心，急于了解手术进展和结果。护理人员要充分理解患者家属的焦急心情，态度和蔼，耐心回答他们提出的问题，及时向患者家属通报手术进展。

8. 严密观察，谨防意外　患者手术后需对其进行术后护理，护士备好麻醉床，监测患者的生命体征，及时准确执行术后医嘱，保持呼吸道通畅，引流通畅，观察手术创口渗血情况，有无休克、内出血等现象，发现异常应及时报告医生，协助处理，尽量减少术后可能发生的意外，确保手术成功。

9. 关心体贴，促进康复　手术后的伤口疼痛、身上的各种导管以及活动、饮食受限等给患者造成痛苦，有的患者还会因手术失去某些生理功能而产生焦虑、忧郁等心理问题。护理人员应理解患者的心情，给予有效的心理护理，关心体贴患者。对因麻醉引起的恶心、呕吐、腹胀等不适给予解释安慰。对于伤口疼痛，护理人员应分散患者注意力，安慰患者，遵医嘱给予镇痛药等。指导手术后患者在病情许可时尽早下床活动，适度锻炼，促进患者早日康复。

第四节　特殊护理伦理

一、精神病患者护理的道德

精神疾病是大脑功能紊乱所致，患者在感觉、记忆、思维、感情、行为等方面表现异常。精神病患者常有不同程度的自制力缺陷，往往对自己的精神症状丧失判断力，甚至拒绝治疗及有异常行为等。因此，精神科护理难度大，不但需要较高的护理技巧，而且需要良好的道德修养。

（一）精神病患者的护理特点

1. 护理难度大　精神疾病与躯体疾病不同，患者主要表现为心理状态紊乱，难以理解

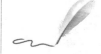

客观事物，自知力差，难以正确诉说病情，他们大多数不承认自己患有精神病，拒绝检查、治疗和护理，给护理工作带来较大的困难。

2. 病房管理任务重 由于精神患者在发病期间缺乏自知力和自制力，其思想、感情和行为常常超出一般人的行为规范，常会在不理智的情况下做出一些病态的举动，出现伤人、自残、毁物的情况，还有的患者生活不能自理或没有自我保护意识，这些都给病房管理造成了困难。

3. 治疗效果反复 精神病患者在发病期间主要靠药物控制病情，待症状缓解后逐渐减量并辅以心理治疗。由于精神病发病机制尚不明确，复发率高，有的甚至终身不愈。因此，在治疗和护理上如何增进疗效并避免药物的毒副反应，是摆在医护人员面前的一个难题。

（二）精神病患者的护理道德要求

1. 理解患者，尊重患者 尊重患者的人格和权利，对护理精神患者具有特别重要的意义。一个人生病是不幸的，而患了精神病尤其不幸。因为一个人精神伤残的后果，要比躯体伤残更为悲惨，不仅无法学习和工作，还会因疾病丧失人格。护理人员要理解精神病患者怪异的思维、无礼的言语、粗暴的行为是精神疾病所致的病态表现。精神病患者表现出的幼稚、愚蠢、粗鲁、怪异等行为，护理人员不能嘲笑和愚弄患者、拿患者的病态表现作为谈笑话题。护理人员要尊重精神病患者的人格，理解疾病给患者带来的痛苦，同情、关怀精神病患者。同时，护理人员还应维护患者的权利，正确对待他们提出的问题和要求。合理的要求尽量满足，不合理的耐心解释，而不能认为是"病态"而不予理睬。此外，对患者慎用约束的方法，更不能将约束作为威胁、恐吓患者的手段，要为患者提供最佳的护理与治疗。

2. 保守秘密 由于诊疗护理的需要，常需要详细了解精神病患者的病史、病情、家族史、个人生活经历等，护理人员对患者的这些资料要保密，不能对外人谈论或随意提供，也不能作为谈话的笑料，否则会侵害患者的隐私权，伤害患者的自尊心，影响治疗效果，甚至引发护患矛盾。另外，医务人员的家庭住址、医务人员间的意见分歧等也要对患者保密，以免引起不必要的麻烦。医护人员为了明确诊疗需要，讨论患者病情则是必要的，不属于保密范围。

> **知识链接**
>
> 凡我所见所闻，无论有无业务关系，我认为应守护密者，我愿意保守秘密。
>
> ——《希波克拉底誓言》

3. 恪守慎独 精神病患者思维和情感紊乱，不能正确地反映客观事物，甚至有些患者不能对自己的行为负责，也不能恰当地评价医护人员的行为。这就要求护理人员自觉遵守工作纪律，严格要求自己，恪守慎独要求，无论有无监督，都凭良心和责任感认真对待每一位患者，认真执行每一项护理操作，在任何情况下，都不得马虎从事，敷衍塞责，要认真履行道德义务，尽职尽责，自觉主动、准确及时完成好护理任务。

4. 正直无私 护士在接触异性患者时，态度要自然、端正、稳重、亲疏适度，不可过分殷勤或有轻浮表现，要时刻保持自重、自尊，防止患者产生"钟情妄想"。对患者的财物要认真清查、保管，并向家属交待清楚，不能利用患者价值观的紊乱倒错，向患者索取财物。有些精神患者受幻觉、妄想的支配，可能发生伤人、毁物的行为。护士尽心为其服务，而得不到理解的情况也可能发生。如护士好心劝患者吃饭、吃药，患者却认为饭中"有毒"，药是毒药，护理人员要迫害他，因而发生追打护理人员的行为。面对这些情况，护士要时刻提醒自己，他是患者，其言行是病态，非正常人所为，要冷静对待，以宽大的胸怀善待患者，体现正直无私的道德境界。

5. 加强巡视，保证安全 患者安全是精神科护理的重要工作之一。对于有自伤、自杀企图及伤人毁物行为的患者，要加强监护，保证病房的安全，定期巡视病房，刀、剪、绳、带以及玻璃制品等危险品不得放在病房。护士要了解每个患者的病情、心理活动和情绪的变化，密切观察，加强防范，杜绝隐患。同时，护理人员也要有自我防护意识，做好自身正当的职业防护，防止人身侵犯和伤害。

二、传染病患者护理的道德

传染病是一类由病原微生物引起的，通过多种途径在人畜之间相互传播的疾病。传染病传播面广，严重危害人民群众的健康。因此，在传染病护理中，对护理人员提出了特殊的伦理要求。

（一）传染科护理特点

1. 消毒隔离要求高 传染科是各类传染病集中的场所，传染病患者不断向周围环境排放病原微生物，为了防止传染病的传播和交叉感染的发生，需要有严格、完善的管理制度，包括物品、环境的消毒，探视、陪护制度，隔离制度、死亡患者的终末消毒等。

2. 心理护理任务重 传染病住院患者由于被隔离，由于生活方式及环境被迫改变会产生被限制感、孤独感和自卑感；担心子女、亲属被传染产生忧虑感；加上社会对传染病患者的偏见，加重了患者的心理负担。因此，护理人员为使患者处于最佳的心理状态接受治疗和护理，心理护理是一项重要的护理任务。

3. 社会责任重大 在传染病护理中，护理人员不仅对患者的个体负责，而且要对整个社会人群负责。如护理人员消毒隔离工作不严格，可能造成院内感染，甚至引起传染病的暴发流行，引发严重的社会后果。因此，护理人员应树立预防和控制传染病的责任感。

（二）传染科护理道德要求

1. 尊重科学，高度负责 传染病防治工作不仅是对患者负责，更是对环境和社会负责。护理人员在护理过程中必须以科学的态度对待传染病，针对传染病的传播途径，有效地预防，对工作高度负责，严格执行消毒制度，严格执行无菌操作技术、隔离技术，从而控制传染病的传播。

2. 尊重患者，注重心理护理 传染病患者的心理压力大，护理人员要设身处地为患者着想，尊重他们的人格和权利，针对不同患者的心理问题做好心理护理。因隔离给患者造成孤独感，护理人员要主动热情地接近患者，用亲切的语言和热情的态度感染患者，消除患者被限制感、孤独感等。

3. 群防群治，预防为主 传染病具有传染性、流行性等特点，对社会的危害非常大。在传染病的防治工作中，医护人员有控制传染源、切断传播途径、保护易感人群的责任。本着既要对患者负责，也要对社会负责的精神，发现疫情及时报告，积极采取预防措施，利用各种机会，向社会人群开展预防保健教育，发动广大群众参与到传染病的防治过程中，发挥群防群治的作用。

三、老年患者护理的道德

随着社会经济的发展和医学的进步，人的平均寿命不断延长，我国已经进入了老龄化社会，老年人的医疗保健已成为我国卫生事业发展中的重要议题。老年人的机体结构和生理功能日趋衰退，患病的机会增加且恢复慢，同时，老年人情绪和人格特征变化复杂，对老年患者的护理有其特殊性。

（一）老年患者的护理特点

1. 护理任务重　老年人身体的自然老化，生理功能日渐减退，自理能力不足，机体抵抗力差，一旦患病恢复缓慢。

2. 护理难度大　老年人患病的特点是症状和体征表现不典型，且病情复杂，往往具有多科疾病的临床表现，病程长、并发症多，确诊难。有些老年人患病后记忆力明显减退，对于自己的身体不适主诉不清，易误诊，还有些患病老人性格固执，不易合作。

3. 心理护理要求高　老年人阅历丰富，经历坎坷，心理活动复杂。当老年患者来院就诊时，经常表现出精神过度紧张，顾虑重重，甚至惊恐不安。因此，对老年心理护理提出了更高的要求。

（二）老年患者的护理道德要求

1. 理解与尊重　老年人患病住院以后，由于外界环境和个人、社会、家庭角色的改变，面对病房规章制度约束等往往使老年患者生活不适应，自尊心受到压抑，容易产生孤独、焦虑。因此，护理人员要理解老年患者的心理，做到称呼得体、言行礼貌、态度诚恳，耐心倾听他们对护理工作的意见和要求，尽力予以满足，限于条件做不到的要耐心解释；尊重老人的人格和生活习惯，使他们产生信任感，尽可能为他们创造一个安全、舒适的有利于康复的身心环境。

2. 耐心与细致　老年疾病具有非典型性、复合性等特点，必须耐心、细致，审慎诊治与护理。老年患者对诊断、治疗疑虑较多，担心预后，加之记忆力减弱、说话啰嗦，护理人员要耐心对待，切忌急躁、厌烦。有些老年患者自控能力差，情绪易波动；有些老年患者反应迟钝、听力减退；有些老年患者固执己见，不能很好地配合治疗和护理等。面对上述情况，护理人员应宽容对待老年患者，采取老年人乐意接受的方式进行护理，耐心、细致地进行各种治疗和护理前的查对工作，防止发生差错。

3. 疏导与关怀，做好心理护理　患有慢性疾病的老年人，长期的病痛折磨，住院或卧床给家人带来的负担会使老人出现自责、内疚的心理；由于劳动能力丧失、收入减少，医疗费用会成为老人和家庭极大的经济负担；疾病迁延不愈、疗效不明显的危重老年患者，由于身心疲惫、悲观失望，会造成自暴自弃甚至厌世的情绪。这些生理、心理、社会问题会使老人表现为少言寡语、暴躁易怒，使人难以接近。护理人员要注重老年患者的心理护理，细心观察其情绪的变化，针对患者的具体情况和心理问题帮助老人消除顾虑，开导和启发老人，充分调动积极因素，使老人和家庭主动配合治疗护理。

四、妇幼患者护理的道德

妇幼患者的护理包括对妇女和儿童患者的护理。妇女儿童的身心健康关系到家庭的幸福及社会的稳定，做好妇女儿童的护理工作，保障她们的身心健康，是我国卫生事业的重要任务之一。

（一）妇产科护理的道德

1. 妇产科护理的特点

（1）服务对象特殊 妇产科的服务对象都是女性。妇女的生理、心理、病理等有其特殊性。护理人员要充分考虑母亲和胎儿或婴儿的利害关系，确保母婴安全。

（2）重视心理 妇产科患者的病变多发生在生殖系统，由于病变部位特殊，患者对自己的病情感到羞涩、压抑等，在就诊时感到难以启齿，或不愿坦率地吐露真情，甚至拒绝妇科检查、治疗与护理，给医护工作带来很大难度。有些患者担心疾病对婚姻、家庭带来不良影响，焦虑、恐惧的心理会影响到疾病的康复。

（3）责任重大 妇产科工作涉及母亲与胎儿，关系到家庭的幸福和民族的繁衍。孕妇如果没有得到恰当的保健护理，轻可致孕妇患病，胎儿发育不良，重则可能导致胎儿死亡、流产，给家庭带来沉重打击。在妊娠和分娩过程中，医护人员的工作直接影响产妇和胎儿的生命安全。因此，妇产科护理人员的责任重大，直接关系到家庭、民族、社会的利益。

2. 妇产科护理道德要求

（1）尊重生命 妇产科护理人员呵护生命从萌芽、孕育到降生，尊重每一个生命，包括尚在发育中的胎儿。

（2）态度诚恳 女性患者情绪波动大、忍耐性差、自我感受突出、依赖心理强，护理人员应理解患者，以诚恳的态度取得患者的信任。当患者因涉及隐私而隐瞒病史时，护理人员应当给予患者充分的尊重并诚恳说明真实病史对诊治的重要性及保密原则，使患者理解、配合。

（3）作风严谨 妇产科护理人员在进行护理操作时，应作风严谨、举止端庄，不得嬉笑，不得有淫思邪念。如需暴露到隐私部位时，要注意保护患者的隐私，给予足够的遮挡。异性工作人员在患者隐私部位操作时，应有第三人在场。护理人员对于患者的个人隐私要保守秘密，不得随意向他人透露，更不能作为闲谈的笑料。

（4）敏捷果断 妇产科患者一旦病情突变，危及生命安全时，如妊娠合并心脏病发生心力衰竭，过期妊娠突然胎心异常，前置胎盘和胎盘早剥致大出血，先兆子痫突发抽搐，分娩时羊水栓塞等，护理人员要镇定有序，要准而快，配合医生果断地进行处理，把伤害降低到最小程度。

（5）悉心护理 妇产科患者处于特殊生理时期，体内激素的变化以及疾病的影响，患者会出现忧虑、抑郁等心理变化，护理人员应尊重患者，关心、同情患者，耐心沟通，消除患者的顾虑，给予悉心的护理与指导，减轻其身心痛苦，以利于康复。

（二）儿科护理道德

1. 儿科护理工作的特点

（1）患儿配合难度大 患儿自制能力差，对疾病不认识，对治疗和护理不理解，疾病所致的痛苦和与家人分离所产生的焦虑、恐惧心理，常表现出不合作和哭闹。儿童语言表达、理解能力不完善，不能完整诉说疾病症状，也增加了护理的难度。特别是当护理工作进行得不顺利时，家长的紧张情绪会影响对护理工作的支持与配合，使护理工作难度更为加大。

（2）儿童自我保护能力差 小儿处于生长发育阶段，免疫功能尚不健全，抵抗力差，

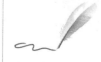

护理人员必须严格遵守消毒隔离制度，预防感染发生。同时，由于婴幼儿缺乏自我保护意识，好奇心强、好动，易发生意外伤害，护理人员应特别注意患儿的安全。

（3）技术操作要求高　因儿童的生理特点，儿科的一些护理操作如静脉穿刺、皮试、肌注等都比成人困难得多，要求护理人员技高一筹，确保护理顺利进行。

2. 儿科护理中的道德要求

（1）关爱患儿，尊重患儿　疾病的痛苦，陌生的医院环境和医护人员，易使患儿产生痛苦、紧张、恐惧心理，护士要有慈爱之心，像对自己的孩子一样亲近他们，关心他们，用心呵护他们，使他们感受到家庭般的温暖。对于生理上有缺陷的患儿，要同情尊重他们，不要奚落取笑他们。注意保护患儿的自尊心，更多地给予患儿赞赏和鼓励。

（2）严格管理，保证安全　儿童对事物理解有限，又有好奇、好动、乐于探索的特点，因此，患儿的安全问题成为工作中的重要内容。护理人员不仅要创造一个乐园般的病房环境，更要注意病区安全的管理工作，保证患儿安全。比如床栏固定妥当，以防患儿坠床；病房门户严格管理，避免患儿走失；病区内不放锐利物品，房门设防夹装置，防患儿碰撞、夹伤；桌面不能铺设台布，以防拽脱台布后桌面的物品坠落砸伤；开水房要上锁，病房内不能放置暖水瓶，以防烫伤；治疗室、换药室要严格管理，不能让患儿自行进入。

（3）敏锐观察，细心谨慎　儿科患者因不能主诉病情，且病情变化快。因此，在护理儿科患者时，要求护理人员仔细观察病情变化，认真分析，作出准确判断后及时报告医生进行处理。因新生儿完全不能用语言表达自己的感受，对新生儿的观察更要谨慎、仔细。

（4）认真负责，有效沟通　儿科护士的服务对象不仅是患儿，还包括患儿家长。患儿家长担心病情变化，顾虑重重。护理人员要理解患儿家长的心情，急家长所急，耐心地与患儿和家长沟通，以良好的技术和行为赢得家长和患儿的信任与合作。

第五节　临终护理伦理

一、临终关怀

（一）临终关怀的概念

1. 临终　临终是指各种迹象显示生命即将终结，濒临死亡，是生命活动的最后阶段。

2. 临终关怀　临终关怀（hospice care），又称善终服务、安宁照顾等。临终关怀是向临终患者及其家属提供一种全面的照料，包括生理、心理和社会等方面，使临终患者的生命得到尊重，症状得到控制，生命质量得到提高，家属的身心健康得到维护和增强，使患者在临终时能够无痛苦、安宁、舒适地走完人生的最后旅程。因此，临终关怀不仅是一种服务，而且也是一门以临终患者的生理、心理发展和为临终患者提供全面照料，减轻患者家属精神压力为研究对象的新兴学科。临终关怀主要从生理学、心理学和生命伦理学等角度对患者及家属进行照护。生理学角度，包括了解和协助患者解决生理需要，控制疾病等症状，尽最大可能使患者处于舒适状态。心理学角度，包括了解和理解患者及家属心理需要并予以心理支持，用各种有效的办法使患者正视现实，摆脱恐惧。生命伦理学角度，侧重于指导医护人员及临终患者认识生命价值及其弥留之际生存的社会意义，使患者至死保持人的尊严。做好临终关怀，一方面，患者在临终阶段活得有意义、有价值、有尊严，死得安祥、舒适，毫无牵挂；另一方面，家属能得到慰藉、关怀和帮助，使亲友从悲痛中及时解脱出来投入工作，使他们深感人间的情谊。

3. 临终护理　临终护理是指对处在临终阶段的患者实施良好的护理。其目的是以患者为对象，协助缓解濒临死亡的患者躯体上的痛苦，减轻心理上的各种痛苦，提高其生命生活质量，维护其人格及生命的尊严。护士应本着人道主义精神，尽力满足患者临终时的需要，尊重他们的意愿和人生的权利，使他们能舒适、安祥地度过人生最后时光。

（二）临终患者护理的道德要求

1. 理解临终患者　临终意味着面向死亡，在生命的最后日子里，患者不仅在生理上发生很大变化，而且在心理和行为上反应也很复杂。护理人员应同情理解患者，发扬人道主义精神，以真挚、亲切、慈爱的态度对待临终患者、帮助他们减轻身心的痛苦。护士应把握临终患者心理特点，理解患者的失常情绪，尊重他们的意志，宽容大度，满足他们合理的心理需要，使他们始终得到精神上的安抚，在生命最后的时刻享受到良好的护理，在极大的宽慰中逝去。

2. 尊重临终患者的生活　死亡是自然规律，是生命运动发展的必然过程，临终患者仍有享受生活的权利。护士要经常和患者交谈，给以鼓励，让希望充满他的最后生活。如果患者尚能自理时，尽量帮助他实现自我护理，至死保持人的尊严。护理人员应积极安排他与亲朋好友会面的机会和时间，让临终患者说出自己的心里话，并安排参加力所能及的社会活动完成他们的宿愿等。

3. 维护临终患者的权利　临终患者虽已进入临终期，尚具有思想意识和感情，仍有维护自己利益的权利。所以，护理人员要维护他们的权利，如允许患者保留自己的生活方式，保守隐私，参与医疗护理方案的制定，选择死亡方式等权利。尊重临终患者最后生活需求的实质是对患者人格的尊重。

二、死亡教育

（一）死亡教育的概念

死亡教育是指对死亡现象、状态和方法的客观分析，使人们科学地、正确地认识死亡，以便树立起正确的死亡观。死亡教育就是帮助人们在面对死亡时寻求良好的心理支持，其实质是帮助人们认清生命的本质，让人们接受生命的自然规律。死亡教育的目的是帮助人们活得更好。

> **知 识 链 接**
>
> 人们常认为教育孩子应尽可能为其展示一个善良美好的世界，然而，德国的老师们却另辟蹊径，让孩子们直面人生和社会的阴暗面。据报道，德国的一所小学邀请殡仪馆的工作人员为孩子们讲述人死时会发生的事情，并让孩子们轮流扮演角色，模拟诸如父母意外身亡时如何应对。这样的课程让孩子们体验了突然成为孤儿的感觉，有助于他们体验遭遇不幸时的复杂心情，以及怎样控制情绪。
>
> —— 摘自"新浪教育"

（二）死亡教育的伦理意义

1. 有利于树立正确的人生观、价值观、死亡观　死亡教育虽名为谈死，实为谈生，由

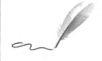

死反思生，唤起人们对人生的价值及意义作深刻的思考，因而去珍惜活着的每一天。死亡教育使人树立科学文明死亡观念，正确对待荣辱得失，珍惜生命。

2. 有利于形成良好的社会风气 死亡文明有三个基本要求：文明终，即临终抢救要科学适度；文明死，即从容、尊严地优死；文明葬，即丧葬的文明改革。大力开展死亡教育，消除人们心中疑惑，可以破除封建迷信，文明办丧事。通过厚养薄葬的宣传，可以教育人们从精神上、物质上赡养好老人，使其居安食美、颐养天年，老人死后丧事从简，有益于死者安宁，有利于减轻生者负担，有利于资源合理利用，有利于形成良好社会风气。

3. 有利于临终患者坦然面对死亡 通过死亡教育，可以使临终患者真实表达内心感受，得到家属支持，认识到自己的价值意义，保持平衡的状态及健全的人格。

4. 有利于安慰死者家属 良好的死亡教育使临终患者真实表达内心感受，在生命的最后阶段安详、平静地度过，死亡后亲友的心理得以平衡，给予家属以慰藉，疏导悲痛过程。

本章小结

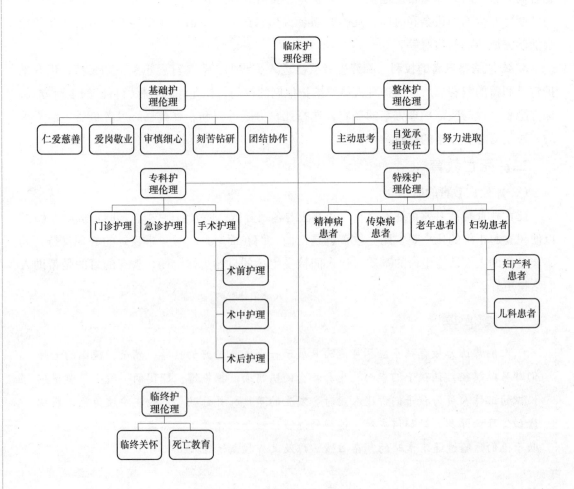

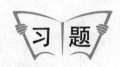

一、选择题

【A1 型题】

1. 临终护理的目的在于
   - A. 挽救生命
   - B. 实施安乐死
   - C. 积极治疗
   - D. 缓解不适或疼痛
   - E. 安慰家属

2. 搞好护患关系的基础是
   - A. 认真负责、任劳任怨
   - B. 尊重患者，一视同仁
   - C. 语言贴切，保守秘密
   - D. 热爱本职，精益求精
   - E. 作风严谨正直，不谋私利

3. 急诊科送来了一位无家属陪同的患者，患者全身多处受伤并伴有休克。此时医护人员正确的做法是
   - A. 找到家属并等其来院后再抢救
   - B. 待查明受伤原因后再抢救
   - C. 等交足了医疗费用后再抢救
   - D. 想办法通知家人
   - E. 仔细分析病情同时，争分夺秒地抢救

4. 基础护理要把保护患者的放在首位
   - A. 生命安全
   - B. 医治权利
   - C. 健康利益
   - D. 经济利益
   - E. 隐私权利

5. 门诊护理人员必须对婴儿患者要进行
   - A. 优生就诊
   - B. 预检和分诊
   - C. 调整排队顺序
   - D. 安慰
   - E. 呵护患儿

6. 手术成功与否的保证是
   - A. 争取时间
   - B. 严守规章制度
   - C. 严防差错事故的发生
   - D. 各类人员齐心协力
   - E. 创造良好的治疗环境

7. 一名护理人员发现自己给患者发错了药，不知如何是好，请帮助她选择最佳行为
   - A. 通知患者，请求原谅
   - B. 不让任何人知道，神不知鬼不觉
   - C. 报告护士长，立即调换药品，并向患者致歉
   - D. 只报告护士长，不需调换药品
   - E. 不报告护士长，调换药品

8. 审慎在护理道德行为中的基本要求是
   - A. 护理诊断要审慎
   - B. 护理措施要审慎
   - C. 护理语言要审慎
   - D. 护理诊断及措施要审慎

E. 护理诊断、措施、语言要审慎

9. 下列哪项不属于术后患者的护理道德要求？

    A. 严格交接，及时告知　　　B. 严密监护、防范意外

    C. 勤于护理，减轻痛苦　　　D. 态度和蔼，耐心解释

    E. 指导训练，促进康复

10. 属于老年病科护理工作的特点是

    A. 护理工作紧迫

    B. 护理与保健并重

    C. 护理任务重，难度大、心理护理要求高

    D. 特殊护患关系

    E. 护理安全问题突出

11. 下列哪项不是精神科护理工作的特点？

    A. 患者诊疗、护理困难多　　　B. 病房管理难度大

    C. 患者家属的期望值高　　　D. 病情易反复，护理效果难以保证

    E. 安全护理更加突出

二、思考题

1. 基础护理的道德要求是什么？

2. 门诊护理对护理人员有哪些道德要求？

3. 急诊护理的道德要求有哪些？

4. 手术护理的道德要求有哪些？

5. 精神科护理的道德要求有哪些？

6. 传染科护理的道德要求是什么？

7. 老年护理工作中护士应遵守道德要求有哪些？

8. 儿科护理的伦理要求是什么？

三、护理职业角色训练

（一）角色训练理念

通对临床护理伦理的理论学习、讨论及感悟的过程中，护理人员能正确认识临床护理工作的特点及工作价值，树立坚定的职业信念，建立崇高的职业理想，遵守护理职业道德规范，履行职业责任与义务，努力成长为一名优秀的护理人员。

（二）角色训练目标

依据案例组织学生进行讨论，让护生分析临床案例并进行讨论，旨在要求学生领会临床护理伦理的职业道德素质，提高面对具体临床情境时的伦理应激能力，进而把临床护理伦理的具体要求应用在实际工作中。

（三）角色训练计划

在一家医院的内科病房，护士小王在执行药疗过程中，误将 1 床患者的青霉素注射给了 2 床患者，而把 2 床患者的链霉素注射给 1 床患者。当她发现注射错误后，心理十分矛盾和紧张，并对 1 床患者进行严密观察，没有发现 1 床出现青霉素过敏反应。问：

（1）护士小王是否应该把此事报告给护士长？

（2）是否应该告诉患者事情真相？

（3）若护士小王看到患者没有出现不良反应，就将此事一直隐瞒。请对小王的行为进行伦理分析。

1. 角色训练形式　先进行分组讨论，讨论后每组推荐2名选手上台演讲发表观点。

2. 角色训练要求　时间：分组讨论30分钟时间。要求学生课前复习临床护理伦理的相关知识和病例资料，完成课堂讨论，最终每个小组筛选（推举）2名学生代表小组上台演讲发表观点。

3. 成绩评定　参与小组讨论的学生每人记入实践成绩1分；被小组推选参加班级演讲的学生在此基础上加1分；演讲获得第1、2、3名的同学在前两项的基础上分别再加1分。成绩评定的评委由科任老师、班长、团支书、学习委员和各小组长组成。

扫码"练一练"

（四）角色训练小结

整个角色演练活动结束，教师就"职业角色训练活动"进行小结与点评。

（邹凤鹏）

第六章 优生优育中的护理伦理

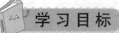 学习目标

1. **掌握** 优生护理的道德要求、生育控制的道德要求及严重缺陷新生儿处置道德要求。
2. **熟悉** 优生的道德意义及生育控制的伦理依据。
3. **了解** 处理缺陷新生儿的历史概况。

第一节 优生的历史和意义

案例导入

产妇李××，41 岁，妊 5 产 1。因过去有习惯性流产，第五次妊娠保胎至 31 周早产，新生儿体重 1850 克，而且出生后呼吸多次暂停，最长一次达 20 分钟。B 超检查发现新生儿有颅内出血，后来又发生吸入性肺炎硬皮肿。医生向产妇及家属交代新生儿病情危重，即使抢救能够存活，未来的智力可能较差。但是，产妇和家属商定：即使孩子长大是痴呆也要不惜一切代价地抢救。

请问：

该案例中，医务工作者应该如何处理才能更符合优生伦理要求？

一、优生学概述

优生学是英国人类遗传学家高尔顿（Colton）在 1883 年首先提出来的，意思是"遗传健康"。它是以遗传学、医学为基础，研究减少遗传病和提高人类素质的科学。1960 年美国遗传学家斯特恩提出了负优生学（或预防性优生学）与正优生学（或演进性优生学）。前者又称"消极优生学"，主要研究降低人类群体中有害基因的频率，减少缺陷的发生率，旨在预防有遗传疾病和先天性缺陷的个体出生。后者又称"积极优生学"，是研究优良基因的繁衍，设法增加体力、智力更优秀者的出生率。如人工授精、体外授精、无性生殖等都是积极优生学的手段。

优生学的含义有广义和狭义之分。狭义的优生学，是指研究改善人类遗传素质，提高人体的身体素质，保证后代的优质。广义的优生学，是择时研究通过控制遗传、环境、社会、教育等多方面的因素，采取适宜的措施，改善人类先天素质，提高人体的身体素质和智力，保证后代优质的一门学科，称为优生学。

影响人口质量的因素很多，一般分为先天因素和后天因素两大类。其中先天因素又包括遗传因素、环境因素等。早期的优生学仅指狭义的优生学，仅限于研究遗传在提高人口素质方面的作用。医学研究表明，引起先天性疾病的最常见原因是遗传因素，如果能够控制遗传因素在人口中的作用，就可以大大降低先天性疾病的发生。日本、美国、中国等国

在近几十年来的优生实践中所取得的成就足以说明这一点。

随着社会的进步，医学科学的发展，人们对生命质量的追求，已经不仅仅满足于减少或消除遗传病那么简单。因为，影响人口的先天素质，除了造成先天性缺陷的因素除遗传外，还包括环境因素和社会因素，遗传因素只是其中之一，因此，当前优生学的研究已经不再局限于遗传疾病的防治，而是强调"生殖健康"。

二、优生的道德意义

优生是人类进步的必要环节之一，它对于提高人口质量，促进社会发展具有重要的生物学和社会学意义。实行优生的重要性主要表现在以下几个方面：

1. 有利于提高人口的素质和民族的繁荣昌盛 提倡和实行优生，可以提高人群中优良遗传素质者的比例，阻断不良遗传素质的蔓延，全面增强人们的体质，使中华民族繁荣昌盛，在国际竞争中处于有利地位。

2. 有利于减轻家庭和社会的负担 由于遗传性疾病引起的严重残疾者，不仅不能为社会创造价值，就连生活也不能自理，需要家庭照顾，需要大量的医疗、教育费用，为家庭增加了沉重的负担。按 1987 年全国残疾人抽样调查结果推算，我国大约有弱智患者 200 万~300 万人，每年用于他们身上的生活费、医疗费和粮食，都是一个很可观的数字；家庭成员花费在他们身上的时间和精力更是不言而喻的事情，在人们对残疾儿童存有歧视与偏见的社会环境里，家庭成员还要承受精神上的痛苦。实行优生，可以减少和消除劣质个体的出生比例，从而减轻家庭、国家和社会的负担，促进家庭的幸福、国家的富强和社会的发展。

3. 有利于我国计划生育政策的贯彻执行 通过优生，可以保证后代的先天素质优良，减少有严重缺陷儿的出现，大大地促进了人口素质的提高，使家庭能够接受"少生优生"的思想，为计划生育政策的实施提供了可靠的保障。因此，要实行计划生育，必须实行优生优育，控制人口数量和提高人口质量是我国人口政策密不可分的两个方面。

三、优生护理的特点

护理人员根据优生学原理向社会提供的优生服务，主要着眼点在于提高我国人口的先天素质。其基本内容是通过优生咨询、产前诊断及孕期、围生期的保健等具体手段，从预防的角度阻止有严重遗传缺陷和先天性疾病的胎儿出生，向社会提供优生优育的技术指导。

当然，这个推行优生的措施是综合的，既包括社会措施，也包括个人和医疗技术等方面的措施。社会措施包括优生政策和优生立法，优生教育和宣传，健全优生机构和改善社会与自然环境等内容。个人及医疗技术的措施主要有：对不应结婚或不宜生育者禁止其结婚或生育；指导选择合适的生育年龄；进行产前诊断，在妊娠早期对严重智力障碍的遗传病人、胎儿做出诊断，并通过人工流产终止妊娠；开展孕期及围生期保健活动；积极开展优生咨询，对遗传、先天性疾病患者及其家属提出的问题，进行科学解释，并给予指导和提出建议。

四、优生护理的道德要求

（一）禁止无生育价值父母生育的道德要求

无生育价值的父母包括四种人：有严重遗传疾病的人、患精神分裂症的人、近亲婚配者和高龄父母。历史已经证明，无生育价值父母之间婚配生育的后代患遗传疾病和畸形较多，死亡率高，严重降低了人口质量，危害甚大。

我国甘肃省率先在全国制定了地方性的法规，禁止无生育价值的父母生育，但可以结

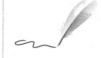

婚的规定。医疗卫生工作者必须以对社会高度负责的态度，大力宣传无生育价值父母生育的危害，采用特殊的手段，禁止那些直接危害婚配、危害后代的疾病患者生育，并把他们列为婚前绝育对象。如果自己工作疏忽，甚至故意在提高人口群体的遗传素质、提高整个人口质量中制造漏洞，则是对社会不负责的不道德行为。

（二）婚前检查的道德要求

中华人民共和国国家卫生健康委员会和中华人民共和国民政部联合通知规定：经婚前检查后方予登记结婚；凡血型不合、生殖器官畸形、终身不宜结婚的遗传病患者不准结婚；患有某些遗传病、先天痴呆、智力低下者可以结婚但不能生育；对患有暂时不宜结婚、生育疾病者应劝其推迟婚期，先治愈病症，再结婚生育。婚前检查是保证优生的一项重要措施，其目的在于及早发现欲结婚男女是否患有不应结婚或者不宜结婚的疾病。目前，一些发达国家婚前检查已成为法定制度，不经婚前检查不准结婚。我国城市也普遍开展了婚前检查，这对指导欲结婚者按照健康的标准生育是非常重要的。但是，婚前检查在许多人心目中并未引起足够重视，甚至有些医务人员在执行婚前检查中不严格，往往流于形式。现在许多地方又恢复了严格的婚前检查制度，这都是一种优生的保证措施。

医务人员在婚前检查中的道德要求是：严格执行婚检的有关法律、法规，认真、仔细地逐一实施婚检项目，对医学上认为不应婚配或不宜生育的疾病患者及已发现的近亲恋爱者，如实地做出婚检结论；认真、耐心地做好宣传、解释、规劝和指导等工作，使婚检工作落到实处；工作中不得徇私情、谋私利，为达到某种目的不检查而出具婚检合格证明，甚至以淫邪之念做超越常规的检查都是不道德的，甚至是违法的。

（三）遗传咨询的道德要求

遗传咨询是对某些遗传性疾病或畸形在某些家庭中是否会出现以及发生几率的科学预告。凡有家庭遗传病史，生过先天畸形儿、高龄孕妇、近亲婚配、怀孕早期接触过物理、化学物质者等均可就自己所担心的问题向医务人员进行遗传咨询，医务人员要根据其获得的详细家族史、遗传规律、体格检查和必要的化验来确定是否有遗传病，然后针对不同情况提出建议，帮助咨询者做出决定并采取适当的补救性治疗措施。遗传咨询直接关系到询问者的切身利益、家庭幸福，关系到优生工作的开展和落实，必须认真做好。

在遗传咨询中医务人员要遵循以下道德要求：

1. 详细地调查、询问病史及家族史，取得可靠资料。

2. 认真做好实验检查及周密的综合分析，特别是家族史分析。

3. 热情地解答询问者的各种提问。

4. 谨慎、严肃地做出结论，提出应有的忠告，提供权衡的依据。

5. 实事求是地提出切实可行的预防或补救性措施。在遗传咨询中，医务人员既不能采取使咨询者感到难堪的调查方式，也不能言过其实，给病人造成恐惧心理，更不能武断地做出肯定或否定的判断。那种马虎了事、牵强附会，甚至随心所欲的解答，都可能影响婚姻的美满、家庭的幸福，干扰优生工作的开展。

（四）孕期保健的道德要求

孕期是胎儿胚胎形成的时期。胚胎学测定，胎儿的神经系统是在胚胎的第15~25天产生的，心脏是在20~40天产生的。此时胎儿最易受到病毒及物理、化学等致畸物质的影响。为了避免这段时间内孕妇受到风疹、肝炎、流感等病毒感染和受到X线照射或接触砷、汞、苯等致畸毒物影响而妨碍优生，因此，加强孕期保健十分必要。

护理人员必须遵循下列道德要求。

1. 加强对孕妇的卫生保健知识的宣传、教育、指导，使之注意环境卫生，防止病毒感染，并加强营养，保证胎儿正常发育成长，达到优生目的。

2. 在工作中主动提供服务，耐心帮助孕妇，切不可对孕妇不管、不闻、不问、不答。

（五）产前诊断的道德要求

产前诊断是用羊水穿刺、超声波、胎儿镜、孕妇外周血细胞检查等方法，了解胎儿在子宫内的发育情况，判定胎儿是否患有某些严重的先天畸形或患有某些遗传病，以决定是否采取终止妊娠措施。

护理人员进行产前诊断的道德要求如下。

1. 检查前应把有关问题向孕妇和家属交待清楚，做到"知情同意"。

2. 检查时要认真仔细，避免损伤孕妇和胎儿。

3. 检查后要如实做出结论，并主动劝说孕妇和家属放弃患有严重遗传疾病或先天畸形的胎儿。

4. 可以做防止伴性遗传病的产前性别鉴定，但不允许迎合服务对象"重男轻女"思想进行胎儿性别鉴定，以提供其是否继续妊娠的依据。

（六）围产期保健的道德要求

围产期保健，主要指从怀孕28周至产后7天这一段时间内，对母体和胎儿所进行的一系列的保健工作。它是优生的重要环节，直接关系到母子的生命和健康，对后代的智力发育有重要影响。

围产期保健的道德要求如下。

1. 加强对孕妇健康保健指导 现代科学研究成果表明，孕妇的心理、情感、爱好、向往等，对胎儿具有胎教作用，故整个孕期，自觉指导孕妇保持精神愉快，加强营养，尤其是蛋白质的充分供应，这些对保证优生都具有重要意义。

2. 严格掌握围产期医疗用药原则 妊娠者作为母子统一体，使围产期医疗用药原则更为复杂化。若医务人员忽视这个问题，为片面地追求疗效而采取一般的临床用药原则，就有导致胎儿畸形等劣生的可能，这是医学道德原则所不允许的。

第二节 生育控制

一、生育控制的伦理依据

（一）科学的人口理论支持计划生育

所谓人口理论，是指解释和说明人口现象、人口过程和人口规律的观点和学说。在历史上，曾经出现过一些人口理论，其中，最有代表性的如马尔萨斯人口理论、马克思主义人口理论。前者是一种消极的人口理论；后者把人口现象、人口过程和人口规律，放在生产力和生产关系、经济基础和上层建筑的客观矛盾运动中去考察和研究，形成了科学的人口理论。此乃我国施行计划生育政策的主要理论依据。其基本观点有：

1. "两种生产"相互制约，相互依存 马克思主义认为，人类要生存，就必须进行衣、食、住、行等物质资料的生产；同样的道理，人类要生存，还需要种的繁衍，即人类自身的再生产。人类社会要协调发展，必须依靠这两种生产之间的协调发展，保持一定的比例。从人类漫长的历史来看，大凡社会的剧烈动荡与变迁，无不是因为两种生产之间发生矛盾所致。只有当人类自觉地对生育加以控制，使之与物质资料的生产相适应，才能避免两种生产之间发生剧烈冲突。这是人口发展的一般规律，它贯穿于人类社会发展的始终。

2. 社会生产方式决定人口发展的观点 马克思主义人口理论认为，人口的运动、发展和变化，受到社会生产方式即生产力和生产关系这一对矛盾的制约。人口现象也是社会现象之一，其发展毫不例外地会纳入到社会发展的总的规律之中。人是构成生产力和生产关系的主体。生产力的发展水平决定社会对劳动力的需求。当社会生产力水平低下时，劳动生产率低，只有通过增加劳动人口，才能提高劳动量，因此，社会对劳动力需求的绝对量会增加。从人口发展史来看，在以手工劳动为主的农业社会，劳动力数量是决定社会产值的主要因素。因此，在那个时代里，人们提倡"多子多福"。反之，现代工业化条件下，生产力发展水平较高，劳动生产率高，这时，无需通过增加劳动力人口来提高产值，社会需求劳动力绝对量就会下降。此时，社会需要劳动人口的特点是"少而精"。21世纪是知识经济时代，社会生产需要高质量的劳动者。这就要求人类对人口的数量进行控制，同时要积极提高人口的质量。

3. 人口在社会发展中有重要作用的观点 马克思主义认为，人口虽然不是社会发展的决定力量，但它通过与物质资料的生产之间的矛盾运动，来影响社会发展的进程。当人口的增长与社会物质资料的生产相适应时，社会经济发展一般比较顺利。相反，当人口增长过快，不适应社会生产力发展水平，其经济发展就会受阻；同时，当人口基数过大，人口增长速度过猛，又会导致生活水平的下降，以及交通、住房、教育、就业、环境等一系列严重的社会性矛盾的加剧。

4. 人是生产者与消费者统一的观点 人既是社会财富的创造者，又是社会财富的消费者。但是，人作为生产者是有条件的，只有具有劳动能力，并参与劳动的人，才成为劳动者。人作为消费者却是无条件的，绝对的，不管他（她）有没有劳动能力，只要是人，要生存，就必然要消费。

以上关于马克思主义的人口理论，为计划生育决策提供了科学的理论支撑，这正是我国制定人口政策和计划生育政策的理论基础。

知识链接

　　人口控制是指用人为的方法控制人口数量的增长和改善人口的质量。控制人口增长的有效措施是计划生育。计划生育则是指有计划地生育子女，对人口出生率进行有计划地调节。也就是指运用科学的方法来控制生育的时间和调节生育的速度，以达到有计划地生育子女、繁衍后代的一项措施与方法。因此，计划生育并非单纯地以控制人口的数量为目的，同时还包括提高人口的质量。

　　联合国从1988年起将每年的7月11日定为"世界人口日"。

（二）观念的变革使计划生育的顺利实施成为可能

计划生育只有得到更多人的理解和支持，才有可能成为人类控制人口的有效手段，而这必须以人们的生育观和生命观的变革为前提和基础。由于当前我国的生产力发展水平决定了社会不再需要以增加劳动人口数量来增加社会产值，因此，人们的生育观正朝着"少生优生"方向发展。同时，由于更加强调生命的质量与价值，因而要求大力提高物质文化生活水平，改善生活质量。而人口的增多，却会严重地妨碍这一愿望的实现，只有限制人口的增长，人民的生活质量才能得到提高。因此，人们的生命观转变，也使计划生育能够被越来越多的家庭、个人理解和接受。正是由于人们的生育观、生命观的转变，才使我国计划生育工作的顺利开展成为可能。

（三）医学科学的发展为计划生育提供了技术的支撑和理论的指导

早在古代，人们就有朴素的生育控制思想，由于医学科学的发展水平很低，无法为人们提供科学有效的服务，生育控制也只是人们的美好梦想。随着产业革命的推进，医学有所发展，但能够为人们提供的生育控制技术也很有限，而且效果并不理想，由此而成为反对派反对计划生育的理由。医学科学发展到今天，人们对生育过程的认识比较深入，并且有了大量安全有效的生育控制技术，使计划生育的实施有了医学科学技术支撑及理论指导。

（四）推行计划生育政策的医德原则

1. 有利原则　计划生育应该有利于育龄妇女和男子的身心健康，有利于人的全面发展，有利于家庭的幸福和生活质量的提高。

2. 尊重原则　推行计划生育政策应坚持尊重人的原则。这一原则要求将人本身看作是目的而不是将她或他当作仅仅是达到其他目的的手段。人不仅仅是计划生育工作的对象，同时又是主体，因此，要尊重妇女和男子在生育和性问题上的自主权。

3. 公正原则　推行计划生育政策应公正地对待所有孕龄妇女和男子，而不能因性别、年龄、民族、社会地位、经济状况、文化程度及其他方面的区别而在提供服务方面有所歧视。

4. 宏观控制原则　在我国这样一个长期受人口过多困扰的发展中国家，计划生育在宏观上应具有达到控制人口增长的目的。这有利于社会可持续发展、减少环境污染和提高总人口的生活质量。但在达到人口宏观目标从而对社会带来总体正面效益时，不应忽视对某些个人或人群可能或实际带来的负面效益并给予应有的补偿。2002 年 12 月 29 日，全国人大通过了《中华人民共和国人口与计划生育法》，标志着我国的人口与计划生育工作全面走上了法制轨道。

二、避孕

控制人口数量采取的主要措施是避孕、人工流产、绝育。避孕和绝育是暂时或长期剥夺人的生育能力，人工流产是把胚胎从人体去掉，这几种措施在临床上均涉及一系列的道德问题。

（一）避孕方法

避孕是根据夫妇的意愿而暂时避免受孕的科学方法。避孕包括药物避孕法和器具避孕法，控制生育应当提倡以避孕为主。

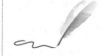

（二）避孕的道德价值

1. 使人类初步掌握了自身生产的主动权 人类的自身生产，过去一直是任凭自然摆布，一个妇女不生孩子甚至生几个孩子都被认为是"命中注定"，人类为了改变这种非理性生殖方式，不断努力，直到20世纪，人类终于初步掌握了自身生产的主动权。

2. 为合理控制人口增长提供了重要手段，有利于社会进步 人口控制是一个世界性问题，避孕已成为人类缓解人口危机的重要手段，所以，世界卫生组织（WTO）在世界各地设立了数个避孕药研究中心。

3. 为家庭带来幸福 过度生育给家庭带来灾难，导致母亲健康状况的恶化，经济状况的窘迫，子女不仅得不到良好的教育，而且会出现营养不良等。避孕可以帮助家庭选择最佳的生育时间和最佳生育数量，给家庭带来真正的幸福。

（三）避孕指导的道德要求

1. 大力宣传，自愿选择 积极宣传计划生育政策法规，使人们理解和接受计划生育。同时宣讲避孕药物和用具的科学性，消除育龄夫妇的心理应激，取得主动配合，这是获得实际成效的重要环节。自愿选择是指采取何种避孕措施应因人而异，自由选择，不搞强求，注意国家政策与群众自觉自愿相结合的原则，以达到避孕之目的。

2. 严格掌握受术者的适应证和禁忌证，选择最佳避孕措施 目前国内外常用的避孕药具多达百种，医务人员应考虑服务对象的具体情况，因人而异，指导正确选择不同的避孕药具。同时，应加强避孕药具指导，帮助避孕者科学地使用避孕药具，正确地掌握避孕方法和技术。如果忽视不同的对象，单纯追求"上环率"或为完成某种任务指标而忽视自愿原则，采取强制性行为，忽视操作常规的草率行为，以及为了获取不义之财，在不具备正常手续的情况下，私自为已采取避孕措施的妇女取出避孕器具的行为等，都是缺乏医德的表现，甚至为法律所不容。

三、人工流产

（一）人工流产及其道德价值

人工流产又称诱发流产。是指对24周以内的妊娠，采取人工的方法，将胚胎或胎儿及其附属物清除宫腔的过程。人工流产在临床上可分治疗性流产和非治疗性流产两大类。人工流产具有重要的道德价值。

1. 有利于控制生育 计划生育对计划外妊娠应如何处理？权衡的天平上，一端是13亿人口的利益，另一端是胎儿的利益。由于胎儿只是一个潜在的人，尚不足以使社会赋予他与人同样的权利，权衡的天平显然应倾向13亿人口的一端。人工流产作为避孕失败的补救措施，阻止计划外生育是符合道德的。

2. 有利于保护孕妇健康，维护妇女的权益 当妊娠危及母体生命安全时，胎儿的出生权利与孕妇的生存权利产生势不两立的矛盾，由于胎儿的道德地位低，所以通过人工流产保住母亲的生命显然是符合道德的。妇女为了切身利益而自由选择人工流产，在道德上也是可接受的，如婚前性行为致孕，通奸、乱伦致孕，胎儿如果出生，会给孕妇带来痛苦和灾难，严重威胁到孕妇一生的幸福，这种情况下妇女的幸福权利应大于胎儿的出生权。

3. 有利于提高人口素质 人工流产可以避免一个可能或肯定有严重缺陷的胎儿出生，这种以优生为目的的人工流产，对提高人口素质具有重要意义。

（二）人工流产的道德要求

人工流产是在避孕失败或由于遗传、疾病等原因或出现计划外妊娠的情况下，控制人口数量和保证质量的一项有效措施，是当前计划生育工作中必须采取的一种补救手段，是计划外怀孕者的利益和社会利益相统一的客观要求，具有很高的道德意义。

1. 应严格掌握手术的适应证　人工流产实施时机，以早期为好。早期（妊娠 12 周以内），胎儿小、手术简便易行、安全可靠，手术损伤小，术后恢复快；中期（妊娠 14～18 周）人工流产手术较前者困难，但仍可作为一次补救措施；晚期（妊娠 28 周）人工流产即大月份引产，一般是在母体内结束胎儿性命，以达到控制人口的目的。手术时间长，对孕妇损伤大，容易出现手术并发症。所以，应尽量减少晚期人工流产，这既是实施人工流产的技术要求，也是医德要求。

2. 必须认真做好术前诊断，严格执行操作常规，确保手术安全，努力避免不良预后　如果术前诊断，比如妊娠月份的误诊或粗暴操作造成受术者生殖器官的损伤等，都是不符合医德行为的。

3. 应正确对待已婚或非婚妇女的人工流产　对于已婚妇女，必须取得其丈夫的同意，这也是丈夫生育权的表现。对于非婚妊娠妇女的人工流产，医务人员应一视同仁，正确对待。她们也应享有平等医疗权利，不应歧视和非难；对非婚妊娠的妇女，医护人员同样有保守秘密的道德责任和义务，不能随便泄露；非婚妊娠的妇女其流产手续，一般经医生同意即可，同时这类流产必须是在医院进行，任何不在医院内而私自进行的人工流产或引产都是非法的，医务人员绝不能参与。

四、绝育的道德

（一）绝育及其道德价值

绝育是用人工方法使育龄女子或男子达到永远不孕或不育的目的。绝育可分为女性绝育和男性绝育。目前最常用的方法是输卵管、输精管结扎术。

绝育的道德价值：患有某种不宜妊娠疾病（心脏病、糖尿病）的妇女，绝育可以保护她们的健康；夫妇为遗传病基因携带者或患有严重遗传性疾病，婚前绝育可避免有严重遗传缺陷的婴儿出生，从而有利于家庭幸福，有利于提高人类的遗传素质；妇女患有不宜避孕疾病或因患有慢性盆腔炎而不能放置宫内节育器等情况下，绝育是避免过度生育而带来痛苦的唯一方法。

（二）绝育的道德要求

1. 具有高度的责任感和严肃的科学态度　医务人员在手术中应有严肃的科学态度和道德责任感，对于手术精益求精。严格按手术常规和灭菌要求操作，做到稳、准、轻、快，尽量减少术后并发症的发生，确保受术者的安全和健康。

2. 改变观念，提倡男性绝育　男性绝育手术较之女性绝育手术，具有损伤小，操作简易安全，时间短，术后并发症少的优点。对于不再准备生育的夫妇，是最简便而适合的节育方法，符合手术最优化道德原则。据统计，美国 100 万结扎手术中，男性结扎占 80%，女性结扎占 20%。但是在我国由于受"男尊女卑"的封建意识影响，以至于今天仍然有相当多的育龄男子，宁愿让妻子去接受代价较大的输卵管结扎术，而不肯自己接受代价较小的输精管结扎术，把绝育的义务统统推给妇女。这样中国妇女除了与男性公民一样承担建

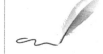

设国家的义务外，同时承担了几乎全部生育及控制生育（避孕、绝育、人流）的义务，这是不合理的。既然我们提倡男女平等，主张社会进步，就应该让男子在可能的范围内分担生育及控制生育的义务，提高绝育术中男性比例，这样才是符合医德的。

第三节　严重缺陷新生儿的处置

一、处理缺陷新生儿的历史概况

严重缺陷新生儿是指与生俱来的智力低下或身体缺损的病残婴儿。这种病残有的是静态的，即已存在的智力或身体缺损不大可能恶化；有的是进行性，即智力或身体缺损进一步恶化，通常是短寿的。如无脑儿、脊柱裂、脑麻痹等严重缺陷的新生儿。

处理有缺陷新生儿在历史上就存在。人们不仅杀死畸形、有疾病苗头的婴儿，有时甚至杀死非法生育或晚期人工流产活婴。有的国家或部落还用杀婴来决定家庭的大小。古阿拉伯把杀婴当成一种责任，古罗马也接受杀婴的行为。直到十九世纪，杀婴依然是西方某些国家控制人口的一种方法。

二、处理缺陷新生儿的现实态度

对有缺陷新生儿的处理，在现代社会中已有了新的内涵和要求。国外学者提出用新生儿安乐死的方法，处理掉有严重遗传缺陷、畸形和伤残的婴儿，以便提高人口质量和生命质量。在我国，大部分学者对此持肯定态度，但在对有严重缺陷新生儿处理中，人们都认为，应对舍弃的方式、时间、执行等立法并完成签字等完整记录的全过程。

三、严重缺陷新生儿的认定尺度

生命神圣论认为，人类生命都是神圣的，对有严重缺陷的新生儿应该用一切办法予以治疗，人为地处置先天缺陷的新生儿，在本质上无异于杀人。所以，对于有严重先天缺陷新生儿进行处理或放弃救护，对于作为生命使者的医护人员来说，完全是有悖于医学道德的非人道的行为。

生命质量论和价值论认为，生命的神圣是有前提的，撇开生命的价值而单纯强调生命的神圣是片面的。判断一个具体生命的价值取决于两个因素：一是生命本身的质量，即生命的内在价值；二是对他人、对社会的作用，即生命的外在价值。严重先天缺陷新生儿的存在，对于家庭及社会只是一种负价值。医护人员参与这种处理，不论从优生的角度，还是从家庭利益及社会利益的角度都是无可非议的，完全是与社会进步和医学发展相一致的、正义的、合乎医德原则的行为。

四、缺陷新生儿处理程序与道德要求

对严重缺陷新生儿的处置关系到个人、家庭和社会的利益，应谨慎进行。有缺陷新生儿是指出生时发现有遗传性疾病和不具遗传倾向的各种先天性畸形。遗传咨询、产前诊断和选择性流产作为提高人口质量的重要措施，大大地减少了有缺陷新生儿的出生。但我国还处于发展过程中，从事这门技术的人力、物力都相当有限，想在很短时间内把有缺陷胎儿的出生率控制为零，是不可能的，还会有一定数量的缺陷儿出生。如何处理有缺陷的新生儿才符合道德规范，这是医学道德的难题之一。

对有缺陷新生儿处置的道德总原则必须依据生育控制的基本道德原则，即应当以生命神圣和生命价值与质量相统一的高度看待生命，其具体的道德要求是：

（一）制定标准，分类处置

标准包括智力标准和体力标准。智力标准，即缺陷对患儿未来智力的影响程度；体力标准，即缺陷对患儿未来劳动能力的影响。分类包括轻度、中度、重度缺陷及短期内死亡四类。对轻度缺陷者，应积极救治；中度缺陷者一般也应积极救治，但救治的代价过大时，应允许放弃救治；对重度缺陷者和短期内死亡者一般可放弃救治。

（二）确定程序，各司其职

有缺陷新生儿的处置主要涉及五个方面的关系，患儿、家长、医生、医院和社会。正确的程序应当为：一是由医生向家长详细介绍患儿的病情。包括缺陷的严重程度，对未来智力和体力的影响及救治的可能和代价。二是由医院提供咨询服务，包括回答家长提出的种种疑问等等。三是由家长书面做出最终决定：救治或放弃。家长作为缺陷新生儿的父母、监护人，救治的费用、存活后的养育均由其承担，因此任何人也没有权利代替家长做出最后的决定，医生和医院对家长做出的非理性决定有义务进行劝阻，但最终决定权在家长。任何处置方式都必须合法、合理、合情。

（三）谨慎保密，在非公开场所进行

对严重缺陷新生儿的舍弃处理，应由三人以上的医护人员或经过专门训练的人员组成处置小组共同处置，并在非公共场所进行。执行处置完毕后，尸体应严肃慎重处理。处理过程在一定范围内予以保密。

本章小结

优生作为提高人口素质、减轻家庭及社会负担和贯彻我国计划生育政策的基本措施，主要从婚前检查、遗传咨询、孕期保健、产前诊断、围产期保健和禁止无生育价值父母生育等方面提出了相应的伦理要求。生育控制主要依据两种生产相应的理论，论述了推行计划生育政策应遵循有利、尊重、公正、宏观控制的伦理原则；提出了运用避孕、人工流产和绝育措施时必须遵守的伦理要求。对严重缺陷新生儿处置的伦理总原则是生命神圣、生命价值和质量论的统一，坚持标准、程序及其职责等伦理准则，任何处置方式都必须合情、合理、合法。

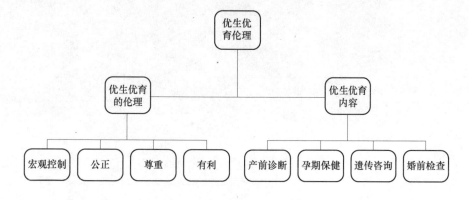

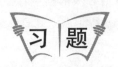

一、选择题

【A1 题型】

1. 计划生育护理的道德要求体现了
   A. 权利与义务的统一
   B. 人口控制与政策治理的统一
   C. 护理科学与护理道德的统一
   D. 对计划生育者负责与对社会负责的统一

2. 1992 年底，美国纽约州的水牛城，一位 53 岁的妇女霍络尔丁为渴望孩子的儿子、儿媳做替身母亲，生下了一个小宝宝，然而，究竟这个孩子是她的儿子还是孙子？这体现了辅助生殖技术的哪种弊端
   A. 割裂了生育与婚姻，性的联系
   B. 扰乱了传统的亲属关系
   C. 可能导致后代近亲结婚
   D. 通过辅助生殖技术出身的孩子的一些权利不能得到保障
   E. 精子、卵细胞和胚胎商品化问题

二、思考题

1. 计划生育的道德要求是什么？
2. 对有严重缺陷新生儿的处置原则是什么？
3. 避孕、人工流产和绝育的道德要求分别是什么？

（张绍昇）

扫码"练一练"

第七章　社区护理伦理

案例导入

　　王爷爷 80 岁，赵奶奶 74 岁，均是退休干部，在某市一高档社区居住，小区内设有社区卫生服务机构。王爷爷体弱多病，有糖尿病病史 10 年，2 年前突发脑出血，治愈后一直瘫痪卧床，生活不能完全自理；赵奶奶患有风湿性关节炎，行动不便。老两口唯一的女儿今年 55 岁，是一名退休教师，近几天护理者（女儿）出现腰痛、肩痛、头痛、疲劳和体力不支，经常感到生活暗淡、烦躁和苦恼，自己有些力不从心。随后聘请了一位社区护士定期进行社区家庭护理，指导和协助家属完成护理工作。

请问：

　　根据此案例分析目前家庭健康护理问题，社区护士在协助其女儿护理患者时应遵循哪些护理伦理道德要求？

　　随着医学模式的转变、现代护理事业的发展、人类疾病谱的变化和生存环境的恶化，社会对护理工作的要求越来越高，护理人员与社会的关系也越来越紧密，护理工作正走出医院，走向社会。同时，随着护理的重新定义及护理职责范围的扩大，护理人员必须向个人、家庭及社会提供全方位的健康服务。探讨护理人员与社区护理、预防保健、康复护理和健康指导之间的关系及其护理道德要求，是护理伦理学研究的重要课题。

第一节　社区护理概述

一、社区护理含义和特点

（一）社区护理的含义

　　社区护理也可称为社区卫生护理或社区保健护理，是社区卫生服务和全科医疗的重要组成部分，是综合应用护理学和公共卫生学理论，以社区为基础，社区人群为对象，促进和维护社区人群健康为中心，提供医疗、预防、保健、康复、健康教育、计划生育等连续的、动态的和综合的护理专业服务。

　　社区护理的工作职责主要是预防疾病、保护和促进健康。其具体工作主要包括：健康教育、预防与控制传染性疾病及感染性疾病、环境和职业健康与安全管理、门诊及家庭护理、社区卫生保健服务、心理卫生、计划生育指导、临终关怀等。在这些工作中，既包含了通常意义的护理服务，也包含了预防医学、老年医学、妇幼保健及卫生宣教、基层卫生管理等内容。社区护理使得护理真正走向社会，走向人群，对护理从业人员提出了更高的要求。

（二）社区护理的特点

1. 以社区人群为主体　一方面，社区护理的服务对象是社区内的个人、家庭、团体与人群。护理人员要收集和分析社区全体居民及整个社区群体共同的健康状况，工作目标是社区居民人群的健康。另一方面，社区护理所拟订的护理工作计划，包括评估、收集资料是以群体为单位的，而且对社区护理计划的执行及成效的评价也是以整个社区内人群护理的状况为对象的。

2. 以健康为中心　社区护理既关注患病人群，更关注健康人群。社区护理服务宗旨是促进和维护社区人群的健康，其核心是群体健康。因此，社区护理人员应动员所有居民主动改变环境，养成健康的生活习惯和良好的生活方式，积极预防疾病。

3. 提供长期性、连续性和可及性的服务　社区护理是针对社区整个人群实施的连续、动态的健康服务，是一个长期连续的工作，工作内容广泛，提供从出生到死亡全过程的连续不断的护理服务，包括从健康促进、危险因素的监控，到疾病早、中、晚各期的长期管理。同时以社区为范围提供护理服务，其基本要求是该社区人群在需要的时候能及时得到相应的服务，这种方便、快捷的服务模式是社区护理的重要特点。

4. 工作方式的自主性　社区护理的工作范围广，涉及内容多、对护理人员主动、独立处理问题的能力要求较高，一方面，要主动收集服务对象的健康材料，应用流行病学方法找出易出现健康问题的高危人群和已存在健康问题的人群，以促进各类人员的健康；另一方面还要主动协调好多方关系，例如与社区居民的关系、与医疗单位的关系等，以更好地做好预防、保健、康复等多层面的工作。同时，在面对众多的护理对象及护理问题时，还要依照护理健康评估结果，按个案问题的优先次序决定护理对象的顺序、护理计划和护理措施。在此过程中，护理人员的主动性是高质量护理工作的重要保障。

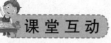

课堂互动

社区卫生服务的对象有哪些？社区护士的任职条件是什么？

二、社区护理人员的道德

（一）文明礼貌、平等待人

在社区开展各项保健工作，要面对不同文化层次、不同经济状况、不同生活习惯的广大居民，护理人员应树立以人为本的服务意识，尊重、关心服务对象。无论其财产多少、仪表美丑、职位高低、关系亲疏，都应实现无歧视服务。无论其年龄大小、文化程度高低，都应做到平等对待，尊重其人格和权利。护理人员应使用文明礼貌用语，与服务对象建立良好的人际关系，促进社区和谐。

（二）任劳任怨、乐于奉献

社区保健工作涉及面广，比较琐碎，其工作效果不像临床医疗那样在短期内显现出来，不容易得到社会的支持与人们的理解，甚至在工作中还常常遇到阻力。这就要求护理人员具有任劳任怨、乐于奉献的精神。一方面在坚定社区护理是大事业的信念的前提下，认真负责地对待每一项社区护理工作，排除阻力，创造条件，以扎实的工作赢得社会及服务对象的承认与支持，成为社区居民信得过的"自己人"；另一方面，要着实搞好社区护理教育工作，成为合格的具有医疗、预防、药物应用、社区管理、社会交往等全方位的社区卫生工作者。

（三）钻研业务、精益求精

社区卫生保健护理要求护理人员面向社区全体成员，提供全方位、多层次的优质健康服务。由于护理人员面对的服务对象既包括健康人，又包括病人，且社区人群的健康需求各异，这就要求护理人员既要通晓与把握护理科学的基本理论与操作，还需了解与掌握预防医学、临床医学、康复医学、社会医学等相关自然科学知识，同时还要有伦理学、心理学、社会学等人文社会科学知识。这种高要求使得护理人员必须有执着的学习精神，要学习多方面的知识，与时俱进，使自己的业务水平不断提高，以满足社区人群日益提高的护理需求。

（四）恪守规章、遵守纪律

在社区卫生保健护理工作中，护理人员要加强自律、慎独修养，以务实、科学、严谨、负责的工作态度对待自己的工作。恪守操作规程和各项规章制度，保证良好的工作效果。不偷工减料、不谎报数据、不遗漏工作，始终把人民的健康放在第一位，踏踏实实做好社区护理工作。同时，社区护理人员工作作风要正派，工作态度要认真，既不能推卸责任，也不能私自截留病人；既不能随意泄露社区居民的个人隐私，也不能瞒报危害社区及社会的传染性疾病的疫情。

知识拓展

不同于医院临床护士，社区护士是在一个相对开放宽松的社区工作环境中进行的，其工作对象、范畴、性质与医院护士有所不同，其主要承担的角色也有所不同。目前，我国社区护士主要承担着照顾者、健康教育者与咨询者、健康协调者与倡导者、社区组织和管理者、观察及研究者的角色。随着社区卫生服务发展，社区护士将承担越来越多的角色。

第二节　预防保健中的道德

预防保健，即为保护和增进人体健康、防治疾病，卫生机构所采取的医疗预防与防疫相结合的综合性措施。按其服务范围分为社区保健、家庭保健；按其服务人群分为妇女保健、儿童保健、老年保健和伤残人员保健等。做好预防保健工作是落实国家基本公共卫生服务项目的体现，预防保健不仅是医生的任务，也是护士的职责，预防保健中的护理道德问题是现代护理伦理学应当研究的重要内容之一。

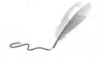

知识链接

　　社区预防与保健涵盖了社区卫生服务中的疾病预防、健康保健、社区健康教育、疾病康复和计划生育适宜技术的全过程，为社区家庭的成员提供了全程的预防保健服务，具体内容包括：传染病的预防与控制；慢性病管理；社区常见疾病的预防；妇女保健；儿童保健；老年保健；卫生监督和协管；信息收集与报告。

一、预防保健的道德基础

　　预防与保健是社区卫生服务工作的核心，以"预防为主、防治结合"的方针为社区人群创造健康的环境，消除或减少不利于健康的危险因素，改善机体的抗病能力。社区卫生工作者在预防保健服务中提出了疾病三级预防，即病因预防、临床前期预防、临床预防，旨在通过早期发现、早期诊断、早期预防或对症治疗和康复治疗来防止疾病发生和发展，以减少患者痛苦，促进其恢复健康。因此，护理工作者肩负着重要的预防使命，在护理工作中应帮助患者战胜伤残意志，使他们克服病态心理，增强信心，重新走向生活，走向社会。而那些为了名誉和利益，不考虑患者健康的行为违背了医务工作者最起码的道德要求，必将受到道德的谴责，甚至是法律的制裁。

（一）对全局负责的社会性

　　预防保健工作对象不是单一的个体，而是全局的群体。它涵盖了疾病预防、健康保健、疾病康复、健康教育和计划生育适宜技术的全过程，为社会人群提供了全程的预防保健服务，与社会各部门的关系都存在着道德问题。故预防保健人员必须以社会利益为重，坚持对社会负责，这是预防医学道德最主要的特点。

（二）完成任务的紧迫性

　　传染病的预防与控制是预防保健的重要内容之一，传染病疫情的发生和流行，除具有明显的季节性和区域性外，还具有突发性和紧迫性的特点，往往突然爆发，会迅速蔓延，使千万人的健康受到严重威胁，比如流感、非典等。这就要求预防保健人员闻风而动，配合医生立即奔赴现场，进行抢救、消毒、隔离等处理，以完成紧急防疫任务，履行自己的道德责任。

（三）成效评价的滞后性

　　为群众服务是预防保健的根本任务，其工作成效是长远的，短时间是显现不出来的，如天花的控制和消灭，是广大预防医务人员几个世纪艰苦努力的结果。当世界卫生组织正式宣布全世界消灭了天花以后，各国政府每年节省了用于种痘、检疫等方面的开支高达数十亿元。卫生预防工作成效的滞后性，容易使人们产生重治轻防的思想，甚至忽视预防工作的重要性。预防保健人员应具有不计名利、甘当无名英雄的精神，自觉履行对人群和社会的道德责任。

二、预防保健中护理人员的道德要求

（一）忠于职守，高度负责

　　预防保健以社会人群为主要服务对象，因而有着比基础和临床医学更为广泛的社会性。疾病在人群中流行，多是由人群生活的环境因素引起的，这些致病条件随机性大又难以控制和管理，比如水源、居住条件、气候条件等。预防保健工作范围广、工作时间长、内容复杂，再加上部分预防保健工作人员存在着"重治疗、轻预防"的思想，甚至出现不愿从事预防保健工作的情况，这就要求预防保健护理工作者要忠于事业、不图名利，不畏艰苦、不怕牺牲，尽职尽责，为人民的健康和幸福奋斗，为崇高的职业而奋斗。

（二）面向社会，主动服务

预防保健工作都是直接面向社会，为广大群众承担健康责任，因此，参与预防保健工作的护理人员，必须把人民的利益放在首位，要面向社会，主动服务。预防保健的服务对象大多是身体健康、无求医愿望的人群，这就更需要预防保健护理人员主动上门服务，这与临床医疗工作者坐堂行医的传统是根本不同的。但由于人群中很多人尚未发现自己有病，所以对查病、监测、监督和预防接种等防疫措施不感兴趣，甚至出现冷漠反感的情绪。因此需要预防保健护理工作者以高度负责的精神，积极热情的态度，主动提供服务。

（三）实事求是，科学严谨

实事求是是预防保健工作者必须遵守的一项准则，这要求护理工作者极端负责、一丝不苟地做好本职工作。如果护理人员缺乏实事求是、科学严谨的精神，在具体操作过程就可能发生差错。例如预防接种，若护理人员发生差错甚至隐瞒疫情的真实情况以骗取表扬或经济补助，其结果必然会给传染病的发生和流行造成可乘之机，给人民群众的健康造成危害。因此，作为预防保健护理人员，在工作中必须用科学的精神和实事求是的态度去对待。

（四）团结协助，善解矛盾

预防保健护理工作者要深入到群众的生活、工作、学习环境中，开展卫生监测和监督工作，诚恳耐心地为千家万户查病、防病、治病。晓之以理、动之以情，取得服务对象的合作与支持，这就需要

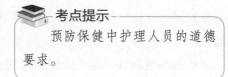

考点提示

预防保健中护理人员的道德要求。

她们争取人民群众的理解、支持和配合，团结协作使全社会都来为保护人类健康尽力。同时，预防保健护理工作者还必须学会正确认识和妥善处理在监测、监督工作中所遇到的各种矛盾。例如环境污染问题、药品管理问题等，都需要她们正确认识各种矛盾的性质，依照国家制定的各项法律法规及政策，运用多种灵活的手段，妥善解决不同性质的矛盾，以维护人民群众的健康利益。

第三节　康复护理道德

康复护理的主要对象是伤残者，即由于身体的结构或功能不同程度的丧失，而造成生理或心理缺陷的患者，护士在促进患者达到康复目标的活动中承担着重要的角色。因此，必须遵循相应的护理伦理规范。近年来，我国从事康复护理的广大护理人员正履行着自己的职责，用高度同情心、责任心服务于患者，帮助他们保存生命、减轻病痛和促进健康。

知识链接

康复包括医学上的康复、社会上的康复和职业上的康复等。康复医学是一门对疾病伤者或残疾者在身体上和精神上进行康复的学科，其目的是消除和减轻人的功能障碍，弥补和重建人的功能缺失，设法改善和提高人的各方面功能。

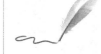

一、康复护理的含义及特点

（一）康复护理的含义

20世纪90年代世界卫生组织对康复的定义为：康复是综合协调地应用各种措施，最大限度地恢复和发展与病伤残者的身体、心理、社会、职业、娱乐、教育和周围环境相适应的潜能，以减少病伤残者身体、心理和社会的障碍，使其重返社会，提高生活质量。

康复护理是康复医学不可分割的重要组成部分，它是在总体的康复医疗计划下，以最大限度恢复功能，减轻障碍为目标，对残疾人、老年患者、慢性病并伴有功能障碍者进行适合康复医学要求的专门护理和各种专门的功能训练，帮助他们提高自理能力的护理过程。

（二）康复护理的特点

1. 工作内容广泛　康复护理的目的是通过实施各种康复护理技术和护理过程，使康复对象最终能够尽可能的提高和改善生活自理能力。它的实施要针对患者的整体康复，对患者的护理服务不分科，护理工具的内容具有广泛性。护理人员不仅要做必要的辅助治疗和全面的护理业务服务，还要对患者进行生活指导及身体照料。

2. 变被动接受他人护理为主动自我护理　由于康复护理的对象常存在不同程度的功能障碍，影响到日常生活和工作能力，这就决定了他们对他人、辅助用具、环境和社会有较大的依赖，这种心理和行动上的依赖性，妨碍了患者的功能独立性的康复，也给家庭和社会带来极大的经济负担。因此，在实施康复护理的过程中，要通过教育和训练患者，使其充分发挥功能上的潜力和个人的主动性，学习新的技能和活动方式，尽可能地做自己力所能及的各种活动，从而由被动地接受他人的护理变为自己照料自己的自我护理。

3. 长期性和延伸性　康复护理的长期性是指对患者进行康复护理的时间要持续数日、数年、甚至终生。这是由于康复者功能障碍的持续时间往往较长，甚至伴随终生。康复护理的延伸性是指对患者的康复护理工作是从住院期间一直延续到患者回归家庭或社会后，甚至终生。因此，护理人员不仅要关心患者在住院期间的康复，而且还要关心患者出院后的康复护理。

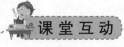

课堂互动

康复护理的服务对象有哪些？护理人员应该为他们提供哪些服务？

二、康复护理的主要内容

（一）评定残疾情况

通过社区健康档案和社区中心转诊，评定患者伤残情况，建立残疾人伤残档案，制订康复护理计划，为病、伤残患者的全面康复提供良好的环境及有益的活动。

（二）预防畸形和并发症

伤残者大多是肢体活动受限，在护理中应特别注意体位变换，帮助其进行被动运动，保持关节的功能位置，督导康复对象自我管理，避免畸形和并发症。比如偏瘫患者应预防压疮及肌肉萎缩的发生。

（三）提高患者自护能力

康复护理的目标之一是改善和提高患者日常生活所必需的活动能力。因此，在训练过程中，护理人员要细心照料患者，例如饮食训练、更衣训练、移动训练等，要循序渐进，防止意外损伤的发生，通过耐心地引导、鼓励和帮助，使患者掌握"自我护理"的技巧，促进日常生活活动能力的恢复。

（四）加强心理护理

由于肢体功能障碍，伤残者容易产生自卑心理，觉得自己是"无用人""累赘"，或因住院时间长，康复进程慢，效果不显著等原因而出现烦躁、孤僻、丧失信心等不良心理状态。因此，护理人员要深入了解患者的心理特征，理解患者，有针对性地疏导，从而改变他们的异常心理状态，帮助他们树立康复治疗的信心。

（五）出院后的继续护理

康复是一个长期的过程，患者在医院经过短期康复治疗后仍需在家中继续锻炼、巩固。因此，护理工作仍需继续进行，医护人员要定期家访，进行指导、咨询。

知识拓展

康复服务方式有三种：康复机构康复、上门康复服务、社区康复。康复医学科的康复治疗组组长为物理医师与康复医师，成员包括物理治疗师/士、作业治疗师/士、言语矫正师、心理治疗师、假肢与矫形器师、文体治疗师、社会工作者等。

三、康复护理的道德要求

（一）同情患者，尊重人格

伤残者特别是遭受意外、严重挫折的后天致残者，他们身心残疾，不能享受正常人的生活和工作乐趣，不仅在躯体上痛苦不堪，在精神和心理上更是备受煎熬。因此。伤残者往往容易出现焦虑、抑郁、恐惧、痛恨、愤怒、烦躁不安等情绪反应，继而出现孤独感和自卑感，甚至导致个人障碍从而丧失对生活的勇气和信心。这就要求护理人员充分理解、同情伤残者，尊重他们的人格，维护他们的权利，以诚挚的态度，温暖的语言随时了解他们的心理动态，及时做好心理护理，切忌不可怠慢、冷落、鄙视、嘲笑甚至歧视他们，并且通过向社会宣传，发动民众都来关心和支持残疾人群体，给予他们生活的勇气与信心。

（二）认真负责，热情帮助

康复患者因性别、年龄、职业、心理状态、性格及伤残程度各不相同，他们对康复护理的需求程度也有所差异。因此，护理人员必须具有强烈的责任感，任劳任怨、勇于奉献，热情地帮助他们解决实际问题。根据他们的伤残程度、部位、特点进行生活能力训练，训练中要认真仔细，耐心引导，鼓励患者重返社会，为社会做贡献，从而使伤残者感到温暖和慰藉。

（三）谨慎周密，精益求精

康复患者比一般患者护理难度大，而且康复过程时间长，显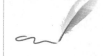**考点提示**
效缓慢，功能训练及日常生活能力训练更是一项长期而持久的工　　康复护理的道德
作。因此，护理人员必须要有高度的责任心和稳定的情绪，在康　要求。
复护理中，要精心操作、循序渐进，不能操之过急，更不能有任
何的粗心马虎，否则会影响患者的早日康复，甚至会使患者残疾加重或出现新的残疾。

第四节　健康教育道德

健康教育是联系健康认识与健康实践的桥梁，是通过传播与教育的方法，向全社会普及卫生科学知识，强化人的健康意识，建立和改变与健康相关的行为和生活方式。它不仅涉及整个卫生体系和卫生服务的开展，还涉及如农业、教育、大众传媒、交通等非卫生部门。因此，健康教育活动已经超出了单一的卫生保健范畴，成为一项以健康为中心的全民性教育活动。

一、健康教育的含义和内容

（一）健康教育的含义

健康教育是指有目的、有计划、有组织地向人群传播卫生保健知识和技术，帮助个人和群体改变卫生观念，自愿地采纳有利于保健的行为活动，以增强自我保健能力和提高人们健康水平的教育活动。其核心是教育人们树立健康意识，养成良好的健康行为和生活方式，保护和促进个体和群体健康。护理健康教育是健康教育大系统中的一个分支，是护士针对病人或健康人群所开展的具有护理特色的健康教育活动。

> **知识链接**
>
> 护理健康教育的特点：①护理健康教育是护理，尤其是社区护理中最基本、最重要的组成部分之一；②护理健康教育不仅作为一种宣传手段，而且也成为一种护理和治疗手段；③护理健康教育是护理与教育的有机结合。

（二）健康教育的内容

随着健康教育理论与实践的不断发展，无论在医院或社区，教育均是护理工作的一个重要内容和措施。同时，由于疾病谱的种类繁多，具体到每个患者、每个病种的教育内容也不尽相同。健康教育的内容概括起来有以下几个方面：

1. 对疾病的性质与康复方法的宣教，让患者及其家属了解病因、疾病的治疗及康复方法和预后，树立治疗信心。

2. 对诊查、医疗处理及其护理措施的宣教，即向患者宣传应做的诊查、医疗处理及护理措施的目的、内容及方法，以解除其恐惧与疑虑。

3. 对孕产妇、妇幼、中老年保健的宣教，通过宣教使不同对象明确预防、保健、增强体质、健康长寿的措施，并使各项措施落到实处。

4. 对不良的生活习惯、个人行为、社会环境与疾病关系的宣教，提高自我保健意识，自觉建立起良好的卫生习惯，纠正不良行为，改善社会环境。

5. 对传染疾病的传播途径、隔离、消毒及预防的宣教，使患者、家属及社区人群得到预防知识，动员群众，共同做好传染病的预防工作，包括积极接受免疫接种等。

6. 对机关、工厂、学校、饮食行业有针对性地进行卫生防病保健的宣教，以提高社会的健康水平。

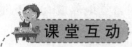

课堂互动

健康教育的形式有哪些？分别适用于何种场合？

二、护理人员健康教育道德要求

（一）坚持人人健康、人人参与的原则，自觉履行健康职责

随着社会经济和医疗保健事业的进步与发展，人类社会的疾病谱与死亡谱发生了显著变化。目前导致人类死亡的主要影响因素是行为、生活方式、环境、生物因素和卫生服务。由此可见，每个人的行为都会影响到周围其他人的健康，每个人也都对自己的健康负有责任。因此，护理人员要坚决贯彻预防为主的方针，树立"大卫生观"，把服务对象从医院扩大到人群、家庭、社会，由对患者的护理扩大到健康人群的卫生保健服务，并采取切实可行的方法，开展有利于社会成员身心健康，有利于保护生态环境的活动，争取多方面的支持和协作，调动所有人都来关心健康、维护健康，把增进人类健康作为自己的道德责任和目标。

（二）坚持科学态度，完善知识结构，开展健康指导

健康教育作为护理人员常规的工作内容之一，是向人们传授健康长寿的知识，使人们自觉地预防和排除致病因素的侵袭，保持和维持身心健康，传授的内容必须科学严谨，实事求是。为了更好地完成健康教育，护理人员必须有终身教育的观念，通过持续的学习进行自我完善。首先要加强医学知识的学习与更新，加强人文科学和社会科学知识的学习，其次要树立新的健康观，要把人的健康与生物、心理和社会的因素联系起来，以便更好地为群众的健康服务。护理人员在健康教育中，还要以科学观念、用科学性的材料向群众做宣传指导，忌杜撰或道听途说，坚决同迷信、巫医、一切伪科学的宣传做斗争。切忌为了追求经济利益而夸大某些药物、仪器、疗法的实际效用，使健康教育走上歧途。

（三）坚持以人为本，尊重服务对象

健康是个体的基本权利，都应得到尊重和维护。护理人员要树立人本理念，尊重所有的服务对象，尊重个体的选择，综合考虑其文化、宗教、风俗、社会等多方面因素的影响，使每个人的健康权利都能得到保障。此外，护理人员还应有很强的服务意识，工作要耐心细致，在实施健康教育时不要抱有成见，避免简单、粗暴的干预和命令式的宣教。

（四）坚持以基层为重点，特别突出服务农村

长期以来，我国的医疗卫生服务重点是基层和农村，健康教育也应如此。虽然改革开放以来农村卫生水平有了较大提高，但农村的卫生知识水平还比较低，尤其"老、少、边、穷"地区文化落后，卫生条件差。因此，护理人员应积极参加农村和基层初级卫生保健工作，并把健康教育作为重要内容。在健康教育过程中，护理人员应从自身做起，倡导健康文明行为，形成良好的生活行为方式，同时采取民众喜爱的传播方式宣传健康知识与技能，帮助他们提高自我保健意识。

总之，健康教育是护理工作的一个重要组成部分，应纳入护理管理体系，与护理工作融为一体进行有效的管理。护士应及时了解患者的心理、生理状况，选择合适的健康教育时间，选择适合患者的

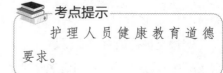

考点提示

护理人员健康教育道德要求。

健康教育内容因人施教，采用适合患者的健康教育方法，使每个公民自觉地养成有利于健康的行为，而达到最佳健康状态。

本章小结

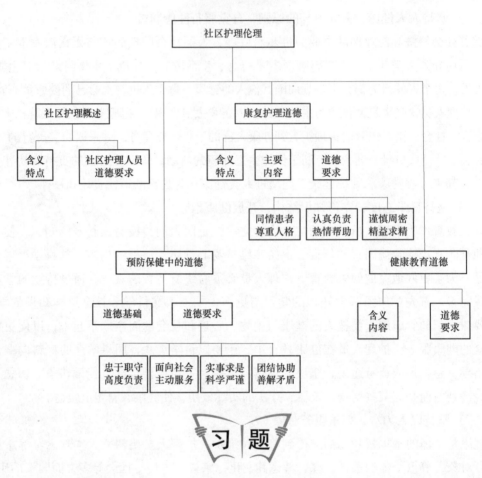

习题

一、选择题

【A1 题型】

1. 康复护理的特点不包括

    A. 服务对象广泛　　　　　　　　B. 康复护士单枪匹马

    C. 功能促进观察始终　　　　　　D. 病人实现自我护理

    E. 康复持续终生，康复再教育至关重要

2. 社区卫生健康教育要突出服务区域是

    A. 城市　　　　　　　　　　　　B. 农村

    C. 少数民族地区　　　　　　　　D. 贫困山区

    E. 边境地区

3. 康复护理的对象主要是

    A. 普通患者　　　　B. 老年患者　　　　C. 伤残者

    D. 慢性病患者　　　E. 儿童患者

4. 预防保健的道德要求不包括

    A. 面向社会、主动服务　　　　B. 实事求是、科学严谨

    C. 团结协助、善解矛盾　　　　D. 不畏艰难、秉公执法

    E. 环境优美、安全舒适

二、思考题

1. 简述健康教育中护理人员遵循的伦理规范。

2. 简述康复护理的定义及道德要求。

三、护理职业角色训练

（一）角色训练理念

    人类对护理工作的需求是普遍的，护士工作服务于人生命的全过程。对于即将进入临床工作的护生进行系统的护理伦理教育是十分必须且必要的，使学生不仅了解护理伦理学的理论基础，了解护理实践中必须遵循的基本伦理原则和伦理规范，而且使学生了解护理发展所引发的伦理问题，解决"是什么""为什么"和"怎么做"的问题，让护生更好地为维护和促进人类健康服务。

（二）角色训练目标

    通过组织护生进行一定形式的护理职业角色训练，使护生领会到具体护理职业活动中的伦理要求，在未来的护理工作中，能自觉运用护理伦理学的基本理论来指导、调整自己的行为，树立一切为了病人和全心全意为人民健康服务及为护理事业献身的理念。

（三）角色训练计划

    护理伦理学课程"社区护理伦理"部分的学习，旨在要求护生从整体上了解社区护理服务工作，领会预防保健、康复护理、健康教育的道德规范，明白康复护理及健康教育的主要内容。职业角色训练方案围绕上述知识点进行编制。

    1. 角色训练形式　计划组织一个"走进社区，我爱护理"为主题的演讲比赛，以加深护生对护理职业的热爱，根据学生人数将学生分为若干小组，各组在不偏离主题的前提下，自行确定题目和内容。

    2. 角色训练要求　时间：护理伦理学课程"社区护理伦理"部分学习结束的下一次课堂用 20 分钟时间进行演讲比赛。要求学生课后通过网络、教材、参考书籍、报纸杂志等多种途径收集有关资料，结合"社区护理伦理"部分教学的知识重点，完成一个演讲稿，800字以内。以小组为单位撰写演讲稿，最终每个小组筛选（推举）一名学生代表小组参加班级演讲。教学班内的小组组稿由组长具体负责。

    3. 成绩评定　演讲比赛计入平时成绩。完成演讲稿写作的学生每人记入实践成绩 1分；被小组推选参加班级演讲的学生在此基础上加 1 分；演讲获得第 1、2、3 名的同学在前两项的基础上分别再加 1 分。成绩评定的评委由科任老师、班长、团支书、学习委员和各小组长组成。

（四）角色训练小结

    整个角色演练活动结束，教师就"职业角色训练活动"进行小结与点评。

扫码"练一练"

（刘珈利）

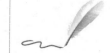

第八章 护理科研伦理

案例导入

韩国昔日的"首席科学家"黄禹锡教授曾因两次在美国《科学》杂志上发表论文，称在世界上率先用卵子成功培育出人类胚胎干细胞和用病人体细胞克隆出胚胎干细胞而名声大振，被誉为是世界上第一位利用克隆技术获得人类胚胎干细胞的科学家。但令人震惊的是，有知情人报出黄禹锡的研究小组涉嫌用钱买卵子、胁迫下属捐卵等"不道德"手段获取人类卵子。这导致人们对他研究数据的有效性产生怀疑并展开调查。2006 年首尔大学调查委员会发表最终调查报告，认定黄禹锡科研组发表的论文都是采用编造的数据，这项突破实为一场科研欺骗。由此黄禹锡从韩国民族英雄变成了耻辱的造假者，不得不宣布辞去首尔大学教授的职务。

请问：

1. 黄禹锡因何缘由从民族英雄沦为民族耻辱？进行医学科研有什么道德要求？
2. 用于科学研究的人体实验是否需要道德制约？人体实验有何道德规范？

任何一门学科的发展与进步都离不开科研活动，护理科研是现代护理活动的重要组成部分，是护理学发展的关键环节。护理科研伦理是指护理科技工作者在参与临床医疗科研和护理科研中应遵循的道德准则，是促进护理科研发展的重要动力，是保证护理科研活动达到预期目的的重要条件。

第一节 临床护理科研的道德要求

护理科研是在临床护理、康复护理和社区人群的生命救治、卫生保健等方面探索维护和促进人类健康的规律和方法，它是推动护理学科发展，提高临床护理质量的重要手段。

课堂互动

讨论护理科研的意义有哪些？大家知道哪些护理科研成果？

一、护理科研道德要求

护理科研工作者在具备良好的专业知识和专业技术的同时，还必须遵循护理科研的道德规范，才能达到预期的科研效果。

（一）忠于和热爱护理事业

护理科技工作者从内心尊重和喜爱自己的职业，对护理事业有坚定的信念和深厚的感情，愿意把自己的全部精力和生命都献给护理事业。学生时代的黎秀芳曾在护校的舞台上扮演"南丁格尔"，80岁时，她成为全军首个"南丁格尔奖"获得者，过90岁生日时，她对前来祝寿的人说："要说我还有什么舍不得的，那就是护理事业。"黎秀芳对中国护理事业最大的贡献是创立"三级护理""三查七对"等制度，开创我国现代科学护理先河。是什么力量推动着她不断进步？是一颗热爱祖国、热爱人民、更热爱自己事业的心。热爱是最好的老师，作为护理专业学生，要成才，要实现人生价值，就必须热爱自己选择的事业，必须要把个人的发展与社会、时代及人类的发展紧密结合在一起，把热爱自己的职业作为起点，才能够通往成功之路。

（二）目的明确、动机纯正

护理科研的根本目的是认识人类生命的本质，寻求增进健康、预防疾病、恢复健康、减轻痛苦的途径和方法，提高人类健康水平。护理人员从事科研行为的目的和动机都应以社会价值为出发点，着眼于广大人民群众的健康需求。如果护理科研是为了个人或某个小集体的名利，则是违背社会主义护理道德的，是绝对不允许的。因此，护理科研也必须突出强调社会需要原则，以人类的健康利益为第一目标，显示出造福人类的根本性护理科研目的。

（三）尊重科学，严谨求实

护理科研工作要对人类的健康和社会的发展负责，所以，护理科研人员在科研中必须坚持尊重科学、严谨求实的道德原则。坚持做到：①具备坚实的业务知识和统计学知识，谨慎选题，坚持以科学的方法为指导，使之具有可行性、合理性和严格性，按照随机、对照、重复三个原则进行统计处理，任何科研课题的设计缺少对照组、随机和不能重复其结果都是不准确的、不严肃的，也是不科学的。②严格按照实验设计要求、实验步骤和操作规程进行实验，切实完成实验的数量和质量要求，严密观察实验中的各种反应，真实地记录实验中的阳性和阴性反应，确保实验的准确性、可靠性和可重复性。③客观分析实验数据，既不能主观臆造，也不能任意去除实验中的任何阳性反应，伪造或擅自改动科研数据、资料，假报成果，抄袭剽窃他人成果等行为都是不道德的，应受到道德舆论的谴责，严重者将受到法律的制裁。

（四）团结协作、相互支持

团结协作、相互支持是护理科研道德的重要规范。从医学和护理科研的过程看，从确定课题、收集资料、加工整理到实验室实验、临床试验，最后形成研究报告，每一个环节都需要合作。因此，护理科研工作者应按这一道德标准来衡量和约束自己的研究行为，使研究成果不满足于已有的成就，虚心求教于他人，不断提高自己的科研水平。同时，在科研中正确对待自己劳动与他人劳动的内在联系，坚持互助、平等、公正原则，加强道德修养，做一个有胸怀、有风度、有境界的人。

（五）善待成果、善用成果

护理科研道德提倡研究者在取得成果后正确对待科研成果所带来的利益和荣誉。科研成果的取得是个人和集体智慧与劳动的结晶，因此，护理科研的每一位参与者都应互相尊重，在联名发表著作、公布成果时，要实事求是地对待文章的署名，不得盗名窃誉，剽窃他人成果据为己有的行为是缺乏科研道德的，甚至是违法的行为。科研成果的应用应以人类健康事业为最高道德目标，体现医学和护理的道德本质，把新成果用于解决人类疾病和健康问题放在第一位，商业利益放在第二位。科研工作者要把全社会、全人类的整体利益和长远利益放在首位，本着认真广泛研究、推广慎重的原则办事，履行自己的科研道德义务。

二、人体实验的护理伦理

医学的进步与人体研究密不可分。为了维护人类的生命健康，必须进行人体研究，但人体研究可能会给受试者带来风险与

考点提示

护理科研的道德要求。

伤害。因此，如何给予被研究者最大的人权保障，需要研究者在具体的研究设计中给以足够的重视，并经过伦理委员会对研究方案的仔细审查，以确保被研究者的权利能够得到最大的保护。如果研究者缺乏护理研究的伦理学知识和伦理理念，就很容易出现其研究设计忽略甚至违反护理伦理道德的情形。因此，护理研究者需要认真学习、掌握和运用护理研究的伦理原则，既要达到以最严谨的研究设计获取新知识的目的，也要在研究过程中严格遵守保护受试者权益的伦理原则。

（一）人体实验的概念及意义

1. 人体实验的概念 人体实验是以人体作为受试对象，用人为的实验手段，有控制地对受试者进行研究和考虑的行为过程。

人体实验是在基础理论研究和动物实验之后，常规应用临床之前不可缺少的中间环节，是医学发展的基础和前提，没有人体实验就没有医学发展的今天，根据研究性质的不同，可以将实验对象称之为受试者、参与者或被调查者。

2. 人体实验的意义 人体实验存在风险，并且有失败的可能。它对受试者的伤害是难以避免的，有身体的伤害，也有心理的伤害。但是，人体实验带来的收益不仅使受试者本人成为直接的得利人，还可以促进医学实验的发展，并且给社会带来健康福音。人体实验得失并存，但它作为医学发展的基础和重要手段，有重要的道德意义。

（1）人体实验是医学发展的起点 纵观医学发展史，古今中外有许多医学家在探索新技术和新药物的时候，都曾做过人体实验。比如传说中的"神农尝百草，日遇七十毒"；明代医学家李时珍亲自品尝，服下多种药物，最后撰写出《本草纲目》。国外的科学家巴斯德、拉奇尔等在进行研究工作中，都曾以自己的身体作实验对象等等。由此可见，人类是从自身感受开始认识疾病并逐步战胜某种疾病的。因此，人体实验是医学发展的基础和前提。它不仅扩展了我们对人体自身结构、功能等信息的认识，还可提供早期预防和确认疾病的手段。从某种意义上说，没有人体实验就没有医学，就没有医学今天的发展。

（2）人体实验是进入临床前的必经环节 人体实验是医学研究从动物实验到临床应用的中介，是医学实验不可缺少的环节。医学实验的主要对象是人，而人与动物之间是存在差异的，机理和功能都有很大的不同。任何医学新技术和新药物，不管经过多少次动物实验或其他人体外的实验，在进入临床应用之前，仍必须经过人体实验阶段，证明确实无害且有益于某种疾病的治疗、预防时才能正式推广应用。另外，人的某些疾病不能用动物复制的疾病模型来做实验，只有通过人体实验才能得到需要的信息。因此，人体实验是常规

临床应用之前的必经环节。

（二）人体实验的类型

人体研究从总体上可分为两大类：一类是受控实验，另一类是非受控实验。具体可分为以下六种类型。

1. 天然实验　天然实验是指在战争、瘟疫、饥荒和自然灾害中对疾病进行流行病学、诊断治疗和预后的研究。是不受研究者控制，在天然条件下进行的人体实验。比如水灾、地震、核泄漏以及疾病高发事件等对人体造成的伤害或影响，由此自然发生或演进而进行的实验研究。因其发生、发展过程没有实验者的干预、控制，所以观察研究者不承担道德责任。

2. 自体实验　自体实验是指研究者因担心实验会对他人带来不利影响，或者为了获得某种切实可行的治疗方法或科研信息和数据，或者由于其他原因而在自己身上进行实验。比如我国热带病专家钟惠澜夫妇，冒着生命危险在自己身上进行犬黑热病原体注射实验，终于首次证实了犬、人、白蛉三者的黑热病传染流行环节的关系；还有美国医生拉奇尔用自己的生命证明蚊子是传播黄热病的元凶等等。自体实验结果准确，但具有一定的风险，体现了医学家追求真理的科学精神和崇高的医德境界。

3. 自愿实验　自愿实验通常是受试者在一定的社会目的或经济目的的支配下，在充分知情的前提下自愿参加的人体实验研究。受试者可以是病人，也可以是健康人或社会志愿者，他们虽是自愿与组织者（实验者）达成了协议，但实验者仍应承担对受试者的道德责任。

4. 强迫实验　强迫实验是指在一定的政治或武力压迫下，违背受试者本人意愿而强迫其参加的人体实验。比如第二次世界大战中，德国纳粹强迫战俘进行截肢、绝育等人体实验；还有日本侵略者在我国哈尔滨市建立的"731"细菌部队所进行的惨无人道的"木头"实验。这种人体实验侵犯了受试者的人身自由和利益，而且可能对受试者造成严重的身体和精神伤害，它触犯了法律，是非人道的实验。

5. 欺骗实验　欺骗实验是指为了达到某种目的，通过向受试者传达假信息的方式，引诱或欺骗受试者参加的人体实验。这种人体实验侵犯了受试者的知情同意权，其结果往往使受试者承受很大的损失，甚至身心受到严重伤害，是不道德的，实验者应该受到道德谴责。

6. 试验性治疗　通常是指病情严重的病人在常规治疗无效时所采用的一种尝试，或者诊断不明而通过试验性治疗的效果来做出诊断。无论试验性治疗的结果好坏，实验者一般不受道德谴责。

知识拓展

任何从事医学研究的研究者都会面临如何尊重和保护受试者及其亲属和相关群体的问题，同时也有如何适当保护实验动物的问题。为了使生物医学研究健康发展，国际上制定了一系列与研究伦理有关的国际准则。例如，《纽伦堡法典》《赫尔辛基宣言》《以人为实验对象的生物医学研究的国际伦理学指南》等。这些指导原则适用于所有从事涉及人的生物医学研究的科研人员。而且，所有这些文件都强调，生物医学研究必须遵从于伦理准则，以确保研究者充分考虑受试者的尊严、权利、安全和健康，以及研究结果的可靠性、可行性和有效性。

（三）人体实验的道德准则

护理科研的新方法、新技术、新器材的评定与确定，都需要通过严格设计的人体实验来最终证实。然而，人体实验一直以来都是哲学难题，它涉及了人与自然的关系，人的精神与肉体的关系，人与科技的关系等，而且还涉及到人的生命安危和健康利益。因此，在进行人体实验的过程中，明确其道德责任和道德规范是十分必要的。关于护理科研中人体实验的道德准则可以概括为以下七项：

1. 医学目的性原则　医学目的性原则是人体实验的基本道德准则，凡开展人体实验的医学科学研究都必须严格审查其是否符合医学目的。医学研究者在进行人体实验的设计时，只能以提高诊疗水平和维护、增进人们的身心健康为目的，严格按照普遍认可的实验规范和程序实施实验。相反，为了保持自己在学术机构内的地位、晋升，或为获取医学知识成果而不顾人体实验手段与方法的正确性、道德性和科学性而开展的人体实验，是违背人道、有损医学、危害社会和人类进步的人体实验。

2. 伦理审查的原则　伦理审查是保证人体实验符合伦理要求的必要组织程序，是保证人体实验伦理性质的基本环节。《赫尔辛基宣言》中明确规定：每项人体实验的设计和实施均应在实验方案中明确说明，并应将实验方案提交给伦理审批委员会进行审核、评论、指导和同意。该伦理委员会必须独立于研究者和申办者，并且不受任何其他方面的影响。伦理审批委员会的成员在研究领域或者研究方法方面应具有广泛的专业背景，通常由医学专家、生命伦理专家、法律专家、社会专家等组成。

3. 知情同意的原则　知情同意是指受试者在参加人体研究之前，对所研究的目的、方法、过程、预期的效果和损伤，以及可能出现的不适与潜在危险和困难等信息都有充分了解。研究者不得有丝毫的隐瞒，使他们在充分知悉的基础上不受任何欺骗、胁迫、劝诱恐吓或任何强迫手段的驱使，自主、理性地表达同意或拒绝接受人体实验的意愿。知情是同意或拒绝的前提，同意是知情的结果。知情同意不允许有任何诱惑，并且受试者可以在任何时候拒绝或退出试验，而绝不能影响患者原有的治疗和护理。如果受试者本人缺乏或丧失行驶知情同意权的能力，可由其家属、监护人或代理人代替其行使该权力。贯彻执行知情同意权，既是对受试者的尊重，也是对研究人员的保护。

4. 受试者利益最大化原则　受试者利益最大化原则又称有利无伤原则，是指受试者健康利益高于医学目的的原则，人体实验自始至终存在着科学利益与受试者利益之间的冲突，为了维护受试者利益真正得到落实，《纽伦堡公约》和《赫尔辛基宣言》多方面强调了该原则，在中国，原卫生部也颁发了《临床药理基地管理指导原则》。受试者利益最大化原则要求人体实验的研究者要始终把受试者的利益放在首位进行考虑，既包括维护受试者的生命健康，也包括维护他们的人格尊严、自主权利，分享实验带来的经济利益，以及获得损伤的赔偿。

5. 受试者隐私保密原则　在人体实验中，要保护受试者的隐私和匿名权利。对科研过程中所有研究资料（包括照片、录像等）要严加保管，防止泄露和丢失。在已经公开发表的研究成果中，也不能将受试者的姓名公开，以免侵犯受试者的匿名权利。医学护理科研资料的保密在科技高速发展的今天意义更加重大。计算机数据的保存一定要安全，保存在磁盘中的资料应进行物理上的隔离保存，从而使医护科研真正体现尊重人的根本宗旨。

6. 实验方法科学的原则　人体实验是科学实验，为保证实验结论的客观性，增强实验的可信度，人体实验从设计到实施，都必须遵循普遍认可的科学原理和实验方法。包括：①人体实验必须以动物实验为基础；②人体实验前必须制定严密科学的实验计划；③人体实验前必须有严格审批监督程序；④人体实验结束后必须作出科学报告；⑤正确认识和使用对照实验。

7. 损伤赔偿原则　人体实验是一种带有风险性和效果不确定的研究行为。它对受试者的损伤是不可避免的，既有身体损伤，也有心理伤害。但正是因为受试者的参与和付出才给众人带来了利益，也为医学的发展做出了贡献，所以，给受试者补偿是

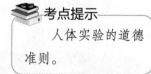

考点提示

人体实验的道德准则。

合乎伦理的。这种做法不仅体现了研究关系的平等性，还体现了医学人道主义和病人的权利与尊严。但如何给予赔偿，世界各国均无明确的规定。组织者、研究者和研究单位等几方面应按照具体情况给予妥善处理。

本章小结

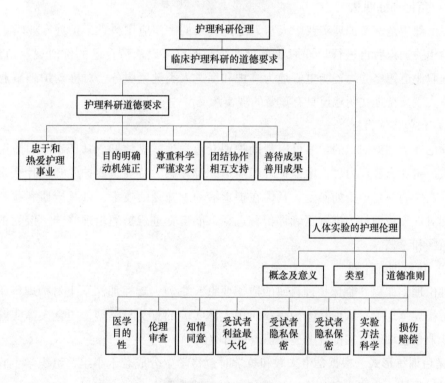

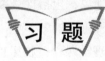

习　题

一、选择题

【A1 题型】

1. 护理科研的根本目的是

　　A. 为解决病人的病痛服务　　　　B. 为服务对象开展身心健康服务

　　C. 为健康人群预防疾病服务　　　D. 为增进病人的身心健康服务

E. 为人类增进健康、预防疾病、恢复健康、减轻痛苦服务

2. 人体实验的基本伦理原则是

A. 医学目的原则   B. 知情同意原则

C. 受试者利益原则   D. 损伤赔偿原则

E. 实验科学性原则

3. 《纽伦堡公约》和《赫尔辛基宣言》多方面强调的人体实验原则是

A. 医学目的原则   B. 知情同意原则

C. 受试者利益原则   D. 损伤赔偿原则

E. 实验科学性原则

二、思考题

1. 简述护理科研的道德要求。

2. 简述人体实验的类型和道德准则。

三、护理职业角色训练

（一）角色训练理念

护理伦理学是调整护理实践中人与人之间关系的一门应用科学，护理专业学生学习护理伦理学相关知识后再进行护理职业角色训练，不仅可以认清自己的价值观及角色责任，加强护理职业道德修养，还能更好地为维护和促进人类健康服务，对推动护理事业的全面发展及社会主义精神文明建设具有重要的现实意义。

（二）角色训练目标

护理伦理学理论知识的学习可以帮助护理专业学生建立信仰、甘于奉献、懂得仁爱的良好品质，树立患者权力观，增强护理职业道德责任感。特别是要护生知道什么是爱、为什么要爱、作为一名护士如何爱，具体在护理活动中施爱的技术，以及遭遇利益和各种冲突时，能对护理伦理行为进行正确评价和选择，能自觉进行护理伦理修养、接受护理伦理教育、监督和考核。

（三）角色训练计划

护理伦理学课程"临床护理科研的道德要求"学习，旨在加深学生对护理科研工作中的伦理道德规范理解；认识临床护理科研中人体实验的意义与类型，领会人体实验的道德规范。职业角色训练方案围绕上述知识点进行编制。

1. 角色训练形式 根据学生人数和教学时数将学生分成若干小组，组织学生收集近年来学术界出现的一些违背科学伦理的现象，包括抄袭剽窃、伪造虚报、重复性研究等并进行讨论。

2. 角色训练要求 时间：护理伦理学课程"临床护理科研的道德要求"部分学习结束的下一次课堂用 20 分钟时间进行小组汇报。要求各小组成员结合课堂所学知识对收集的科研伦理不良现象进行分析、讨论，并探讨护理科研伦理的社会价值及如何防范科研违规行为。最终每个小组筛选（推举）一名学生代表小组汇报讨论结果。教学班内的小组组稿有组长具体负责。

3. 成绩评定 汇报结果计入平时成绩。完成收集资料及参与探讨的学生每人记入实践成绩 1 分；被小组推选参加汇报的学生在此基础上加 1 分；汇报讨论结果获得第 1、2、3

名的同学在前两项的基础上分别再加 1 分。成绩评定的评委由科任老师、班长、团支书、学习委员和各小组长组成。

（四）角色训练小结

整个讨论汇报活动结束，教师就"职业角色训练活动"进行小结与点评。

（刘珈利）

扫码"练一练"

第九章　医学新技术中的护理伦理

学习目标

1. **掌握**　开展人类辅助生殖技术的伦理原则、科学对待死亡、安乐死伦理分析、器官移植应遵循的伦理原则。

2. **熟悉**　生殖技术的含义、分类以及对此的伦理讨论。

3. **了解**　生殖技术的历史、现实及死亡标准的历史演变；基因治疗的含义、历史发展和伦理原则。

案例导入

武汉"暴走妈妈"的无私母爱的故事感动了千万人。被诊断为重度脂肪肝的"暴走"妈妈陈玉蓉为了给儿子"捐肝"，7个多月来，日复一日以每天10公里残酷的"暴走"减肥，终于使这位无私的母亲，圆了"割肝救子"的梦。

请问：

你从"暴走妈妈""割肝救子"故事中体现了活体供体的哪些伦理原则？

医学新技术是指在诊疗、护理、预防、保健和康复等医疗实践活动中，采用现代物理的、化学的、生物的尖端技术成果，直接应用于人体的医学手段。如器官移植、现代生殖、基因工程等技术以及电子计算机、高分子合成、人工脏器、激光技术、电子计算机断层扫描（CT）、磁共振（MRI）等新技术材料和新技术，它是医学科学迅速发展的产物，也是现代医学进步的重要标志，医疗高新技术在临床上的广泛使用有利于维护人类的生命，促进人类的健康，有利于提高人类防治疾病的能力。但是任何科学技术都是一把双刃剑，医学的快速发展和临床应用同时也改变了人们的传统观念和生活方式，引发了一些值得我们深思和探讨的伦理难题。

第一节　生殖技术中的伦理问题

一、人类辅助生殖技术及其伦理问题

人类辅助生殖技术是指用医学科学技术代替人类自然生殖过程的某一步或全部过程，按照人的意图，在人工操纵下的一种生殖方法。人类的自然生殖过程是由性交、卵子受精、受精卵植入子宫、胚胎发育、分娩等步骤组成，而生殖技术则打破了这个自然生殖过程，用人为的方法产生新一代的个体，以人工授精代替性交，以体外授精代替体内受精，以无性的生殖方式代替传统的有性生殖方式。

（一）人工授精

人工授精（体内受精）是指用人工的方式将男性的精子注入生殖能力正常的女性的子

宫内，促使精子与卵子结合以达到受孕目的的医学方法。它主要是用来解决男性精子质量差等不育症。按精子的来源不同，分为使用丈夫精子的同源人工授精和使用供者精子的异源人工授精两类。前者主要适用于男性少精、弱精、性功能障碍、生殖器畸形等导致的不育或女性宫颈异常、生殖道畸形等因素导致不能性交的不孕；后者主要适用于男性无精、严重少精、弱精等症，或者男方有不适宜生育的遗传病、家族史等。

同源人工授精的精子来源于丈夫，符合传统的性道德观念，人们对此没有太多的异议。主要的道德争论集中于异源人工授精，因为精子来自于丈夫以外的第三人，切断了婚姻与生育的必然联系，这是否会影响婚姻？而且还会造成许多同母异父的后代，但孩子自己并不知情，这是否会增加以后近亲结婚的危险性？非婚妇女能否通过人工授精而获得做母亲的权利？

（二）体外授精

体外授精是用人工的方法分别提取精子和卵子，使二者结合并将授精卵培育成胚胎，再将胚胎植入子宫，让其在子宫内继续发育的医学生殖技术。与自然生殖的显著区别就是受精部位不在女方体内的输卵管，而在试管，所以俗称"试管婴儿"。它代替了自然生殖过程中的性交、输卵管受精和自然植入等过程。主要用于解决女性输卵管堵塞或异常、排卵障碍、女性免疫性不孕等。迄今为止，全世界已出生的试管婴儿已超过28万人。1978年7月25日，世界上第一个试管婴儿路易斯·布朗在英国诞生。现在已有许多国家都实施了这一技术。我国对体外授精的研究虽然起步太晚，但已经达到世界先进水平，1988年3月，我国首例试管婴儿在北京医科大学第二附属医院诞生。

借腹生子，又称代孕母亲。它是因为妻子不能正常排卵或其子宫不能使授精卵着床，而将其丈夫的精液注入愿意代替妻子怀孕的能够排卵的第三者女性子宫内受精、怀孕和分娩，所得子女交给提供精液的男性的妻子以母亲身份代养的一种方式。

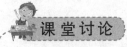

课堂讨论

谈谈对"代孕母亲"的看法？小组之间互相讨论。

体外授精所带来的伦理问题主要集中在：妻子的卵子与第三者的精子结合、丈夫的精子与第三者的卵子结合以及代孕母亲等问题上。代孕母亲可能会引起的伦理问题包括：为获利而出租子宫，导致生育商业化；选择自己的近亲，如母亲、姐妹作为代孕母亲而引起的人伦关系上的混乱等。在西方国家，有相当数量的国家明令禁止代孕母亲，我国原卫生部早在2001年8月1日起施行的《人类辅助生殖技术管理办法》明确规定：医疗机构和医务人员不得实施任何形式的代孕技术。由些可见，我国是坚决反对"代孕母亲"的行为的。

（三）无性生殖

无性生殖又称克隆，是利用简单低级生物的细胞分裂繁殖形式，代替高等生物生殖全过程的生殖方法。在20世纪30年代，科学家着手进行动物无性繁殖的研究，即通过一个细胞或个体以无性方式重复分裂或繁殖产生一群细胞或一个群体。1997年2月23日英国罗斯林研究所宣布成功地利用羊克隆了绵羊"多莉"，随之，全球刮起克隆风暴。它将给生物工程技术的发展以巨大的推动，应用体细胞克隆技术以保存濒危珍稀动物，不过，在克隆

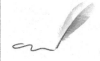

人的问题上，存在很大争议，没有哪个国家同意这个技术用在人的身上，这将导致人伦关系、社会伦理的一系列问题。包括我国政府在内的世界许多政府、世界卫生组织等都明确反对进行克隆实验。美国政府在 2001 年通过法案明确将克隆人列为非法，我国政府明确表示反对制造克隆人。

扫码"看一看"

二、人类辅助生殖技术的伦理原则

1. 目的明确纯正　实施人工生殖技术必须坚持为人类发展和进步服务的宗旨，只能为加快人类进化进程，不断提高人的自身素质，特别是普遍提高人类整体素质服务。

2. 知情同意原则　无论采用哪一种生殖技术，首先要充分尊重当事人的意愿，不仅要得到接受者的充分认可和同意，而且也要告知他们人工授精技术的局限性，维护其知情权。因为这类技术的成功率并不是百分之百，因此，必须在夫妇双方正式以书面形式表示同意的情况下才能实施手术。供精者若有配偶，还应争得妻子的同意，以充分体现这一原则。

3. 互盲和保密的原则　为保护受精者的利益，要求供精者和受精者互盲，参与操作的护理人员与供精者互盲，为受精者保密，为保护后代的利益，要求供精者与后代保持互盲，参与操作的护理人员与后代保持互盲等。

4. 防止商品化的原则　人工生殖技术是慈善和福利性的医疗行为，提倡以助人为动机的供精、供卵和供胚胎，严防商品化，不过可以对他们提供必要的医疗补助和营养。

第二节　脑死亡标准与安乐死

一、脑死亡标准

（一）死亡标准的演变

死亡标准，即人们用来衡量与判断死亡的尺度。孙思邈曾说过："人命之重，贵于千金"，死亡的判定关系到人的生死，因此，死亡标准的演变体现了人类认识过程的反复性与上升性。

1. 传统的死亡标准　心肺标准是把心、肺功能作为生命最本质的特征，认为心跳、呼吸的停止就意味着死亡。从远古时代直至今日，这一标准沿袭了数千年之久，尤其是心脏，自古以来，都被人们视为人体的中心器官。在我国古代丧葬仪式中，首先用棉絮或纸张放在死者的口和鼻上，以棉絮和纸张是否摇动为判断死亡的依据，所以"死"在中国又叫断气；古希腊亚里士多德也提出心脏是灵魂器官的观点。1628 年英国学者哈维发表《心血运动论》，第一次科学揭示了心脏在血液循环系统中的功能和作用，也进一步稳固了心肺死亡标准（即心跳、呼吸的停止）的权威地位以后，无论是西方还是东方，都把死亡标准定为心跳、呼吸的停止。

2. 现代死亡标准　脑死亡标准在过去医学不够发达的时期，机体的大脑功能与心肺功能是一损俱损的，但随着现代医学特别是器官移植技术的迅猛发展，已经表明这一标准的狭隘，因为现代医学技术已经能使脑功能与心肺功能分离，大量的临床抢救病例说明，某些丧失了脑功能的患者能在生命维持装置（人工呼吸机、心脏起搏器等）的监护下，使心跳、呼吸持续很长时间，尤其是经创伤意外（触电、车祸）所致的心搏骤停，经抢救恢复心跳功能的可能性更大。而且发达的医学技术也能使心跳、呼吸停止的患者经过抢救苏醒过来，甚至治愈出院，这说明心肺功能的停止并不一定就代表死亡，这促使人们对传统的死亡标准提出了疑问和挑战；大量的医学实践证明，个体的死亡不是一个骤然结束的过程，而是连续的，究竟人体的哪一个器官的死亡才意味着个体死亡的不可挽回？国内外研究发现，大脑一旦出现广泛的细胞坏死、脑功能出现了不可逆停止之后，即使维持心肺功能也对生命意义不大。

3. 脑死亡　是指某种病理原因引起脑组织缺氧、缺血坏死，致使脑功能和呼吸中枢功能达到不可逆转的消失阶段，最终必然导致的病理死亡。即脑的功能停止先于呼吸、循环功能停止而引

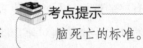

考点提示

脑死亡的标准。

起的死亡。1968 年，美国哈佛大学医学院首次提出脑死亡的概念，对死亡的标准提出新的概念，把"脑功能不可逆性丧失"作为新的死亡标准，即哈佛标准，它包括四条：①对外界的刺激和内部需要无感受性和反应性；②无自主的肌肉运动和自主呼吸；③诱导反射消失；④脑电波平直。以上四条标准持续 24 小时观察及反复测试结果无变化，且排除某些低温病例，即可宣布死亡。

目前，关于脑死亡的研究在世界各国广泛开展，全世界包括我国在内的 80 个国家承认脑死亡标准，其中美国、日本、英国在内的 13 个国家正式立法，规定脑死亡是宣布死亡的正确依据。尚未制定脑死亡法规的国家和地区为数已经很少了；我国在这一问题上的起步较晚，起步于 20 世纪 80 年代，2002 年，在武汉举行的全国器官移植学术会议上，我国第一个脑死亡判断标准浮出水面，现在，我国有关脑死亡的立法标准（草案）已经由卫生部六次易稿，对脑死亡的判定标准和技术规范做了详细的规定，此稿正在面向全社会征求意见。

（二）脑死亡标准的伦理意义

1. 有利于科学地判断死亡　脑死亡标准的确立，避免了用"心死＝人死"的标准误判处于假死状态的患者为死亡的情况。有些患者，特别是服毒、触电、溺水及服用中枢神经抑制剂自杀的假死者，如果运用传统的心肺标准，一般不易鉴别假死状态。

2. 有利于合理使用有限的卫生资源　虽然现代医学技术可以使进入脑死亡状态的患者维持呼吸和心跳，但是这种无意识的生命状态是无价值的，因为真正的脑死亡个体是无法恢复的，而且最终必然导致呼吸和心跳的停止，在我国卫生资源非常缺乏的情况下，为维持这种无意义的生命却要花费大量的人力、物力，这是一种不必要的浪费，脑死亡标准的确定，可以节约卫生资源，也有利于减轻其家属的经济负担，同时也维护了死者的尊严。

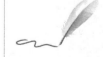

3. 有利于开展器官移植 死亡对于缓解器官供体严重不足起到了不可替代的作用。目前，特别在我国，器官移植技术的最大障碍就是器官来源的严重不足问题。如果实施脑死亡，就能及时摘取有用的器官或组织，供器官移植使用，这会大大提高器官移植的成功率，进而促进社会精神文明的发展，也符合社会功利的伦理原则。

（三）科学的死亡观

1. 东西方文化的死亡观 我国传统的死亡观：我国几千年的古老文化深受儒家思想的影响，普遍形成了"乐死而恶生"的死亡观。在我国的传统文化中，死亡是一种不吉利之兆，是一种让人忌讳的话题，在生活中，人们极力避讳谈论死亡而在文字上对死亡的表达也是含蓄委婉，使人们形成了一种否定死亡的自然性和普遍性的观念。

西方的死亡观：在西方占据统治地位的基督教认为死亡并不是终结，也不可怕，只是现世生活的结束，是生命的一种转变而已，它不是生命的毁灭，而是一个新生命的开始，这新的生命将会摆脱痛苦，充满希望、快乐和美好，所以，面对死亡不必过度悲伤。这种信仰决定了人们对死亡的豁达和平静。

2. 树立科学的死亡观 首先，我们要承认自然规律，坦然面对死亡。黑格尔曾在《自然辩证法》中说："生就意味着死"。人的生命就如同大自然中的任何生命一样，是一个有始有终的过程，死亡是生命的必然发展和归宿，恐惧与回避都无济于事，只有正视死亡，泰然处之，才是面对死亡的正确态度，而我们护理人员在护理那些临终患者时，不仅自己先要树立自然归宿的观念，还要帮助患者及其家属接受死亡、正视死亡，进而坦然面对死亡。

其次，消除迷信思想，无畏接受死亡。人们之所以对死亡有着种种的恐惧心理，其中很重要的一个原因是对死后的世界有很多不正确的臆想，特别是宗教迷信思想的影响，如地狱、阎王爷、魔鬼等，造成一种恐怖的景象。但是这些臆想至今都没有科学可以论证，所以，护理人员应该消除迷信思想，对临终患者，要用唯物科学的死亡观去感染和说服他们，让他们减少对死亡的恐惧，坦然面对死亡。

最后，保持身心健康，平静进入死亡。每一个临终患者最担心的是死亡过程的痛苦感受，特别是病痛的折磨，如濒临死亡前扭曲的面容、疼痛引发的呻吟等都会让人们惧怕死亡。因此，作为护理人员，在对临终患者护理照顾的过程中，特别要注意对患者心理上的痛苦进行开导，在身体的痛苦上也尽量解除，与其家属一起，尽可能地帮助患者无痛苦地走完人生的最后一程。

课堂讨论

我们每个人出生时，没有选择的权利，死亡时，我们能不能为自己选择较为舒适的方式，特别是当病入膏肓，无药可救，而又备受疾病痛苦折磨的时候？我们能否让自己在将来面临死亡的那一刻，不再那么恐惧和深受折磨？

二、安乐死

（一）安乐死的含义和类型

1. 安乐死的含义 安乐死一词来源于希腊文"enthusania"，原意为"快乐的死亡"或

"尊严的死亡"。国外的权威词典《牛津英汉词典》这样解释安乐死："患绝症的人无痛苦的死亡，安然去世，为结束患者的痛苦所采取的致死的措施。"它有两层含义：一是无痛苦的死亡，安然地去世；二是无痛苦致死术，即为结束不治之症患者的痛苦而采取的措施。

现代意义上的安乐死是指对患有不治之症、濒临死亡的患者，当其痛苦难以解除时，由患者或其家属提出，经过一定的法律、道德和科学程序，由医务人员用药物或其他方式，参与实施的提前结束患者生命的临终处置方式。其目的在于使患者避免死亡时的痛苦折磨，代之以相对舒适和安然的感觉，维护其死亡的尊严。

2. 安乐死的类型

（1）按照安乐死的执行方式分类　分为主动安乐死和被动安乐死。前者是指通过医生或他人之手，运用药物或其他方法，主动结束患者的生命，让其安然舒适地死去的措施，也称"仁慈致死"，后者是指维持患者生命的一切治疗和抢救措施，如人工呼吸机、体外循环装置和必需的治疗措施等，达到其自行死亡的最终目的。

（2）按照患者同意的方式分类　可分为自愿安乐死和非自愿安乐死。前者是指患者本人明确表示过要求安乐死的愿望，根据患者的愿望而实施的安乐死。后者是指患者没有表示过愿意安乐死，主要是针对那些无行为能力的患者（昏迷不醒的患者、婴儿、严重精神病患者和认知能力低下等）实施安乐死。这些患者无法表达自己的要求和愿望，根据家属的意见，由医生根据实际情况决定实施安乐死。

（二）安乐死的立法现状

西方国家首先倡导安乐死，19世纪开始，安乐死作为一种减轻死者痛苦的特殊医疗措施让患者死亡，甚至加速患者的死亡。20世纪30年代，欧美各国都积极提倡安乐死，经过半个多世纪的争论，至今仍举步维艰，绝大多数的国家还是没有把安乐死合法化。2001年荷兰议会上院通过了安乐死法案，成为世界上第一个允许安乐死合法化的国家，据统计，荷兰全国每年用无痛苦致死结束生命的已高达5000人之多。其他的如美国、日本、澳大利亚、瑞士和芬兰等国也在一定程度上肯定了安乐死的合法化。

20世纪中叶，安乐死的观念传入我国，我国文化传统认为人的生死是上天注定的，谁都无法干预，因此是不允许的，而真正触动人们对安乐死问题做认真思考的是1986年陕西汉中的我国首例安乐死案件，由于医生在患者及其儿子的反复要求下给患者注射了氯丙嗪，加速了患者的死亡。该医生以"故意杀人罪"被提起公诉。此事引发了社会各界的广泛讨论，1988年在上海召开我国首次"安乐死学术讨论会"，探讨安乐死在我国实行的可能性和可行性。直到现在安乐死立法问题仍然是争论的热门话题。虽然我国现行的法律是否定的，但近年来我国赞同安乐死的人越来越多，安乐死合法化可能将是大势所趋。

（三）安乐死与临终关怀的区别

1. 对象不同　临终关怀的对象是少数正在备受绝症痛苦折磨的少部分临终患者，安乐死的对象则是所有的临终患者。

2. 时间不同　临终关怀的时间较长，贯穿临终阶段的全过程，安乐死则是在短时间的一种快速操作过程。

3. 死亡方式不同　临终关怀既不延长也不缩短患者的生命，而是顺其自然，安乐死却是人为地提前结束患者的生命。

4. 社会舆论不同　临终关怀是得到世界上绝大多数国家的赞成，而安乐死则是只有少

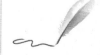

数国家允许。

（四）安乐死的伦理争论

安乐死这一种由医务人员在临床上或积极或消极地加速绝症患者的死亡方式在国际医学界一直有着极大的争论，人们对医生实施安乐死是否合法或是否合理，讨论也很激烈，也一直是人们探讨的热门话题。

1. 支持安乐死的观点

（1）安乐死符合患者的利益　因为安乐死的对象一般都是濒临死亡而且正被疾病折磨得痛苦不堪的患者，其死亡已经无法避免，生命多维持一天，无疑就是让患者多痛苦一天。此类患者的生命质量和价值已经没有任何意义，实施安乐死就可以解除患者的肉体和精神痛苦，也符合医学人道主义原则。

（2）安乐死可以节约有限的卫生资源　安乐死不仅可以解除患者的痛苦，同时也可以减轻患者家属的精神和经济负担，把患者家属从无意义的经济消耗和心身耗费中解脱出来，节约有限的卫生资源，有利于把卫生资源分配到其他可以救治的患者中，充分发挥卫生资源的效率和效益。

（3）患者有死亡的选择权　每一个人有生的权利，也应该有选择死亡方式的权利，人类追求的死亡方式都希望是尊严的、无痛苦的，希望在自己生命中的最后一刻能安详、平静的离开，也能让其家属感到心理上的安慰，这也标志着人类文明的进步。

2. 反对安乐死的观点

（1）安乐死违背了现行法律　只有政法部门才有权对违反刑法量刑构成死刑罪的犯人剥夺其生命，或者公民在犯罪分子危及其生命的紧急情形下通过正当防卫致犯罪分子死亡外，其他任何部门或任何人都无权夺去别人的生命。由于安乐死在我国尚未立法，任何医务人员或患者家属来执行安乐死就是违法的，无异于变相杀人；而且，往往也会有可能被社会上某些别有企图的人利用，而成为杀人的工具。

（2）与医务人员的天职相背离　自古以来，"救死扶伤"是医务人员神圣的天职，一般情况下，医生应该延长患者的生命，决不能提前结束患者的生命。

（3）会使医务人员丧失医学研究的动力　安乐死的对象都是身患绝症的患者，如果都对他们实施安乐死，那会让医务人员放弃对这些不治之症的研究和探索，会使患者错过死而复生的机会，将会阻碍医学的发展。而且，也不排除医生误诊的情况。

> **知识拓展**
>
> 生如夏花之灿烂，死如秋叶之静美。
>
> ——泰戈尔

第三节　器官移植与基因治疗

一、器官移植

（一）器官移植的含义

是指通过手术的方法用正常、具有完好功能的器官置换一个由于疾病等原因损坏而无法医治的脏器，来抢救该患者的治疗方法；是将健康的细胞、组织或脏器移植到另一部位

（自体或异体），使其恢复生理功能的过程。由于脏器移植代表了当今器官移植的主体，所以，我们通常所说的器官移植指的是脏器移植。

（二）器官移植的发展史

我国古代文献《列子》就记载了名医扁鹊成功地为鲁国的公扈与赵国的齐婴互换心脏的传奇故事。为了纪念这位神医，1987 年在美国华盛顿召开的第二届国际环孢素学术会议上就以扁鹊像为会徽，他被国际公认为人类器官移植的鼻祖。

知 识 链 接

大约在公元前 600 年，古印度的外科医师就用从患者本人手臂上取下的皮肤来重整鼻子。这种植皮术实际上是一种自体组织移植技术，它及此后的异体组织移植术成为如今异体器官移植手术的先驱。

---

1. 实验研究阶段　从 18 世纪开始，陆续有零星动物器官移植的实验记录，20 世纪初，人们开始进行这一方面的实验。1902 年，维也纳的外科医生乌尔曼进行了肾移植实验，他把一条狗的肾摘除移植到其颈部，这可谓首例真正的器官异位移植，具有划时代意义；1901 年柏林外科医生翁格尔将猴子的一只肾脏移植到一名年轻女子的腹股沟部，使她存活了 32 小时。为后期临床奠定了基础。

2. 临床实践阶段　20 世纪 30 年代以来，由于显微外科技术的不断提高及其血管吻合技术的发展，低温生物技术（即短时间保存供移植用器官的方法）的成功，还有免疫抑制剂的产生，才使器官移植作为治疗某些疾病的手段运用于临床。1954 年美国的莫雷成功地完成了同卵双生子之间的肾移植并获得了成功。随着肾移植技术的进步，其他器官的移植也获得了迅速的发展。1971 年美国的托马斯最先成功地进行了同种异体骨髓移植。目前，该技术已经成为治疗急、慢性白血病的有效方法。

3. 临床发展阶段　随着医学科学的不断发展，新一代免疫抑制剂环孢素在 1978 年的问世，使临床器官移植疗效获得迅速提高，20 世纪 80 年代以后，器官移植已经成为临床治疗器官衰竭的有效手段，而且移植的种类从单一的肾移植发展到了心脏、肺、胰腺、小肠以及多器官联合移植等 30 多种，目前器官移植已经成为常规手术。

（三）器官移植的伦理问题

1. 供体方面　器官移植手术的成功是以合适的供体器官来源为重要保障的，但目前不管是我国还是国外都远远不能满足器官移植的发展，供体器官的来源不足已经是影响和阻碍器官移植开展的最大难题。每年都有几万甚至十几万的患者在等待器官的过程中痛苦失望地死去。

（1）**活体供体**　是指在不影响供体生命安全和不造成其他健康损害的前提下，由健康的成人个体自愿提供生理及技术上可以切取的代偿能力极强的部分器官移植给他人，绝不是牺牲一个健康的生命来换取另一个生命的健康。最基本的原则是决不能危及供体的生命。活体器官移植的途径主要是捐献。为了给更多的患者带来福音，世界上很多国家都积极鼓励国民捐献；如荷兰政府从 1992 年决定：凡是 18 岁以上的男女公民都要填写《人体器官捐献普查表》；美国甚至在中学生中就已开展捐献器官的宣传和教育活动。目前，人们对活体器官移植尤其是未成年人作供体有不同的意见，世界上绝大多数国家的法律是允许的，

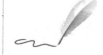

但也同时规定了比成年人更为严格的条件，如仅限于供给同胞兄弟姐妹或同一直系亲属，而且必须经过父母的同意。也有极少数国家完全禁止未成年人作供体，如加拿大。而我国学者对这一问题也存在不同的意见，认为未成年人的捐献必须是完全出于自愿，在没有任何外在压力的情况下。在这个问题上出现的主要伦理问题是：对于一个健康的个体有可能造成死亡或出现多种严重并发症，还存在成人器官移植给儿童、高龄供体的器官移植给中青年患者，其器官移植的远期功能是否能满足患者的需要也是目前医学界无法肯定回答的问题。此外，受体家庭对供体家庭所提供的经济性补偿及其合理性问题，都还是各个国家一直在探讨和争论的话题。

（2）尸体供体　目前尸体供体的主要来源就是尸体捐献，它分为自愿捐献、法定捐献、有偿捐献三种类型，在我国，人们由于受封建传统思想的影响，所谓"身体发肤，受之父母，不敢毁伤、孝之始也"。在很多地方，特别是农村，谈论人死后的事情被认为是不吉利的，捐献死者身上的器官更是不义之举。因此，死后愿意捐献遗体（或器官）的人和同意捐献亲属尸体的人非常少，就尸体来源看，主要是来自死刑犯的器官。

（3）胎儿供体　指用不能成活和属淘汰的活胎或死胎作为器官供体，也引发了一系列伦理问题，因为会涉及到胎儿的生存权利、淘汰性胎儿标准、胎儿死亡鉴定及其处置权限等，而且，也可能会导致胎儿器官、组织和细胞的商品化。

（4）人造器官　是指以可以代替人体脏器功能的机械装置用以置换已经丧失功能的人体脏器。如人工心脏、人工肺、人工肾等。人工器官的应用虽然部分地缓解了供体不足的现象，也会避免了供体选择的某些难题，但它的应用也会存在相关的伦理问题，如人的尊严与死的争议，即当一个人以人工心脏维持生命时，作为人的自主性和尊严肯定会成为社会热议的伦理话题；还有就是人工器官移植的成功率较低，即使手术成功，患者存活的时间很短，还会带着严重的身心残疾度过余生。

2. 受体方面

（1）受体选择问题　在有限的医疗资源中，对康复希望很小的患者实施器官移植手术是否合适？对酗酒者是否有权利进行肝移植？对终身监禁的罪犯是否进行肾移植手术？在供体不足的情况下应该优先给谁移植？

（2）受体的风险问题　虽然受体在手术中是最终的受益者，但风险性是必然存在的。来自于以下三方面：第一，可能出现的移植失败。目前成功率最高的肾移植手术的成功率也有 10% ~ 30% 的失败率。其他的器官移植不成功率可能会更高，受体在支付了高昂的手术费用后，一旦手术失败，则会人财两空；第二，可能出现的排异反应。一旦出现，则会出现弊大于利的手术结果；第三，手术后要服用的免疫抑制剂与住院治疗、高昂的医疗费用也是一个现实的问题要考虑的。

（四）器官移植中的伦理原则

1. 知情同意原则　这是器官移植伦理原则中最重要的伦理原则，活体捐献一般来源于受者有血缘关系的亲属、无血缘关系的配偶及自愿无偿献出器官的健康者，在移植过程中，应该最大限度地保护活体供体的健康利益，慎重地选择活体供体。要对所有捐献者都应告知实情、自愿、同意。医务人员必须向活体器官捐献人说明器官摘除手术的风险、术后注意事项、可能发生的并发症及其预期措施等，并与其或直系亲属签署知情同意书。

2. 坚持自愿、无偿原则　器官移植时医务人员首先要考虑的是患者的生命健康需求，只能把恢复患者的健康作为器官移植的首要动机。人体器官的捐献应当遵循自愿、无偿原则。每个公民都享有捐献或拒绝捐献的权利，任何人不得利诱、欺骗，甚至强迫他人捐献器官。

3. 坚持公平、公正的分配原则　由于供体严重短缺的原因，医务人员在器官的分配方面一定要坚持公平、公正原则。在患者等待器官源排序的登记名单上，应当符合医疗需要审慎地选择每一个受体，使有效的器官资源得到最佳的利用。

4. 坚持非商业化原则　医务人员在器官移植的过程中要坚决反对器官买卖的行为。不得利用职业的特殊，参加任何有商业行为的器官买卖活动。世界上绝大多数国家都严厉反对器官的商品买卖，我国也如此，除此之外，医务人员还应本着对受体、供体和社会负责任的态度，本着自己的职业责任，认真负责地做好这项工作。

我国《人体器官移植条例》已于2007年5月1日起施行，其条例明确规范人体器官移植，保证医疗质量，保障人体健康，维护公民的合法权益。

二、基因治疗

（一）基因治疗的含义

基因治疗是指用具有正常功能的基因置换或增补患者体内有缺陷的基因，因而达到治疗疾病的目的。广义的基因治疗则指把某些遗传物质转移到患者体内，使其在体内表达，最终达到治疗某种疾病的方法。

（二）基因治疗的伦理问题

基因治疗的研究与实践还存在着诸多社会伦理问题，如安全问题、有效性问题、滥用问题、人的尊严问题及基因专利问题等。尤其是对于生殖细胞及人种、体质改良等问题均存在较大争议。因此，基因治疗更多的是处于研究阶段，人类细胞基因治疗的临床实验已经开始。

据靶细胞的类型，基因治疗可分为两种类型：体细胞基因治疗和生殖细胞基因治疗。它们分别会涉及一些伦理问题，但生殖细胞的基因治疗及问题较多，技术也较为复杂，目前更多采用体细胞基因治疗。基因治疗为遗传病、疑难病的治疗带来了希望，但是需要花费大量人力、物力和财力，引发了广泛的伦理争论。

1. 体细胞基因治疗的伦理问题

（1）风险/受益问题　基因治疗在治疗严重威胁人类健康和生命疾病方面，具有传统疗法所不具备的优势，然而它也将引发风险和伤害。基因治疗临床实验中的风险表现在：①基因导入系统尚不成熟，载体结构不稳定，治疗基因难以到达靶细胞；②常见复杂性疾病是由多基因突变引起的，此类患者难以从基因治疗中获得一劳永逸的疗效；③外源基因在靶细胞表达的可控性差，有可能激活致癌基因的潜在危害。除技术自身的不确定性外，基因治疗临床研究还存在诸多非技术性风险。

在开展基因治疗临床实验中，研究者尽可能以受试者可接受的方式告知各种潜在的风险和受益，并提供估计"风险/受益"比的方法。既要慎重对待各种潜在的风险，但又不可因噎废食，要在"不伤害"和"有利"之间找到平衡点。但仅仅做到"不伤害"并非基因治疗的本意，它须对病人有预防、治愈、缓解、减轻疾病的功效，对整个人类的健康有利。

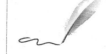

（2）病人或受试者的选择　适当选择病人或受试者是避免伤害和增进受益的重要环节。1999 年秋，美国宾夕法尼亚州患鸟氨酸氨甲酰转移酶缺乏症的 18 岁病人 Jesse Geltinger 死于基因治疗。经过数个月的详细调查，确认其不是死于病因，而是基因治疗中的过失。Gelsinger 血氨偏高，不宜选为基因治疗对象。尽管治疗者同期已经在实验室发现所用的腺病毒对狒狒有不良反应，却没有引起警惕。

（3）知情选择时的"治疗性误解"　知情同意是伦理学的基本要求之一，知情同意的落实应该制度化。"研究"是要获得新知识（如有价值的数据和资料），"治疗"是要借助有明确疗效的方法来治病救人。不少研究者在实践中存在用"临床治疗"代替"临床实验"的问题。由于广大患者对不同临床阶段基因治疗的目的、安全有效性不一定熟悉，受试者难免会认为将从中获得直接的治疗利益。当混淆了"治疗"与"研究"时，在知情同意过程中的"治疗性误解"就难以幸免。由于基因治疗引发严重的歧议和误导，美国国立卫生研究院（NIE）用"人类基因转移研究"代替"基因治疗"这个模糊的提法，并反映在该机构修订的 NIE 研究指南附录 M-B"基因转移知情同意指南"部分。

（4）研究资源分配的公正性问题　从宏观上来讲，基因治疗是一个大的研究课题，环节多、周期长。国际上的基因治疗实验大多由多家单位合作完成。"有所为"要求建立创新性的关键平台，不单纯重复他人技术或成功性小的临床实验；加强基础研究，促进技术创新；政府要加大研发投入，加强与鼓励国内外协作与集成，积极参与围际分工与合作，合理配置本国研究资源。

在微观的病种选择和受试病人的选择上也存在公正问题。在全球范围内，复杂性疾病癌症基因治疗临床研究居首位，而较少集中在容易探明病理的单基因疾病上。为此，在基因治疗临床实验中选择受试者时，要贯彻"公平的机会平等"原则。既不能把晚期癌症患者视为必然的"牺牲品"或为社会尽义务，也不能把他们排除在基因治疗的大门之外。

2. 生殖细胞基因治疗的伦理问题

（1）科学上的不确定性　当前的科学技术还不能保证将基因引入生殖细胞对后代有效且不造成伤害。为了使基因有效地进入细胞内，基因常与腺病毒或逆转录病毒整合在一起。但病毒对机体的潜在风险还没有得到很好的解决。鉴于基因调控和表达的复杂性，生殖细胞基因治疗可对病人及其后代引起许多难以预料的长期医源性风险。

（2）社会挑战　遗传筛查是通过不让可能患遗传病例的人出生来预防遗传病，这会鼓励强迫性的优生规划和对遗传病患者的歧视。然而人们也担心，如果进行生殖细胞基因治疗，可能会导致"道德滑坡"，鼓励增强性状，而这是优生学更严重的后果。

（3）人权危机　生殖细胞基因治疗如果用早期胚胎来做，那么就涉及早期胚胎的道德地位问题。它是不是应该被当做病人来对待？生殖细胞基因治疗的后果将影响许多代人，而后代无法参与到知情同意之中。反对生殖细胞基因治疗的人认为，它违反了未来世代继承未经有意改变的遗传遗产的权利。有人担心生殖细胞基因治疗会使社会更不愿意接纳残疾人。

目前，用于体细胞的基因治疗是在特定条件下被允许的，但只能应用于没有其他治疗方法的基因引起的严重疾病，而不能广泛地应用于许多其他疾病的治疗。生殖细胞基因治疗，可以存在两种不同目的：一种为医学目的，治疗遗传病而改变生殖细胞中某一病态基因；另一种为非医学目的。如果不加注意和警惕，任由"改良人种"为目的实验研究发展，可以产生极其严重的后果，这种非医学目的研究，可能重蹈"遗传决定论"和"优生学"历史覆辙。而用于治疗的生殖细胞基因工程，除了体细胞基因工程中那些不确定因素外，还有更复杂的因素，因为它涉及可遗传至未来后代的不确定性改变，而且不能确定这种改变是否符合后代最佳利益。因此，生殖细胞的基因目前在伦理上是得不到辩护的。

（三）基因治疗的伦理原则

1. 端正治疗目的的原则　在基因治疗中，我们依然要遵循治病救人的原则、知情同意原则、保密公正原则和优化原则。基因治疗只能用于治病救人的目的，不能为经济利益所驱使，进行非治疗性的增强基因运用（或滥用）。

2. 科学性原则　开展基因治疗必须有审慎、严谨的科学态度，在临床中必须具备以下条件才能够进行。

（1）具有合适的靶基因，即作为替代、恢复或调控的目标基因。

（2）具有合适的靶细胞，即接受靶基因的细胞。

（3）具有高效、专一的基因转移方法，以使外源靶基因导入靶细胞内。

（4）基因转移后对组织、细胞无害。

（5）在动物模型实验中具有安全、有效的治疗效果。

（6）过渡到临床实验或应用前需向国家有关审批部门报批。

3. 最后选择原则　世界卫生组织和国际医学委员会发表的《伦理学与人体研究指南》和《人体研究国际伦理学指南》，肯定了人体实验研究可能成为一些缺乏有效预防和治疗措施的疾病的患者唯一途径的事实，强调不应剥夺严重疾病（艾滋病、恶性肿瘤）或危险人群可能通过参与人体实验收益的机会。根据这两个文件的规定，基因治疗必须遵循最后选择原则，即存某种疾病在所有疗法都无效或微效时，才考虑使用基因治疗，根据"最后选择原则"，治疗的主要病中为恶性肿瘤、神经系统疾病、遗传病、感染性疾病（如艾滋病）和心脑血管疾病等。

本章小结

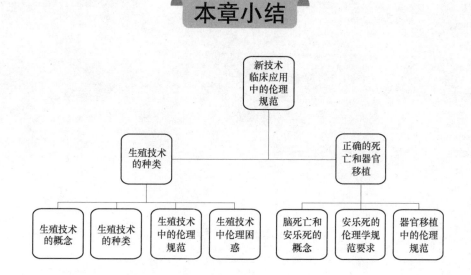

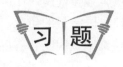

一、选择题

【A1 题型】

1. 世界上第一例试管婴儿的诞生地是

    A. 意大利　　　B. 美国　　　　C. 英国　　　　　D. 法国　　　　　E. 荷兰

2. 不属于开展生殖技术应遵循的伦理原则是

    A. 夫妇双方自愿的原则　　　　　B. 互盲和保密的原则

    C. 确保质量的原则　　　　　　　D. 商品化的原则

    E. 知情同意原则

3. 下列提法中不符合安乐死条件的是

    A. 患者极度痛苦　　　　　　　　B. 患者无法救治

    C. 患者或家属要求　　　　　　　D. 患者自愿要求安乐死

    E. 医生要求

4. 我国提倡通过哪种途径获得供体移植器官

    A. 互换器官　　B. 自愿捐献　　C. 器官买卖　　　D. 强行摘取　　　E. 以上均可

5. 基因治疗的伦理应除外

    A. 尊重病人的原则　　　　　　　B. 知情同意的原则

    C. 有益于病人的原则　　　　　　D. 保守秘密的原则

    E. 创新至上的原则

二、思考题

1. 简述生殖技术的伦理原则。

2. 如何树立科学的死亡观。

（张绍异）

扫码"练一练"

第十章 护理道德修养和评价

学习目标

1. **掌握** 护理道德修养的要求；护理道德评价的标准和方式。
2. **熟悉** 护理道德修养的方法；护理道德评价的依据。
3. **了解** 护理道德修养的意义。

案例导入

××市几位农民将一位被车撞成重伤的中年人送到××市人民医院。医护人员很不耐烦，急诊室医生说："人还有气没气，有气送外科，没气就放在这吧。"护士简单地听了下心脏，用一块纱布随便裹在不断流血的腿上。由于没带足钱，农民们再三恳求后，才把患者往外科送。伤员已昏迷不醒，呕吐物弄脏了担架。一个护士竟让农民把背心脱下擦干净担架。到了外科，当解开患者外衣以后，发现患者背心上印着"××市人民医院"，患者原来是本院一位医生。医院上下立刻改变了态度，但已经太晚了，伤者死在自己的医院里。

请问：

护士的这种行为是否符合护理道德修养？

所谓道德修养，主要是指个人在道德意识和道德行为方面，自觉按照一定社会或阶级的道德要求进行的自我锻炼、自我改造和自我提高等行为活动，以及经过这种努力所形成的相应道德情操和达到的道德境界。护理道德修养是指护理人员在医疗实践中，依据护理医德的基本原则和规范所进行的自我教育、自我省悟、自我塑造，经过长期积累和锻炼而形成的医德境界和医德情操。每个人的道德品质不是与生俱来的，护理道德修养的养成，也需要一个长期、复杂且艰巨的过程。

第一节 护理道德修养

一、护理道德修养的意义

1. 有利于护理医务人员形成高尚的医德观念和培养良好的医德品质 护理医务人员的道德修养是有差别的。恩格斯在批判杜林所设想的"两个道德上完全平等的人"的荒谬论点时指出："人来源于动物界这一事实已经决定人永远不能完全摆脱兽性，所以问题永远只能摆脱得多些或少些，在于兽性或人性的程度上的差异。"恩格斯这里用兽性和人性来比喻善和恶，从人的起源说明人的品德中的善恶程度，这与当时杜林的论点有关。全心全意为患者服务是医疗卫生事业的宗旨。这个观念怎样才能成为医务人员的内心信念，必须依靠医务人员在自我教育、自我锻炼和自我改造中形成。较高的道德修养能够更为准确地明确道德责任和义务，形成较高的医德评价能力，并成为医务人员实现更高的医德境界的动力。

2. 有利于医德医风建设、培养良好的医学职业道德形象 市场经济下的中国，一段时期内医患关系高度紧张，医患冲突不断，医务人员的传统神圣职业形象大打折扣。尽管引起这一现象有多方面的原因，包括社会卫生体制、医院管理、患方等因素。但医务人员医德修养不够，过度地关注个人利益而损害病人利益是重要原因之一。护理工作者与病人直接打交道，是医疗工作的"窗口"。因此，提高护理伦理修养，是医德建设的重要内容。护理伦理修养的提高，有利于医德医风建设，提高医学职业道德形象。

3. 有利于履行护理职业的神圣使命 护士以救死扶伤为天职，具备良好的护理道德修养是护理人员必备的职业素质。因为疾病的发生、发展、治疗和恢复是一个复杂而微妙的过程。一个具备良好道德修养的护理人员会赢得患者的信任，有助于取得较好的治疗效果。

4. 护理道德修养是护理道德教育的内化过程 护理伦理教育与护理伦理修养互为主体。护理伦理教育作为主体即社会对护理人员进行的医学品德培养活动，将社会的医德规范传授给医务人员，并使医务人员真诚地接受和自觉地遵循，为医务人员提供医学伦理修养的社会内容；护理伦理修养作为主体，要求护理人员个人进行的自我医学品德养成活动，将医学伦理教育的内容，医德规范要求转化为医务人员内在的医学道德品德，即使医务人员经常地遵循医德规范，以至于养成一种习惯。所以，护理伦理教育和护理伦理修养是同时的。

知 识 链 接

南丁格尔誓约

余谨以至诚，于上帝及会众面前宣誓：终身纯洁，忠贞职守。勿为有损之事，勿取服或故用有害之药。尽力提高护理之标准，慎守病人家务及秘密。竭诚协助医生之诊治，务谋病者之福利。谨誓！

二、护理道德修养的方法

提升护理人员道德修养，达到高尚的护理道德境界，最根本的方法就是通过护理道德实践，坚持理论认识与实践提高的统一。具体说，护理人员需要在多方面注意加强。

（一）加强学习

护理道德修养是一种自觉的、理性的活动。学习是护理人员获取护理道德知识的方法之一。人类的护理道德知识包括理性和感性两种。理性的护理道德知识则来自书籍，而这种知识的获取除了传统的课堂教学外，更多的是通过护理道德再教育获取的。感性的护理知识主要来自护理实践，即通过反思护理实践生活获取。护理人员既要学习科学的护理道德理论，又要学习护理科学知识，提高自身的专业技能，既提高思想觉悟又提升专业技能。

（二）加强自律与他律

护理道德修养的培养能不能取得实效，关键在于护理人员的主观自觉。提升护理道德修养是人格的自我完善，离不开护理人员的自律。只有护理人员严格要求自己，自觉地遵循伦理规范，勇于自我批判，保持自我的道德评判和选择，才能真正实现道德修养的提升。

他律是对护理人员的医德状态发生作用的外在力量。经常性的、强有力的护理道德教育对于护理人员形成良好道德修养至关重要。

（三）达到"慎独"

"慎独"是中国思想史上一个古老、特有的修养方法，也是道德修养所达到的一种至高境界。它是指在独处时、无人监督、有做各种坏事的可能且不被人发觉的时候，仍坚持自己的道德信念，自觉地按一定道德准则行动的最高精神境界。

护理工作的特殊性，更体现出"慎独"的重要。因为护理人员在很多情况下都是独立地进行工作，一些护理措施都是在无人监督的情况下进行的。护理道德修养达到了"慎独"的境界，护理人员才能从隐处、微处下功夫，才能不做任何不利于患者的事。

三、护理道德修养的要求

（一）树立以人为本的理念

以人为本，即以病人为中心。要求护理人员必须以促进人的健康为目标，一切从病人出发，提供全面优质的护理服务，真正做到让病人满意，让社会满意。

（二）树立团队协作的精神

护理工作的开展，需要护理人员树立团队合作精神，各司其职、互相配合、互相支持、共同实施。同时也要求护理、医疗、管理等各部门的团结协作、密切配合，包括医院行政领导的积极支持，医生与卫生技术人员的参与，护理管理系统协调一致，后勤系统的有力保障。做好整体护理的每一项工作，体现出整体护理的运作有序、协调、顺畅的优越性。

（三）树立个性化服务的观点

人类疾病和健康的变化发展，涉及人的生理、心理、社会各种因素，也就是人的疾病和健康存在着个性化差异。护理工作需要注重病人之间的个体差异。要求护理人员对病人的健康问题进行全面分析、比较，从整体化护理的观点出发，深入了解、分析影响病人的各种生理病理变化、心理状态、社会背景、生活行为习惯等各种因素，做出准确的护理诊断，制定出相应的个性化的护理计划并实施身心整体护理，真正达到治疗疾病、恢复健康的目的。

（四）重视提升自身修养

现代护理工作的重点已从疾病护理转向以病人为中心的身心护理。它不仅扩大了护理学的范畴，也丰富了护理学的内容，不仅有利于病人身心健康，也对护理人员提出更高的要求。护理人员不仅要掌握临床护理知识，而且还要掌握心理学、社会学等人文学科知识；不仅要具备娴熟的护理操作技能，又要具备良好的语言表达能力、有效的人际沟通和解决问题的能力，努力使自己平面型的知识结构变成交叉型的知识结构。同时，注重在整体化护理实践中锻炼提高素质和能力。重视自身素质的修养对护理人员提出的道德要求，也是每个护理人员追求人生价值、自我完善不可缺少的道德品质。

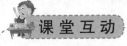
课堂互动

护理道德修养的要求有哪些？怎样提高护理道德修养？

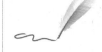

第二节　护理道德评价

护理道德评价是指在护理实践活动中，人们依据护理道德的原则和规范，对护理行为进行价值判断，主要包括社会评价和自我评价两方面。它虽不具有强制力，但却以一种无形的力量制约护理人员的行为。对护理人员的职业行为进行正确的道德评价，有利于增强护理人员的道德责任感，提高护理人员的整体素质。

护理道德行为由动机和效果、目的和手段等诸多要素组成，具有善恶之分。要进行护理道德评价，首先要有科学合理的评价标准、评价依据。

一、护理道德评价的标准

护理道德评价的标准是衡量护理人员职业行为的善恶及社会效果优劣的尺度和标准。人们在进行护理道德评价时既要求护理行为的动机符合社会道德需要，又强调护理行为后果无害、有利、尊重、公正，满足社会对人类健康发展的基本需要。只要符合护理道德基本原则的行为就是善行，反之就是恶行。目前，护理道德评价标准包括以下几种。

（一）疗效标准

疗效是评价护理道德的标准，也是护理工作的目的。因为护理工作的最终目的是维护和促进患者健康，所以，护理伦理评价的基本标准就是护理行为是否有利于患者的身心健康。

（二）科学标准

时代在发展，护理科研也需要与时俱进。护理行为是否有利于促进护理科学的发展和社会进步这也是一项标准，这就对护理人员提出了较高的要求。伴随着医学技术的不断发展，新的技术手段在广泛运用的同时也受到了来自各方面的质疑，有的会与传统道德观念产生矛盾，如安乐死、器官移植等。树立科研意识，通过积极地开展护理科学研究，揭示生命运动的本质和规律，用实际行动推动护理科学的进步。

（三）社会标准

人的健康与环境因素息息相关。考察护理行为是否有利于人类生存环境的保护和改善，是否有利于人类的健康与福祉也是护理道德评价的标准之一。护理人员不仅承担着救治义务，同时还肩负着提高生命质量的使命。

护理道德评价是一个十分复杂的道德认识和实践过程，因此，在进行护理道德评价时应掌握评价标准的复杂性。

> **知 识 拓 展**
>
> 道德不是芝麻绿豆的小事，那是做人的大事。——柏拉图
> 道德常常能填补智慧的缺陷，而智慧却永远填补不了道德的缺陷。——但丁

二、护理道德评价的依据

护理伦理评价的依据是护理行为。护理人员的行为是在一定的动机、目的支配下采取相应的手段进行，并由此产生一定的行为效果。所以，评价护理人员的行为是否合乎道德

规范，应该考察护理行为的动机与效果、目的与手段。

（一）动机与效果

护理行为动机是护理人员进行道德行为选择时的主观愿望或意向，包含欲望、动机、意图、情感等，是道德行为的主观动机。所有的护理行为都有主观动机。动机与效果在道德评价的依据上是辩证统一的。不能单独对护理人员的职业行为作出评价，要联系动机分析效果。

在依据动机和效果进行护理道德评价时，要用辩证统一的思想进行分析。如果动机与效果不一致，多是在一时或一事上的表现。一个真正具有道德修养的护理人员，在护理实践中，动机和效果会表现出一致性。

（二）目的与手段

护理行为目的指护理人员在经过努力后所期望达到的目标。手段指为达到护理目标所采取的各种措施和方法。在护理实践中，护理人员采取什么样的手段最能体现护理目的。那么护理手段的选择应遵循哪些原则？

1. 最佳原则　针对同一疾病，护理手段有多种，应该选择设备和技术条件允许的最佳手段，也就是哪些疗效最佳、生理功能损害最小、耗费最小、最安全的护理手段。

2. 一致原则　采取的护理手段要与护理目的一致。护理人员在护理实践中，须尽力为患者创造合适的环境和条件，采取行之有效的护理手段和措施帮助患者减轻痛苦、治愈疾病、恢复健康。

3. 社会效益原则　护理人员选择什么样的护理手段必须考虑社会效果。凡可能给社会带来不良效果的护理手段都尽可能不用，当病人利益与社会利益发生矛盾时，护士既要对病人个人负责，更要对社会整体利益负责。

三、护理道德评价的作用

护理道德评价是对护理行为进行价值判断。

（一）裁决与调节作用

护理道德评价是维护护理道德原则和规范的权威，是护理人员心中的道德裁判。护理人员的职业活动和与护理相关的社会活动是否遵循护理道德原则和规范，需要通过评价来裁决。这必然会促进护理人员自觉遵守护理道德原则和规范，尽量避免不道德的行为发生。这种评价和裁决，可以督促护理人员经常性地熟悉护理道德原则和规范，弘扬护理职业道德，强化内心信念，自觉地调节护理行为。

（二）教化与促进作用

护理行业需要道德评价。因为通过对护理人员的职业行为进行道德评价，会出现两种结果：正面的评价和负面的评价。正面的评价结果会受到行业内外的肯定和褒奖，也为护理人员树立学习的榜样。负面的评价会受到谴责和批评，从业人员也必将以此为戒，避免类似的事情发生。

护理人员接受社会舆论的公开评判，就会更加重视自身形象，可以激发其使命感，推动护理人员整体素质的提高。

四、护理道德的评价方式

对护理行为的道德评价，既可以是医护人员的自我评价，也可以是患者及家属、整个社会的评价。这种评价与道德发挥作用的方式一样，主要通过社会舆论、传统习俗和内心信念发挥作用。

（一）社会舆论

社会舆论是人们对社会生活中的事件和人的行为所持的态度、发表的议论和情感的褒贬。在护理道德评价中，社会舆论指公众对护理行为和事件的看法或倾向性态度，通过公众言论对护理行为施加影响，促使当事人反思行为后果，进而实现调控其护理行为的目的。因此，社会舆论对人们的影响是普遍而深远的。

（二）传统习俗

传统习俗是社会风俗和传统习惯的简称，是人们在长期的社会生活中形成的习以为常的稳定的行为倾向、行为规范和生活方式。由于它源远流长、潜移默化又根深蒂固，而且还常常跟社会心理、民族情结交织在一起，对人们的影响持久而深远，会对人们的行为产生约束力。

护理道德方面的传统习俗，一方面能增强护理人员的信念，另一方面又会形成一种社会舆论，对护理人员的行为进行评判。由于传统习俗的形成是以一定的历史条件、社会环境、民族文化为背景的，因此传统习俗在护理评价中的作用并不一定都是有益的、积极的，我们要具体分析、区别对待。

（三）内心信念

内心信念是人们根据一定的社会道德原则、规范而形成的道德观念，是人们发自内心的真挚信仰。护理人员的内心信念是指护士发自内心的对护理道德义务的真诚信仰和强烈的责任感、荣誉感、羞耻感，是将外在的护理道德规范转化为内在高度自觉的护理道德意识和道德品质，是对护理行为进行善恶评价的精神力量。

在护理道德评价中，社会舆论、传统习俗、内心信念三者互相渗透、互相影响。社会舆论只有通过人们的内心信念才能发挥作用，而护理人员内心信念的形成，也离不开社会舆论、传统习俗。只有将三者综合运用，才能使护理道德评价发挥应有的作用。

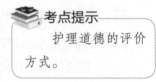

考点提示

护理道德的评价方式。

本章小结

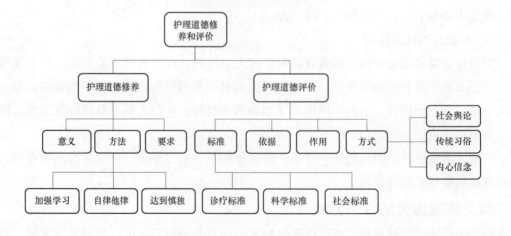

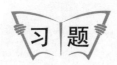

一、选择题

【A1 题型】

1. 一个合格的护理人员不仅要有扎实的护理理论和精湛的护理技术，还要有高尚的

　　A. 护理专业技术　　　　　　B. 护理专业精神

　　C. 护理伦理修养　　　　　　D. 护理道德品质

　　E. 护理道德修养

2. 护理人员在个人独处、无人监督时，仍然坚持道德信念，自觉遵守道德原则，按道德规范行事。这是护理道德修养中的

　　A. 躬亲实践　　B. 贵有恒心　　C. 慎独精神　　D. 实事求是　　E. 重视实践

3. 护理道德评价的顺利展开需要

　　A. 评价主体　　B. 评价标准　　C. 评价依据　　D. 评价对象　　E. 评价时间

二、思考题

1. 简述护理道德修养的方法。

2. 护理道德评价的标准有哪些？

3. 一麻痹性肠梗阻患儿，因不能进食而插了鼻饲管并行输液支持治疗。医生在查房后口头遗嘱："有尿后给氯化钾 10ml，推入管内。"患儿有尿后，护士执行医嘱时未再确认，即将 10% 氯化钾 10ml 直接推入输液壶内，导致患儿心跳骤停，抢救无效死亡。请对护士的行为做出道德评价。

三、护理职业角色训练

（一）角色训练理念

护理道德修养是护理人员通过自我修养进行的护理道德活动，是护理人员道德品质培育的内在因素。道德起作用的一个重要方式就是依靠个体内在的道德信念，而这种信念的形成离不开自我修养。

（二）角色训练目标

通过组织护生进行一定形式的护理职业角色训练，使护生认识到在护理职业实践中，培养自己良好的护理道德修养的重要意义，进而通过加强学习、加强自律和他律、"慎独"等方式培养其良好的的护理道德修养。

（三）角色训练计划

护理道德修养和道德评价部分的学习，旨在要求护生从总体上领会护理道德修养及其评价的重要意义；了解道德修养的方法；明白道德评价的依据、方式。

（四）角色训练小结

整个角色演练活动结束，教师就"职业角色训练活动"进行小结与点评。

扫码"练一练"

（王琮瑶）

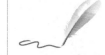

|下篇|
卫生法律法规

第十一章 卫生法律法规的基本理论

学习目标

1. **掌握** 卫生法律法规的概念、作用与形式；卫生法律关系的构成要素。
2. **熟悉** 卫生法律法规的实施、卫生行政救济。
3. **了解** 卫生立法的程序。

案例导入

医务人员丢弃患者

某日，某县中医院接到 120 电话，有一坠崖的患者需要抢救。治疗过程中，医护人员发现这名患者病情严重，没有家属出现，身上也没有钱。当晚，该院副院长兼外科主任、急救科护士长开着救护车，将该患者抛弃。次日，这名病危患者死亡。不久，案件告破，公安机关以涉嫌故意杀人罪、伪证罪等刑拘了该院院长、副院长、急救科护士长等 3 人。

请问：

请分析本案件涉及的法律关系。

卫生法律法规是指由国家制定或认可，并由国家强制力保证实施的旨在调整和保护公民生命健康活动中形成的各种社会关系的法律规范的总和。包括由全国人民代表大会及其常务委员会制定的各种卫生法律，还包括被授权的其他国家机关制定颁布的从属于卫生法律的在其所辖范围内普遍有效的卫生法规和规章，以及宪法和其他规范性法律文件中涉及卫生法的内容。

第一节 卫生法律法规的作用和形式

随着我国卫生法律制建设的发展，卫生法律法规在社会发展的作用越来越明显，医学的发展需要法律予以规范，法律可以让医学的发展在正确的轨道上，有利于社会的和谐稳定。

一、卫生法律法规的作用

卫生法律法规的作用具体如下。

1. 贯彻党的卫生政策，保障社会卫生权益 卫生立法是党和国家的医药卫生政策的具体化和法律化，是卫生活动的依据和指导。根据卫生法律规范的规定，可以明确合法行为与违法行为的界限，合法行为受到法律的保护，违法行为要承担相应的法律责任，以此切实保护公民和社会组织的合法权益。

2. 促进经济发展，推动医学科学的进步　医学的发展是卫生立法的基础，卫生法律法规的制定与实施是保证和促进医学发展的重要手段。我国颁布了许多卫生法律、法规和规章，从而使医药卫生事业从行政管理上升为法律管理，从一般技术规范和医德规范提高到法律规范，为医学科学的进步和发展起着强有力的法律保障作用。随着新的科学技术不断引用到医学领域中来，当代医学科学也向卫生立法提出了一系列新的课题。

3. 增强公众的卫生法法治观念，保护人体健康　在卫生行政管理中，通过对卫生法律法规的宣传教育，可以使国家机关、企事业单位、社会团体和公民增强卫生法律制观念，明确自己在卫生活动中的权利和义务；同时提升社会公众的健康意识，促进人类健康水平的提升。

4. 促进国际卫生交流和合作　疾病的流行没有地域和人群的限制，疾病防治的措施和方法也不会因国家社会制度的不同而有所差异。为了预防传染病在国际间的传播，保护我国公民的健康，保障彼此间权利和义务，我国颁布了《国境卫生检疫法》《外国医师来华短期行医暂行管理办法》等一系列涉外的卫生法律、法规和规章，有效的推进了国际间卫生交流和合作。

二、卫生法律法规的形式

知 识 链 接

据文献记载，早在公元前 3000 年左右，古埃及就开始颁布一些有关卫生方面的法令，如有关掩埋尸体、排水以及处罚违纪医生、严禁弃婴的规定等。

卫生法律法规的形式是卫生法律法规的具体表现。我国卫生法律法规的形式主要有以下几种。

1. 宪法　宪法是我国的根本大法，它是由我国最高国家权力机关——全国人民代表大会依照法定程序制定的具有最高法律效力的规范性法律文件。它不仅是国家立法活动的基础，也是制定各种法律、法规的依据。我国宪法中有关保护公民生命健康的医药卫生方面的条款，就是我国卫生法律的立法依据，也是我国卫生法律的重要渊源，并在卫生法律体系中具有最高的法律效力。

2. 卫生法律　卫生法律是指由全国人民代表大会及其常务委员会制定的有关卫生方面的专门法律，其效力低于宪法。卫生法律可分为两种：一是由全国人民代表大会制定的卫生基本法。目前我国还未制定卫生基本法。二是由全国人民代表大会常务委员会制定的卫生基本法律以外的卫生法律，现已有《中华人民共和国食品安全法》《中华人民共和国药品管理法》《中华人民共和国国境卫生检疫法》《中华人民共和国传染病防治法》《中华人民共和国红十字会法》《中华人民共和国母婴保健法》《中华人民共和国献血法》《中华人民共和国执业医师法》《中华人民共和国职业病防治法》《中华人民共和国人口与计划生育法》《中华人民共和国精神卫生法》和《中华人民共和国中医药法》等卫生法律。此外，在民法婚姻法、劳动法、环境保护法、刑法等其他法律中，有关卫生的法律条文也属于卫生法律。

3. 卫生行政法规　卫生行政法规是指由国务院制定发布的有关卫生方面的行政法规，

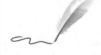

其法律效力低于卫生法律。它既是卫生法律的渊源之一，也是下级卫生行政部门制定各种卫生行政管理规章的依据。如《医疗事故处理条例》《公共场所卫生管理条例》《精神药品管理办法》和《护士条例》等。

4. 地方性卫生法律、卫生自治条例与单行条例 地方性卫生法律是指省级人民代表大会及其常务委员会，省、自治区的人民政府所在地的市、设区的市或经国务院批准的较大的市的人民代表大会及其常务委员会依法制定和批准的，可在本行政区域内发生法律效力的有关卫生方面的规范性文件。如《黑龙江省发展中医条例》《江苏省职业病防治条例》等。

卫生自治条例与单行条例是指民族自治地方的人民代表大会依法在其职权范围内根据当地民族的政治、经济、文化的特点，制定发布的有关本地区卫生行政管理方面的法律文件。

5. 卫生行政规章 卫生行政规章是国务院卫生行政部门在其权限内发布的有关卫生方面的部门规章，它是卫生法律数量最多的渊源。卫生行政规章的法律地位和法律效力低于宪法、卫生法律和卫生行政法规。国家卫生健康委员会[①]是国务院的卫生行政部门，按照宪法的规定，有权根据法律和国务院的卫生行政法规、决定和命令，在本部的权限内独自制定发布或和其他部门联合制定发布在全国范围有效的规章，如《精神疾病司法鉴定暂行规定》《保健食品管理办法》等。

6. 地方性卫生规章 地方性卫生规章是指省、自治区、直辖市、设区的市以及省会所在地的市或经国务院批准的较大的市的人民政府，依法在其职权范围内制定、发布的有关本地区卫生管理方面的卫生法律文件。地方性卫生规章仅在本地方有效，其法律效力低于宪法、卫生法律、卫生行政法规和地方性卫生法律规，且不得同国家卫生健康委员会制定的卫生规章相抵触。

7. 卫生标准、卫生技术规范和操作规程 由于卫生法律具有技术控制和法律控制的双重性质，因此卫生标准、卫生技术规范和操作规程就成为卫生法律渊源的一个重要组成部分。这些标准、规范和规程可分为国家和地方两级。前者由卫生行政部门制定颁布，后者由地方政府卫生行政部门制定颁布。这些标准、规范和规程的法律效力虽然不及法律、法规，但在具体的执法过程中，它们的地位又是相当重要的。因为卫生法律、法规只对社会卫生管理中的一些问题作了原则规定，而对某种行为的具体控制则需要依靠标准、规范和规程，所以从一定意义上说，只要卫生法律、法规对某种行为作了规范，那么卫生标准、规范和规程对这种行为的控制就有了极高的法律效力。

8. 卫生国际条约 卫生国际条约是指我国与外国缔结的或者我国加入并生效的有关卫生方面的国际法规范性文件。全国人大常委会有权决定同外国缔结卫生条约和卫生协定，国务院按职权范围也可同外国缔结卫生条约和卫生协定。按我国宪法和有关法律的规定，除我国声明保留的条款外，这些条约均对我国产生法律约束力，如《国际卫生条例》等。

---

① 2018年3月，根据第十三届全国人民代表大会第一次会议批准的国务院机构改革方案，设立中华人民共和国国家卫生健康委员会。2018年3月27日，新组建的国家卫生健康委员会正式挂牌。其主要职责是：拟订国民健康政策，协调推进深化医药卫生体制改革，组织制定国家基本药物制度，监督管理公共卫生、医疗服务和卫生应急，负责计划生育管理和服务工作，拟订应对人口老龄化、医养结合政策措施等。

第二节　卫生法律关系

> **知识链接**
>
> 法在本体上是以权利和义务为基本粒子构成的，法的全部运行过程是以权利和义务为轴心的，法的价值是通过规定、保障权利和义务来实现的。　　——张文显

法律关系是指法律所调整的人与人之间的权利义务关系。每一个法律部门都调整着特定方面的社会关系，卫生法律作为一个独立的法律部门，同样调整着一定范围的社会关系。

一、卫生法律关系的概念

卫生法律关系是指卫生法律所调整的、在卫生管理和医药卫生预防保健服务过程中国家机关、企事业单位、社会团体或者公民之间的权利与义务关系。

二、卫生法律关系的特征

由于卫生法律的调整对象主要为卫生管理关系和卫生服务关系，因此卫生法律关系除了具备一般法律关系的共同特征外，还具有其自身的特征。

（一）卫生法律关系是基于保障和维护人体健康而结成的法律关系

卫生法律关系是以保障和维护人体健康为目的的。从卫生法律关系形成的过程看，卫生法律关系是在卫生管理和卫生预防保健服务过程中形成的各种关系，但无论是在卫生行政管理中形成的卫生法律关系，或者是在卫生服务中形成的卫生法律关系，还是在生产经营过程中形成的卫生法律关系，其内容都体现了个人和社会的健康利益，其目的都是为了保障人类健康。

（二）卫生法律关系是由卫生法律调整和确认的法律关系

卫生法律关系必须以相应的卫生法律规范的存在为前提。国家为了确保公共卫生安全和人体健康，通过卫生立法，对那些直接关系人体健康的卫生关系加以具体规定，保护其不受非法行为的侵害。在实践中，当这些卫生关系为卫生法律所确认和保护时，就上升为卫生法律关系，具有了卫生法律的形式。卫生法律关系是卫生法律调整的健康利益的实质内容和卫生法律形式的统一，因此，卫生法律关系的范围取决于卫生法律调整对象的范围。

（三）卫生法律关系是一种纵横交错的法律关系

所谓纵横交错是指卫生法律关系，是一种既存在于平等主体之间，又存在于不平等主体之间的法律关系。其中既有国家管理活动中的领导和从属关系，又有各个法律关系主体之间的平等的权利义务关系。

（四）卫生法律关系的主体具有特殊性

卫生法律是一门专业性很强的部门法，这就决定了卫生法律关系主体的特殊身份，即通常是从事卫生工作的组织和个人。在纵向的卫生法律关系中，必定有一方当事人是医药卫生管理机关，如卫生行政部门、卫生监督机构等；在横向的卫生法律关系中，必定有一

方当事人是医药预防保健机构或个人。

三、卫生法律关系的构成要素

卫生法律关系的构成要素是指构成每一个具体的卫生法律关系所必须具备的因素。卫生法律关系同其他法律关系一样，都是由主体、客体和内容三个方面的要素构成。这三要素必须同时具备，缺一不可，如果缺乏其中任何一要素，该卫生法律关系就无法形成或继续存在。

（一）卫生法律关系的主体

卫生法律关系的主体是指参加卫生法律关系，并在其中享有卫生权利、承担卫生义务的人，一般称为当事人。在我国，卫生法律关系的主体包括卫生行政机关、医疗卫生机构、企事业单位、社会团体和公民。

1. 卫生行政机关　国家卫生行政机关包括卫生与计划生育委员会、中医药管理局、食品药品管理局以及所属的各级行政部门。卫生行政机关通过制定和颁布各种卫生法律规、政策，采用法律手段或者行政手段管理卫生工作。这种在国家卫生工作中的地位和作用决定了它们同其他主体之间形成的主要是一种命令与服从的管理关系。

2. 医疗卫生机构　是指依法设立的各级各类医疗卫生组织，包括医疗机构、医学院校、药检所、妇幼保健院（所）等机构。

3. 企事业单位和社会团体　主要包括依据卫生法律的规定，作为行政相对人的食品、药品、化妆品生产经营单位、公共场所及工矿企业和学校等。

4. 公民（自然人）　公民作为卫生法律关系的主体有两种情况：一种是以特殊身份成为卫生法律关系的主体，如医疗机构内部的工作人员，他们一方面因需要申办资格许可和执业许可，而同卫生行政部门结成卫生行政法律关系，另一方面在提供医药卫生预防保健服务时，他们与患者还结成医患法律关系；另一种是以普通公民的身份参加卫生法律关系而成为主体，如医疗服务关系中的病人。对于依法个体行医的公民，其地位和作用类似于医院，他与病人之间发生的卫生服务关系，同样要接受当地医药卫生行政机关或其他主管机关的管理和监督。

此外，居住在我国的外国人和无国籍人，如果参与到我国的卫生法律关系中，也可以成为我国卫生法律关系的主体，如在国境卫生检疫法律关系中接受我国国境卫生检疫机关检疫查验中的外国入境人员。

（二）卫生法律关系的内容

卫生法律关系的内容是指卫生法律关系的主体依法享有的权利和应承担的义务。其中，卫生权利指由卫生法律规定的，卫生法律关系主体根据自己的意愿实现某种利益的可能性。它包含三层含义：

1. 权利主体有权在卫生法律规定的范围内，根据自己的意愿为一定行为或者不为一定行为。

2. 权利主体有权在卫生法律规定的范围内，要求义务主体为一定行为或者不为一定行为，以便实现自己的某种利益。

3. 权利主体有权在自己的卫生权利遭受侵害或者义务主体不履行卫生义务时，请求人民法院给予法律保护。

卫生义务指依照卫生法律的规定，卫生法律关系中的义务主体，为了满足权利主体的某种利益而为一定行为或者不为一定行为的必要性。它也包含三层含义：

1. 义务主体应当依据卫生法律的规定，为一定行为或者不为一定行为，以便实现权利主体的某种利益。

2. 义务主体负有的义务是在卫生法律规定的范围内为一定行为或者不为一定行为，对于权利主体超出法定范围的要求，义务主体不承担义务。

3. 卫生义务是一种法定义务，受到国家强制力的约束，如果义务主体不履行或者不适当履行，就要承担相应的法律责任。

（三）卫生法律关系的客体

卫生法律关系的客体，是指卫生法律关系主体的卫生权利和卫生义务所共同指向的对象。卫生法律的目的是保障公共卫生安全和人体健康，其调整范围涉及与人体健康相关的各个领域，因此卫生法律关系的客体具有广泛性和多层次性。卫生法律关系的客体大致可分为几类，即公民的生命健康利益、行为、物和智力成果等。

1. 公民的生命健康利益　它是人身利益的一部分，包括公民的生命、身体、生理功能等。生命健康是每一个公民生存的客观基础，是公民正常生活和从事各种活动的重要前提。保障公民的生命健康利益是我国卫生法律的基本目的，因此，人的生命健康利益是卫生法律关系的最高层次的客体，也是各种卫生法律关系的共同客体。

2. 行为　是指卫生法律关系中的主体行使卫生权利和履行卫生义务的活动。如卫生审批、申请许可等。行为包括合法行为和违法行为两种形式。前者应受到法律的确认和保护，如在医疗服务关系中，医疗机构向患者提供医疗保健服务的行为。后者则要承担相应的法律责任，要受到法律的制裁。如卫生行政管理关系中，管理相对人违反有关法律规定，不设置卫生防护设施、不组织从业人员进行健康检查等，或者故意将卫生防护设施拆除。

3. 物　是指现实存在的，能够被人所支配、利用，具有一定价值和使用价值的物质财富。包括进行各种医疗服务和卫生管理活动中所需要的生产资料和生活资料以满足个人和社会对医疗保健的需要。如食品、药品、化妆品、保健品、医疗器械等。

4. 人身　人身是由各种生理器官组成的有机体。它是人的物质形态，也是人的生命健康利益的载体。随着现代科技和医学科学的不断发展，器官移植、输血、人工生殖、植皮等医学技术和成果在临床中大量应用，角膜、血液、骨髓、脏器等人体器官成为可供捐献、交易的对象，由此产生了一系列法律问题，人身不再只是传统意义上的法律关系主体，而且在一定范围内、一定条件下成为法律关系的客体。当然，有生命的人的身体不是法律上的"物"，不能成为物权、债权等某些法律权利的客体，法律禁止任何人将他人或本人的整个身体作为民法上的"物"进行转让或买卖。

5. 智力成果　智力成果是无体物，又称精神财富，是指人们的智力活动所创造的成果。如医学著作或论文、医疗仪器的发明、新药的发明等。

四、卫生法律关系的产生、变更和消灭

卫生法律关系只有在一定条件下才能产生、变更和消灭，这种条件就是法律事实的实现。法律事实，是指法律规定的能够引起法律关系产生、变更和消灭的事件和行为。它包括法律行为和法律事件。其中，法律关系当事人以其主观意愿表现出来的法律事实，称为

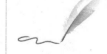

法律行为；不以法律关系当事人的主观意志为转移的法律事实，称为法律事件。

（一）法律行为

法律行为分为合法行为和违法行为，是卫生法律关系产生、变更或消灭的最普遍的法律事实。合法行为是指卫生法律关系主体实施的符合卫生法律规范、能够产生行为人预期后果的行为，受到法律地确认和保护。违法行为是指卫生法律关系主体实施的为卫生法律所禁止的、侵犯他人合法权益从而引起某种卫生法律关系的产生、变更和消灭的行为，该行为为法律所禁止，必须承担相应的法律责任。

（二）法律事件

法律事件分为两类：一类是自然事件，如作为卫生行政相对人的企事业单位因地震、失火等自然灾害而被迫停业，病人因非医疗因素死亡而终止医患法律关系；另一类是社会事件，如医药卫生政策的重大调整、卫生法律法规的重大修改、地方政府卫生行政措施的颁布实施等。

第三节　卫生立法

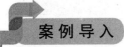
案例导入

《宁波市地方特色食品卫生管理办法》

宁波市位于我国东南沿海，居民喜食海鲜和腌制食物，为规范地方特色食品生产经营行为，提高地方特色食品卫生质量，保障居民身体健康，出台了《宁波市地方特色食品卫生管理办法》，针对在本市范围内生产或经营腌（臭）冬瓜、腌（臭）菜股、和腌、醉、糟）制鱼虾类、蟹类和贝壳类等具有宁波地方特色的直接入口食品进行专门管理。

请问：

卫生立法的基本原则是什么？

卫生立法是卫生执法、卫生司法和卫生守法的前提和基础，在国家卫生法制建设中具有重要的地位。我国的宪法、立法法、全国人大组织法、国务院组织法、行政法规制定程序暂行规定、地方组织法等法律、法规都对有关立法制度作了明确规定。

一、卫生立法的概念和特征

卫生立法必须遵循国家立法的相关规定，具有国家立法的一般特征。

（一）卫生立法的概念

卫生立法是指有权的国家机关依照法定的权限和程序，制定、认可、修改、补充或废止规范性卫生法律文件的活动。

（二）卫生立法的特征

卫生立法具有如下特点：①权威性：卫生立法是国家的一项专门活动，只能由享有卫生立法权的国家机关进行，其他任何国家机关、社会组织和公民个人均不得进行卫生立法活动。②职权性：享有卫生立法权的国家机关只能在其特定的权限范围内进行与其职权相适应的卫生立法活动。③程序性：卫生立法活动必须依照法定程序进行。④综合性：卫生立法活动不仅包括制定新的规范性卫生法律文件的活动，还包括认可、修改、补充或废止等一系列卫生立法活动。⑤特定性：卫生立法特定于卫生领域，即有关公共卫生、公民健康保护、防病治病等方面的法律。

二、卫生立法的基本原则

卫生立法的原则是指卫生立法活动应当遵循的指导思想和方针，反映了卫生立法工作的一般规律，是我国社会主义立法原则在卫生领域中的具体体现。

（一）实事求是，从实际出发的原则

实事求是，从实际出发的原则，是辩证唯物主义的思想路线在立法工作中的体现。卫生立法，最根本的就是从我国的卫生国情出发，深入实际，调查研究，正确认识我国国情，充分考虑到我国的经济基础、生产力水平、各地的医药卫生条件、人员素质等状况，科学、合理地规定公民、法人和其他组织的权利和义务、国家机关的权力与责任。

（二）原则性与灵活性相结合的原则

原则性是指在卫生立法中必须坚持科学性与和谐性统一。灵活性是指在整体上坚持原则性的前提下，允许在特定情况和条件下在一定范围内和程度上做灵活变通的规定，在立法上留有余地。所以，我国在卫生立法过程中，既将卫生法律的立法权高度集中在最高国家权力机关，又允许各地区、各部门制定一些与卫生法律不相抵触，适用各地区、各部门特点的法规、规章和文件。

（三）遵循医学科学发展客观规律的原则

卫生工作是一门具有社会属性的自然科学，法律是一门社会科学，卫生法在遵循法律科学的基础上，必须遵循医学科学的客观规律，适应医学科学的发展，遵循人与自然环境、社会环境、人的生理、心理环境相协调的规律。使法学和医学科学紧密联系在一起，体现医学科学的自然属性和社会属性，使卫生立法具有科学性，从而促进医学科学的发展。

（四）相互协调的原则

卫生保健涉及社会的方方面面，涉及每一位公民。而我国地区经济的发展现在仍不平衡，仍然存在着卫生资源缺乏与卫生资源分布不均、布局不合理甚至浪费卫生资源的矛盾。因此，我国的卫生立法工作必须注重对地区之间、部门之间、不同团体人群之间的协调工作，既要照顾大多数人的卫生保健利益，又要充分促进我国卫生事业的发展。此外，卫生法律规范的渊源有多种形式，各种规范的效力有所不同，因此，在卫生立法活动中要注意保持各项法律、法规之间的协调，避免内容的相互冲突。

（五）民主立法，走群众路线的原则

卫生立法旨在形成保护人民生命健康的法律规范，因此同人民的切身利益密切相关，所以一定要充分体现人民群众的意志。这样不仅使卫生立法更具民主性，而且有利于卫生法在现实生活中得到真正的遵守。

（六）总结我国经验与借鉴国外经验相结合的原则

卫生立法必须要从我国现阶段的国情出发，体现中国特色，同时借鉴国外的先进成熟的卫生立法经验，将符合中国具体情况的制度和法律规定吸收过来，使我国的卫生法制与国际接轨。

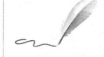

三、卫生立法机关

我国的立法机关及其权限是由宪法、立法法及其他相关立法制度严格规定的。具体说来，卫生立法机关主要有全国人民代表大会及常务委员会、国务院及各部、各委员会等。

四、卫生立法的程序

《立法法》分别对全国人大和全国人大常委会的立法程序做了明确的规定，对行政法规、地方性法规和规章的立法程序做了原则性规定。卫生立法并无特别的程序，依照上述规定，卫生立法程序也包括四个环节：法律案的提出、审议、表决和公布。

（一）卫生法律的制定程序

1. 卫生立法的准备 主要包括：编制卫生立法规划、作出卫生立法决策、起草卫生法律案等。根据立法法的规定，全国人大教科文卫委员会和国务院可以向全国人大常委会提出制定卫生法律案。

2. 卫生法律案的提出和审议 主要包括：列入全国人大常委会会议议程的卫生法律案，由有关的专门委员会进行审议，提出审议意见，印发人大常委会会议。对于重要的卫生法律案，经委员长会议决定，可以将卫生法律草案公布，向社会征求意见。卫生法律案一般应当经三次人大常委会会议审议后再交付表决。

3. 卫生法律案的表决、通过 卫生法律案经过全国人大常委会审议，形成卫生法律草案修改稿。经人大常委会分组会议审议后，由法律委员会根据常委会组成人员的审议意见对法律草案修改稿作进一步修改，形成法律草案表决稿，可交付常委会全体会议投票表决，以全体组成人员的过半数通过。

4. 卫生法律的公布施行 全国人大常委会通过的卫生法律，由中华人民共和国主席签署主席令予以公布。

（二）卫生行政法规的制定程序

1. 编制立法规划 国家卫生健康委员会、国家出入境检验检疫局等卫生行政部门根据社会发展状况，认为需要制定卫生行政法规的，应当向国务院报请立项，由国务院法制局编制立法计划，报请国务院批准。

2. 法规起草 卫生行政法规由国务院组织起草。具体起草工作由卫生行政部门等分别负责。起草法规内容涉及两个以上部门时，应以一个部（局）为主起草，必要时成立专门的起草小组起草。在拟定好起草提纲及内容后，应当广泛征求意见，进行论证与调研。

3. 草案报送和审查 卫生行政法规起草工作完成后，起草单位应当将草案及其说明、各方面对草案主要问题的不同意见和其他有关资料送国务院法制办进行审查。

4. 法规的通过 国务院法制办对卫生行政法规草案审查完毕后，向国务院提出审查报告和草案修改稿，提请国务院审议，由国务院常务会议或全体会议讨论通过或者总理批准。

5. 法规的公布 卫生行政法规由国务院总理签署国务院令公布或经国务院批准由人大常委会发布。

6. 备案 卫生行政法规公布后30日内报全国人大常委会备案。

（三）地方性卫生法规、卫生自治条例和单行条例的制定程序

1. 地方卫生立法规划和计划的编制。

2. 议案的提出 享有地方立法权的地方人大召开时的主席团、常委会、本级人民政府可以提出议案。

3. 议案的审议　由主席团将议案提请地方人民代表大会讨论，或先交付议案审查委员会审查后提请地方人民代表大会讨论。

4. 议案的表决和公布　地方性卫生法规案经地方人大、常委会表决，以全体代表、常委会全体组成人员的过半数通过，由由地方人大常委会公布施行。省、自治区的人民政府所在地的市和国务院批准的较大市的人大及其常委会制定的地方性法规，须报省、自治区的人大常委会批准后施行。

5. 备案　通过后的地方性卫生法规须在 30 日内报全国人大常委会和国务院备案。

（四）卫生行政规章的制定程序

1. 立法规划。

2. 规章的起草　卫生行政部门规章案的起草工作以国务院卫生行政部门的职能司为主，卫生法制与监督司或政策法规司参与配合。卫生行政法规规定由卫生行政部门等制定实施细则的，应在制定起草行政法规的同时进行起草实施细则的工作。其起草程序与行政法规起草程序相同。

3. 草案的审查　卫生行政部门规章案送卫生法制与监督司或政策法规司审核后，提交部、委（局）务会议讨论通过。

4. 规章的公布　部门规章由部长、委员会主任或局长签署命令后予以公布。

5. 备案　已经通过的规章，应当在 30 日内向国务院或法律规定的其他机关报送备案。每年 1 月底以前，国家卫生健康委员会、国家出入境检验检疫局等部门的卫生法制与监督司或政策法规司将上一年度制定的规章目录报国务院法制办备查。

（五）地方性卫生规章的制定程序

1. 起草　政府卫生规章案由享有政府卫生规章制定权的地方卫生行政部门负责起草。涉及其他职能部门的，由有关职能部门予以配合。

2. 审查　政府卫生规章案由地方卫生行政部门在其职责范围内提出，送地方人民政府法制局审核后，提交政府常务会议或者全体会议讨论通过。

3. 公布　政府卫生规章由省长、自治区主席或者市长签署命令予以公布。

4. 备案　已经通过的政府卫生规章，须在 30 日内报送国务院卫生行政部门备案存查。

第四节　卫生法律法规的实施

卫生法律法规的实施是指通过一定的方式使卫生法律规范在社会实际生活中贯彻与实现的活动。它包括卫生执法、卫生司法、卫生守法和卫生法律监督四个方面。

一、卫生法律法规实施的相关概念

卫生执法又称卫生法的适用，它有广义和狭义之分。广义的卫生法的适用，是指国家机关和法律、法规授权的社会组织依照法定的职权和程序，行使国家权力，将卫生法律规范创造性地运用到具体人或组织，用来解决具体问题的一种专门活动。它包括卫生行政部门以及法律、法规授权的组织依法进行的卫生执法活动和司法机关依法处理有关卫生违法和犯罪案件的司法活动，狭义的卫生法的适用仅指司法活动，这里指的是广义的卫生法的适用。

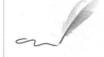

卫生司法也是卫生法适用的一种重要形式。是指人民法院依照卫生法审理卫生行政诉讼案件的活动。

卫生守法即卫生法的遵守，是指全体公民和法人自觉遵守卫生法律规范，行使卫生权利，履行卫生义务的行为。

卫生法律监督是指国家机关、党政、团体、企事业单位、新闻媒体、社会舆论及公民等依照法律规定和法定程序，对卫生法律在实施过程中的情况进行监察与督促的活动。

二、卫生法的适用

卫生法在适用中要求做到正确、合法、及时这三个基本原则。"正确"是指在适用卫生法律时，事实要清楚，证据要确实，定性要准确，处理要适当。"合法"是在处理违反卫生规范案件时，必须在法律授权范围内行事，既要符合实体法的要求，又不能违反程序法的规定。"及时"则是在正确、合法的前提下，在法定的期限内办理完案件。

三、卫生法的效力范围

卫生法的效力范围是指卫生法的生效范围和适用范围，即卫生法在什么时间，什么地方和对什么人适用，包括卫生法的时间效力、空间效力、对人的效力三个方面。

（一）卫生法的时间效力

卫生法的时间效力指卫生法生效的时间范围，包括生效时间、失效时间，以及对法律颁布以前的事件和行为该法律是否有效，即法的溯及力问题。

1. 卫生法的生效时间 我国卫生法生效时间有以下三种情况：①在法律、法规和规章的条文中明确规定其颁布后的某一具体时间生效。②在法律、法规和规章的条文中明确规定自公布之日起生效。③在法律、法规和规章的条文中没有规定生效时间，则以颁布之日为生效之时。④卫生法律公布后先予以试行或者暂行，而后由立法机关加以补充修改，再通过为正式法律，公布施行，在试行期间也具有法律效力。

2. 卫生法的失效时间 我国卫生法的失效有以下几种情况：①新法颁布施行后，相应的旧法即自行废止。②新法取代旧法，在新法条文中明确宣布旧法废止。③立法机关通过发布专门的决议、通令，对某些适用期已过，同现行政策不符的卫生法律、法规、规章，明令废止。④由于形势发展变化，原来的某项法律已因调整的社会关系不复存在或完成了历史任务而已失去了存在的条件从而自行失效。

3. 卫生法的溯及力 卫生法的溯及力也称卫生法溯及既往的效力，是指某一法规对它生效以前的事件和行为是否可以适用的问题如果适用，就具有溯及力，反之就没有溯及力。除法律另有规定外，我国卫生法原则上没有溯及力，即采取法不溯及既往的原则。

（二）卫生法的空间效力

卫生法的空间效力是指卫生法生效的地域范围，即卫生法在哪些地方具有拘束力。它依立法机关的不同而有区别：①全国人大及其常委会制定的卫生法律，国务院及其各部门发布的卫生行政法规、规章等规范性文件，在全国范围内有效。包括领土、领海、领空以及领土的延伸部分，也包括我国驻外使、领馆以及航行或停泊于境外的我国船舶和飞机。②地方人大及其常委会、民族自治机关颁布的地方性卫生法规、自治条例、单行条例，以及地方人民政府制定的政府卫生规章，只在其行政管辖区域范围内有效。③中央国家机关制定的卫生法律、法规，明确规定了特定的适用范围的，即在其规定的范围内有效。

（三）卫生法对人的效力

卫生法对人的效力是指卫生法律、法规、规章适用于哪些人，或者说对哪些人有效的问题。我国卫生法对人的效力，有以下几种情况：①在我国领域内的中华人民共和国公民，一律适用我国卫生法。②在我国领域内的外国人、无国籍人，适用我国的卫生法，一律不享有豁免权。③在我国领域以外的中华人民共和国公民，原则上适用我国的卫生法，法律有特别规定的例外。④在我国领域外的外国人、无国籍人，如果侵害了我国国家或公民、法人的权益、或者与我国公民、法人发生卫生法律关系，也可以适用我国卫生法。

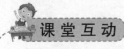

课堂互动

请结合《中华人民共和国中医药法》分析该法的效力范围。

四、卫生法的解释

卫生法的解释是指有关国家机关、组织或个人，为适用或遵守卫生法，根据立法原意对卫生现行的法律规范的含义、内容、概念、术语以及适用的条件等所作的分析、说明和解答。卫生法的解释是完备卫生立法和正确实施卫生法所必需的。按照解释的主体和解释的法律效力的不同，卫生法的解释可以分为正式解释和非正式解释。

（一）正式解释

正式解释又称法定解释、官方解释、有权解释。它是指特定的国家机关依据宪法和法律所赋予的职权，对卫生法有关的法律条文所进行的解释，它具有法律上的效力。正式解释是一种创造性的活动，是立法活动的继续，是对立法意图的进一步说明，具有填补法的漏洞的作用，正式解释在我国主要有：

1. 立法解释　是指依法有权制定卫生法律、法规和规章的立法机关，对有关卫生法律规范条文所作的进一步解释。包括：全国人大常委会对宪法和卫生法律的解释，国务院对其制定的卫生行政法规的解释，地方人大及其常委会对地方性卫生法规的解释，国家授权其他国家机关的解释。

2. 司法解释　是指司法机关依法对卫生法适用工作中的问题如何具体应用法律所作的解释。包括最高人民法院做出的审判解释，最高人民检察院做出的检察解释，以及最高人民法院和最高人民检察院联合做出的解释。

3. 行政解释　是指国家行政机关在依法行使职权时，对有关卫生法律规范如何具体应用问题所作的解释。包括国务院及其所属各部门、地方人民政府行使职权时，对如何具体应用卫生法律的问题所作的解释。这种解释仅在所辖区内生效。

（二）非正式解释

非正式解释也称无权解释、无效解释或非官方解释，是指社会团体或公民对卫生法所作的解释。可分为学理性解释和任意解释。非正式解释虽不具有法律效力，不能直接引用，但对法律的实际适用有参考价值。

1. 学理性解释　是指教学、科研以及法制宣传活动对卫生法所进行的理论性、知识性和常识性解释。

2. 任意解释　是指一般公民、当事人、辩护人、代理人对法律所作的理解和说明。

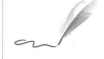

五、卫生法的遵守

卫生法的遵守，又称卫生守法，是指一切国家机关、政党、社会团体、企事业单位和全体公民都必须恪守卫生法的规定，严格依法办事。它是卫生法实施的一种重要形式，也是法治的基本内容和要求。

（一）卫生法遵守的主体

卫生法遵守的主体，包括一切国家机关、社会组织和全体中国公民，以及在中国领域内活动的国际组织、外国组织、外国人和无国籍人。

（二）卫生法遵守的范围

卫生法遵守的范围极其广泛，不仅包括广义上的卫生法律，而且包括在卫生法适用过程中，有关国家机关依法做出的、具有法律效力的决定书，如人民法院的判决书、调解书，卫生行政部门的卫生许可证、卫生行政处罚决定书等非规范性文件。

（三）卫生法遵守的内容

卫生守法不是消极、被动的，其内容包括依法行使权利和履行义务两个方面。它既要求国家机关、社会组织和公民依法承担和履行卫生义务（职责），更包含守法主体依法享有权利、行使权利。

六、卫生法律责任

卫生法律责任是指卫生法律关系主体由于违反卫生法律规范规定的义务或约定义务，所应承担的带有强制性的法律后果。

（一）卫生法律责任的特点

卫生法律责任主要有以下特点。

1. 卫生法律责任是违反卫生法律规范的后果。卫生违法必须符合以下四个条件：①行为人在客观方面实施了违反卫生法律、法规的行为。②卫生违法行为具有一定的社会危害性，侵害了卫生法所保护的社会关系和社会秩序。③违法行为的主体在主观方面必须有过错。④卫生违法的主体，必须是具有法定责任能力的公民、法人和其他组织。

2. 卫生法律责任必须有卫生法律明文规定。

3. 卫生法律责任具有国家强制性，以国家强制力作为后盾。

4. 卫生法律责任必须由国家授权的专门机关在法定职权围内依法予以追究。

（二）卫生法律责任的种类

根据行为人违反卫生法律规范的性质和社会危害程度的不同，卫生法律责任可以分为：行政责任、民事责任和刑事责任三种。

1. 卫生行政责任　卫生行政责任是指卫生行政法律关系主体实施了违反卫生法的行为，但尚未构成犯罪所应承担的法律后果。根据我国现行卫生法的规定，卫生行政责任主要包括卫生行政处罚和卫生行政处分两种。卫生行政处罚是指卫生行政机关或者法律法规授权的组织，在职权范围内对违反卫生法而尚未构成犯罪的行政相对人（公民、法人或其他组织），所实施的卫生行政制裁。卫生行政处分是指有管辖权的国家机关或企事业单位的行政领导依据行政隶属关系，对违法失职人员给予的一种行政制裁。

2. 卫生民事责任　卫生民事责任是指医疗机构和卫生工作人员或从事与卫生事业有关的机构违反法律规定侵害公民的健康权利时，应向受害人承担损害赔偿的责任。民事责任的特点是：①民事责任主要是一种财产性质的责任。②承担民事责任的方式是给予经济赔偿，以补偿受害人的损失。③在法律允许的条件下，民事责任可以由当事人自愿协商解决。

承担民事责任的方式有：停止损害，排除防碍，消除危险，返还财产，恢复原状，修理、重作、更换，赔偿损失，支付违约金，消除影响恢复名誉，赔礼道歉等十种。卫生法所涉及的民事责任以赔偿损失为主要形式。

3. 卫生刑事责任　卫生刑事责任是指卫生行政机关的工作人员、医疗卫生工作人员及健康相关产品的生产、经营者违反卫生法律法规，实施了刑法所禁止的犯罪行为而应承担的法律后果。刑事责任有以下特征：①刑事责任是基于行为人实施了刑法明文规定的犯罪行为而产生的。②其确立的依据是行为人实施的行为符合犯罪的构成要件。③刑事责任实现的方式是刑法规定的各类以剥夺行为人自由和生命为主的刑罚，是最为严厉的强制手段。

实现刑事责任的方式是刑罚。刑罚是国家审判机构依照刑法的规定，剥夺犯罪分子某种权益直至生命的一种强制处分，包括主刑和附加刑。主刑有管制、拘役、有期徒刑、无期徒刑、死刑，它们只能单独适用。附加刑有罚金、剥夺政治权利、没收财产，它们可以附加适用，也可以独立适用。对于犯罪的外国人，还可以独立适用或附加适用驱逐出境。

知识链接

刑法中相关违反卫生法的犯罪

我国《刑法》对违反卫生法的犯罪行为的刑事责任作了明确规定，规定了20余个与违反卫生法有关的罪名，如生产销售假药罪，生产销售劣药罪，传播性病罪，妨害传染病防治罪，非法组织卖血罪，强迫卖血罪，非法采集血液、制作供应血液制品罪，医疗事故罪，非法行医罪，破坏节育手术罪等。

第五节　卫生行政救济

在卫生行政管理活动中，由于双方当事人对法律规范的理解程度、政策水平的不同或其他原因，卫生行政机关或法律、法规授权的组织采取的卫生行政行为，可能会引起卫生行政管理相对人的不服。相对人可能会对卫生行政主体做出的具体卫生行政行为的合法性和合理性提出异议，这样不可避免地会产生卫生行政争议。

一、卫生行政救济的概念

卫生行政救济是指公民、法人或者其他组织认为卫生行政机关的行政行为损害了自己的合法权益，请求有关国家机关给予补济的法律制度的总称，包括对违法或不当的行政行为加以纠正，以及对于因行政行为而遭受的财产损失给予弥补等多项内容。

二、卫生行政救济的途径

我国现有的卫生行政救济途径主要是卫生行政复议、卫生行政诉讼和卫生行政赔偿。

（一）行政复议

1. 概念　卫生行政复议是行政机关自我纠正错误的一种重要监督制度，指公民、法人或者其他组织认为卫生行政机关的具体行政行为侵犯其合法权益，按照法定的程序和条件

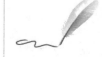

向做出该具体行政行为的上一级卫生行政机关提出申请，受理申请的行政机关对该具体行政行为进行复查，并做出复议决定的活动。

2. 特征

（1）行政复议是具有一定司法性的行政行为。这是指有行政复议权的行政机关借用法院审理案件的某些方式来审查行政争议，即行政复议机关作为第三人对行政机关和行政相对人之间的行政争议进行审查并做出裁决。

（2）卫生行政复议是行政机关内部纠错机制。卫生行政复议是行政系统内部的行政机关对下级或所属的行政机关做出的违法或不当的具体行政行为实施的一种纠错行为，要全面审查具体行政行为的合法性和合理性。

3. 原则

（1）合法性原则　合法原则是指复议机关必须严格按法定的权限、程序和时限，以事实为依据，以法律为准绳，对具体行政行为的合法性、合理性、公正性进行审查。具体要求履行行政复议职责的主体及其职权应当合法，行政复议的依据应当合法，受理行政复议申请、做出行政复议决定的程序应当合法。

（2）公正性原则　公正性原则是指复议机关在行使复议权时应当公正地对待复议双方的当事人，不能有所偏袒。

（3）公开性原则　公开性原则是指行政复议活动应当公开进行，复议案件的受理、调查、审理、决定等一切活动都应该尽可能地向当事人、公众及社会舆论公开，使社会各界了解行政复议活动的基本情况。

（4）及时性原则　及时性原则是保证行政复议提高效率的重要准则，它要求行政复议在保证公正、效率的前提下，应当在尽可能短的时间内给相对人一个答复，以减少当事人在行政诉讼之前的负担。受理复议申请应当及时，复议案件的审理要按审理期限审结案件，做出复议决定应当及时，对复议当事人不履行复议决定的情况，复议机关应当及时处理。

（5）便民原则　所谓便民，就是要使公民、法人和其他组织在行使申请行政复议权时更加便利，节省费用、时间、精力。便民就是行政复议与其他监督制度相比所具有的最大优势。

（6）不调解原则　卫生行政机关的行政行为，是依据法定职责做出的，行政行为的性质决定了行政机关的职责既是权力更是一种法定的义务，行政机关无权任意处分自己的职责，更无权与行政相对人进行调解以改变行政行为的内容。因此行政复议不可以调解方式解决争议案件。

（7）行政复议期间被申请复议的具体行政行为不停止执行的原则　这是指具体行政行为不因行政复议的立案和审查而停止执行。同时《行政复议法》第二十一条规定，有下列情形之一的可以停止执行：①被申请人认为需要停止执行的；②行政复议机关认为需要停止执行的；③申请人申请停止执行，行政复议机关认为其要求合理，决定停止执行的；④法律规定应当停止执行的。

（8）行政复议实行一次复议制的原则　申请人对复议决定不服的，可以提起行政诉讼，不能再次申请复议。

（二）行政诉讼

1. 概念　卫生行政诉讼是指公民、法人和其他组织认为卫生行政机关（法律、法规授权的组织）的具体行政行为侵犯了自己的合法权益，依法向人民法院起诉，人民法院在双方当事人和其他诉讼参与人参加下，审理和解决行政案件的活动。

2. 特征

（1）卫生行政诉讼是卫生行政管理相对人不服卫生行政执法机关管理处罚，向人民法院提起的诉讼。

（2）卫生行政诉讼的被告只能是卫生行政部门，这是其区别于民事诉讼和刑事诉讼的一个重要特征。

（3）卫生行政诉讼的标的是审查具体卫生行政行为的合法性。

3. 原则　按照《行政诉讼法》的规定，卫生行政诉讼的一般原则共有以下七项：①人民法院独立行使审判权原则；②以事实为根据，以法律为准绳原则；③合议、回避、公开审判和两审终审原则；④当事人诉讼法律地位平等原则；⑤使用本民族语言文字进行诉讼原则；⑥辩论原则；⑦人民检察院进行法律监督原则。除此之外，卫生行政诉讼还具有特殊原则。包括：①被告负主要举证责任原则；②起诉不停止执行原则；③不适用调解和反诉原则；④相对人选择复议的原则；⑤司法变更权有限性原则。

（三）卫生行政赔偿

1. 概念　卫生行政赔偿是行政侵权赔偿的一种类型，指卫生行政机关及其工作人员违法行使职权，侵犯公民、法人或者其他组织的合法权益并造成损害，由国家承担赔偿责任的制度。

2. 范围　卫生行政赔偿范围是指国家对卫生行政机关及其工作人员在行使行政职权时，侵犯公民、法人或者其他组织合法权益造成的损害给予赔偿的范围。

（1）具体行政行为违法而引起的赔偿范围　卫生行政赔偿责任是与卫生行政诉讼的受案范围相对应的，诉讼审查的对象是具体行政行为，因此，行政赔偿的范围也仅指具体行政行为的赔偿范围。根据国家赔偿法的规定，卫生行政赔偿的范围包括：①卫生行政机关及其工作人员在行使职权时违法实施行政处罚的，这些行政处罚的种类可归纳为三大类：即自由罚、财产罚和行为罚；②违法采取行政强制措施的；③侵犯法律规定的经营自主权的赔偿；④颁发许可证和执照的违法行为的赔偿；⑤行政机关不履行保护公民、组织的人身权、财产权的法定职责的赔偿；⑥行政机关违法要求公民、法人或者其他组织履行义务的行为的赔偿。

（2）不予赔偿的范围　国家赔偿的范围是有限度的，并非所有的违法行为给相对人造成的损害都要赔偿。卫生行政机关对属于下列情形之一的不承担赔偿责任：①卫生行政机关工作人员与行使职权无关的个人行为；②因公民、法人和其他组织自己的行为致使损害发生的；③法律规定的其他情形。此外，对国防、外交等国家行为，制定行政法规、规章、发布具有普遍约束力的决定、命令等抽象行政行为，人民法院也不能作为行政诉讼的案件受理，即使上述行为对个人、组织造成了损害，国家也不承担赔偿责任。

3. 赔偿请求人和赔偿业务机关

（1）赔偿请求人　赔偿请求人是指认为其合法权益受到卫生行政机关及其工作人员违法行使职权的行为的侵犯而要求赔偿因此受到的损失的人。作为行政管理相对人的公民、法人或其他组织，如果认为自己的合法权益受到损害，可以行使赔偿请求权。赔偿请求权原则上由本人行使，但在一定情况下可以转移。①受害公民死亡的赔偿请求权转移。如当赔偿请求人是公民，且该公民已死亡，那么该公民的近亲属就可以提起卫生行政诉讼，同时有权附带提起赔偿请求。②法人和其他组织终止的赔偿请求权转移。如果法人或其他组织合并或分立，赔偿请求权由在承受其权利义务的法人或其他组织行使。

（2）赔偿义务机关　卫生行政赔偿义务机关是指对违法行使行政职权侵犯公民、法人或者其他组织的合法权益，造成损害应当承担赔偿责任的卫生行政机关。卫生行政机关工作人员违法行使职权侵犯行政相对人合法权益造成损害的，属于职务侵权，由该工作人员所在的行政机关承担赔偿义务，该工作人员本人不对外承担赔偿责任。

4. 程序　按照《行政诉讼法》和《国家赔偿法》的规定，卫生行政赔偿的请求可以单独提起，也可以一并提起。

（1）单独提起　单独请求行政赔偿的程序，即赔偿请求人没有提出其他行政诉讼的请求，单独就行政赔偿向卫生行政赔偿义务机关提出请求。

（2）一并提出　即行政相对人在提起行政复议或者行政诉讼的同时一并向卫生行政赔偿义务机关提出行政赔偿请求。

5. 方式和标准　国家赔偿以支付赔偿金为主要方式。对能够返还财产或者恢复原状的，予以返还财产或者恢复原状。造成受害人名誉权、荣誉权损害的，应当在侵害行为影响的范围内，为受害人消除影响，恢复名誉，赔礼道歉。

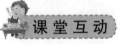

课堂互动

请分析卫生行政复议和卫生行政诉讼之间的异同点。

本章小结

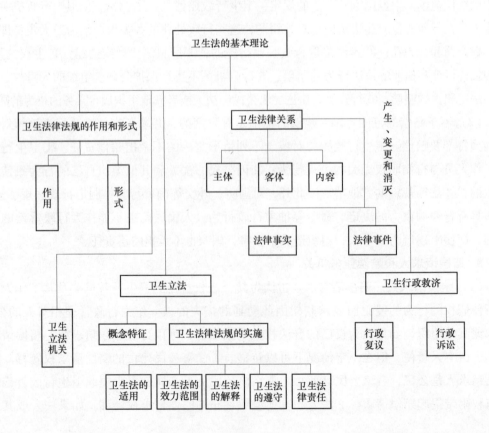

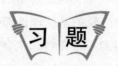

一、选择题

【A1 题型】

1. 《中华人民共和国执业医师法》属于

    A. 法律　　　　　　　　　　B. 行政法规

    C. 部门规章　　　　　　　　D. 地方性法规

    E. 地方性规章

2. 卫生法律关系是基于下列哪项而结成的法律关系

    A. 保障和维护人体健康　　　B. 保障和维护医院和个人的财产

    C. 保障和维护患者的财产权　D. 保障和维护医院的和谐稳定

    E. 以上都不是

3. 下列不属于卫生行政复议原则的是

    A. 公开性原则　　　　　　　B. 便民原则

    C. 一次性复议原则　　　　　D. 行政复议期间停止执行原则

    E. 合法性原则

4. 下列哪一项不能作为卫生法律关系的客体是

    A. 医疗服务　B. 药品　　　C. 医学著作　　　D. 患者　　　　E. 血液

二、简答题

1. 简述卫生法律法规的概念。

2. 简述卫生法律法规关系的特征。

3. 简述卫生法律法规的具体表现形式。

三、护理职业角色训练

（一）角色训练理念

通过对卫生法律法规基础理论的学习，要求对卫生法律法规的概念、卫生立法的原则，卫生法律关系以及卫生法律责任、卫生行政救济等方面进行分析，把握卫生法律发法规的立法情况，在护理工作中依法维护权利、履行义务。只有在执业中始终不渝地遵守卫生法律法规，才可能依法维护自己的合法权益，保障护理工作的合法性。

（二）角色训练目标

通过组织护生进行一定形式的护理职业角色训练，使护生认识到在护理职业实践中，培养自己良好的法律意识和提高面对具体医疗情境时的法律应激能力的重要意义，通过案例分析实践，让学生能根据护理岗位的工作要求，具体落实法律要求。

（三）角色训练计划

1. 卫生法律法规基本理论的学习，旨在要求护生从总体上领会卫生法学的学科性质、内容体系、研究对象与内容；掌握卫生法律关系的特征和构成要素；明白卫生立法的意义，以及清楚卫生法律法规的实施。职业角色训练方案围绕上述知识点进行编制。

扫码"练一练"

2. **角色训练形式**　计划组织一个"如何构建和谐的护患关系"为主题的课后思考。

角色训练要求　时间：卫生法律法规的基础理论部分学习结束布置课后作业。要求学生课后自己查阅的相关知识链接资料和习题资料，结合本部分内容的知识重点，完成一个课后思考，要求学生从护士职业角度出发进行分析，600字以内。

3. **成绩评定**　完成课后思考题的学生根据情况每人记入实践成绩1~2分。

（四）角色训练小结

整个角色演练活动结束，教师就"职业角色训练活动"进行小结与点评。

（朱晓卓）

第十二章 护士执业法律制度

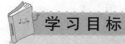

学习目标

1. **掌握** 护士的概念；执业护士的权利和义务；护士执业规则。
2. **熟悉** 护士执业立法的目的；护士执业考试资格及护士执业证书的获得。
3. **了解** 我国及西方国家护士执业立法现状；护士执业注册管理。

第一节 概　述

一、护士的概念和立法的目的

（一）护士的概念

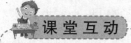

课堂互动

《护士条例》第一条中的"护士"含义与平时大家所称"护士"有何不同？

"护士"一词来自1914年钟茂芳在第一次中华护士会议中提出将英文 nurse 译为"护士"，作为护理工作的执行者，其定义随着护理内涵的发展而相应变化。1987年世界卫生组织（WHO）指出："护士作为护理的专业工作者，其唯一的任务就是帮助患者恢复健康，帮助健康的人促进健康。"2008年1月31日，中华人民共和国国务院517号令《护士条例》中对护士定义为：指经执业注册取得护士执业证书，依照本条例规定从事护理活动，履行保护生命、减轻痛苦、增进健康职责的卫生技术人员。

2008年5月12日，《护士条例》正式实施，在总则中明确了制定条例的宗旨是"维护护士的合法权益，规范护理行为，促进护理事业发展，保障医疗安全和人体健康而制定相应的法律法规。"

（二）立法的目的

1. 促进护理管理的法制化 通过立法，可保证上岗护士的基本素质，使一切护理活动及行为均以法律为规范，做到有法可依，违法必究，将护理管理纳入到法制化的轨道，从而保证护理质量的提高和病人安全。

2. 保护护士的权利 通过立法，可使护理人员的地位、作用和职责范围具有法律依据，护士在行使护理工作的权利、义务、职责时，可最大限度地受到法律的保护、国家的支持、人民的尊重，任何人都不可随意侵犯和剥夺。任何没有护士资格的人都不得从事具有护士资格才能进行的工作。立法既可维护护士的权利，又保证护理人员具有良好的护理道德水准，有利于维护一切护理对象的权利，从而增强护理人员对护理专业崇高的使命感，使他们能发挥自己的才能，尽心尽职地为公众服务。

3. 维护病人及所有服务对象的正当权益 立法可向护理人员及公众展示各项法律条款，

包括护士的准入标准、护士的义务和违法时应承担的法律责任。

4. 引导护理教育和护理服务的规范化 通过立法，可使繁杂的各种制度、松紧不一的评价方法都统一在这具有权威性的指导纲领之下，使护理教育与护理服务逐步纳入标准化、科学化的轨道，使护理质量得到可靠的保证。

5. 促进护理人员接受继续教育 通过不断学习，提高护理人员的知识水平，丰富护理人员内涵，提升护理服务能力。

二、我国护士执业立法现状

我国最早的护士管理立法源自 1948 年，在广州召开的第三届中国护士学会全国会员代表大会上，由国民政府卫生部护士主任徐蔼诸提出"护士法草案"提请商讨，经大会决议，一致通过"护士法草案"决案，但由于国内战事，未付诸实施。新中国成立以来，国家先后发布了《医士、药剂士、助产士、护士、牙科技士暂行条例》（国务院1952 年发布，因各种原因而停止施行）、《国家卫生技术人员职务晋升条例》（原卫生部1956 年发布）、《卫生技术人员职称及晋升条例（试行）》（国务院批准，原卫生部 1979年发布）、《医院工作人员职责》和《医院工作制度》（原卫生部 1982 年 4 月 7 日颁布）等有关护士管理的法规文件。但由于没有建立起严格的考试、注册和执业管理制度，致使大批未经护理专业培训的人员进入护士队伍，护士队伍整体素质难以提高，护理质量难以保证。为了加强我国护士队伍的规范化管理，杜绝未经正规护理专业培训的人员进入护士队伍，原卫生部于 1993 年 3 月 26 日颁布了《中华人民共和国护士管理办法》，自1994 年 1 月 1 日起实施。

随着我国医疗卫生事业的不断发展以及医疗体制改革、医疗人事制度的变化，原有的《护士管理办法》已不适应新形势的要求，如护士的合法权益得不到保障；部分医疗机构重医疗、轻护理，医护比例严重失调；部分护士不能严格履行护士职责，服务意识不强，导致护患关系紧张，原有法律已不能规范和解决这些问题。2008 年 1 月 31 日，经国务院第206 次常务会议通过，《护士条例》由温家宝总理签署第 517 号国务院令公布，作为护士管理的行政法规，自 2008 年 5 月 12 日起施行。《护士条例》强调保护护士的合法权益，规范护士执业义务，表明了立法的宗旨，把维护护士合法权益放在首要位置。规范护士执业注册，从护士执业资格的取得途径、注册条件、注册主管机关、注册程序、注册期限、有效期、注册的延续、注册的变更、执业资格注销等方面进行了规范。强化了政府责任和医疗卫生机构的职责，明确指出国务院卫生主管部门负责全国的护士监督管理工作，县级以上地方人民政府卫生主管部门负责本行政区域的护士监督管理工作。对医疗机构而言，需从护士配备数量、执业要求、卫生保障措施、工资、福利待遇、培训等多方面强化医疗机构的责任。明确指出鼓励护士到农村、基层医疗卫生服务机构工作。《护士条例》的立法层面更高，是我国护士管理法制化建设道路上的重要一步，具有里程碑意义。

三、西方国家护士执业立法现状

西方国家护士执业立法始于 20 世纪初，1903 年美国北卡罗莱纳、新泽西等州首先颁布了《护士执业法》，作为护士执业的法律规范。1919 年英国率先颁布了本国的护理法，1921 年荷兰颁布了护理法。随后，芬兰、意大利、美国、加拿大、波兰等国也相继颁布了护理法。1947 年国际护士委员会发表了一系列有关护理立法的专著。1953 年世界卫生组织发表了第一份有关护理立法的研究报告。为了促进护理事业的发展，提高医疗护理质量，保证护理向专业化的方向发展，许多国家纷纷颁布了适合本国政治、经济、文化及护理特点的护理法规。

目前，西方国家护士执业立法所涵盖的内容包括护士的执业范围、护士管理机构的设置、护士执照的申请和发放、各种护理相关称呼的使用方法、护理辅助人员的分级、护理辅助人员的执业范围及违规后的惩处、护理教育课程的批准、非法雇佣人员从事护理工作的处罚、护士违规后的处罚、卫生从业人员发现违规情况的报告义务、违规的免责条款、护士管理机构的收费和各个州之间相互认可护士执照的协议，保障护士作为员工的权利和福利待遇，规定护士在任何情况下都有以个人或者集体的身份就她们的工作条件与雇主方进行谈判等权利。

西方国家护士执业分层次注册，除注册护士（Registered Nurse，RN）之外，还有职业操作护士（Licensed Practical/Vocational Nurse，LPN/LVN）以及高级注册护士（Advanced Practice Registered Nurse，APRN），并从法律高度对不同层次护士的准入要求、注册条件、执业范围和职责标准进行区别规范，使不同教育背景、不同培养方式、不同能力素质的护士加以区分，为医疗机构规范人才使用及合理分配护士资源提供了法律依据和保障。法律规定一定时间的从业记录是执照延续注册的必须条件，从法律高度强调护理实践的延续性和知识的更新。护士执业范围，包括对持有不同执照的护士执业做出区别规定，特别是对高级注册护士以及对助理护士（没有执照）的执业范围进行规定。对护士管理机构的人员组成及资质、日常运作、管理职责做出法律规定，其中州护士管理局全权负责护士的准入、注册、执业、监督、处罚等管理工作，保证护士管理局依法行使管理职能。以法律条文的形式明确了护士人力资源配备标准，具有立法层次高、操作性强的特点。在护理人力资源不足的国情下，从整个国家的层面上专门颁布相应的法律法规来吸引劳动力进入护理行业并稳定护理队伍。

第二节　护士执业考试

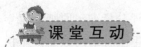

课堂互动

为什么要进行护士执业资格考试？

护士的基本素质和技术水平是保障护理工作质量和推进护理专业发展的重要基础，更是保证医疗护理安全、维护病人生命和促进病人健康的必要条件。为了确保从事护理工作的护士具有保障病人健康和医疗安全的执业水平，实行护士执业考试是世界上很多国家的惯例。

一、护士执业考试资格

国家护士执业资格考试是评价申请护士执业资格者是否具备执业所必须的护理专业知识与工作能力的考试，由中华人民共和国卫生健康委员会负责组织实施护士执业资格考试。

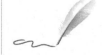

报名条件中有关学历的要求，是指国家承认的国民教育学历；有关工作年限的要求，是指取得上述学历前后从事本专业工作时间的综合。

（一）护士执业考试资格

凡未取得护士执业资格者，按照《护士条例》，符合以下条件之一，并在教学、综合医院完成 8 个月以上护理临床实习的毕业生，可报名参加护士执业资格考试。

1. 获得省级以上教育和卫生主管部门认可的普通全日制中等职业学校护理、助产专业学历。

2. 获得省级以上教育和卫生主管部门认可的普通全日制高等学校护理、助产专业专科学历。

3. 获得国务院教育主管部门认可的普通全日制高等学校护理、助产专业本科以上学历。

此处是指经过省级以上教育行政部门认可的高等院校招收的护理、助产专业毕业生以及高等医学院校计划内招收的护理、助产专业中专、专科和本科毕业生。

通过自学考试、广播电视大学和函授教育、网络教育等形式取得的护理专业学历，不能作为参加国家护士执业考试的依据。未经省级以上教育行政部门认可的高等院校招收的护理专业毕业生以及高等医学院校计划外招收的护理专业毕业生，也不得参加国家护士执业考试。

本条规定了所有层次的毕业生包括中专、专科、本科生均须参加护士注册考试，取代了 1994 年卫生部颁布的《中华人民共和国护士管理办法》中普通本科毕业的学生可以免考而直接申请执业资格的规定。

（二）报考审核

考生的报名资格由省级卫生行政部门负责审核。

二、护士执业证书的获得

（一）护士执业证书取得方式

护士执业考试实行全国统一组织、统一大纲、统一试题、统一评分标准，原则上每年进行一次。通过护士执业考试合格者，由各省、自治区、直辖市卫生主管部门颁发护士执业证书。

（二）护士执业证书领取

应当符合以下的健康标准：

1. 无精神病史。

2. 无色盲、色弱、双耳听力障碍。

3. 无影响履行护理职责的疾病、残疾或者功能障碍。

第三节　护士执业注册管理

《护士条例》第 7 条对申请护士执业注册应具备的条件进行了规定，同时规定了护士首

次执业注册的程序、变更执业注册、延续执业注册以及注销执业注册的工作程序。该条款还规定了护士执业注册的有效期。

一、申请护士注册的原则

根据《护士条例》及《护士执业注册管理办法》的规定，申请护士执业注册，应当同时具备下列 4 项条件。

（一）具有完全民事行为能力

民事行为能力是指法律确认的公民通过自己的行为从事民事活动，参加民事法律关系，取得民事权利和承担民事义务的能力。民事行为能力包括完全民事行为能力、限制民事行为能力和无民事行为能力三种类型。根据我国《民法通则》，完全民事行为能力的人是指"18 周岁以上的公民是成年人，具有完全民事行为能力"，和（或）"16 周岁以上不满 18 周岁的公民，以自己的劳动收入为主要生活来源的，视为完全民事行为能力"。

（二）在中等职业学校、高等学校完成教育部和原卫生部规定的普通全日制 3 年以上的护理、助产专业课程学习，包括在教学、综合医院完成 8 个月以上护理临床实习，并取得相应学历证书。

（三）通过国务院卫生主管部门组织的护士执业资格考试

护理专业毕业生须参加国务院卫生主管部门组织的护士执业资格考试，并考核成绩合格。这里的主管部门是指原卫生部。目前，我国的护理执业考试实行全国统一组织、统一大纲、统一试题、统一评分标准。该考试由国家医学考试中心具体组织实施，地、市以上卫生行政部门的医政部门承担本地区的考试实施工作。目前我国护士执业注册考试每年举办一次，采取纸笔作答的方式。具体考试日期在举行考试 3 个月前向社会公布，考试包括专业实务和实践能力两个科目，一次考试通过两个科目为考试成绩合格。

（四）符合国务院卫生主管部门规定的健康标准

申请者的健康状况应当符合国务院卫生主管部门规定的健康标准。因健康不适或不能胜任护理工作者，应避免从事护理工作。各地卫生行政部门的做法是，让申请者提供本地区二级以上医院 6 个月以内的健康检查证明（体检单位盖章）。健康是否符合的标准参照《2007 中央、国家公务员录用体检通用标准（试行）》的规定。《护士执业注册管理办法》规定，申请护士执业注册，应当符合下列健康标准：无精神病史；无色盲、色弱、双耳听力障碍；无影响履行护理职责的疾病、残疾或者功能障碍。

二、护士首次执业注册申请及办理程序

（一）申请程序

护士执业注册申请，应当自通过护士执业资格考试之日起 3 年内提出；逾期提出申请的，除满足以上条件外，还应当在符合国务院卫生主管部门规定条件的医疗卫生机构接受 3 个月临床护理培训并考核合格。

课堂互动

申请护士执业注册需要提交"临床实习证明"，请问"临床实习证明"是由实习医院还是所在学校提供？是否会出现弄虚作假现象？

（二）护士首次注册需提交的材料

根据《护士执业注册管理办法》第七条的规定，申请护士执业注册，应当提交下列材料：

1. 护士执业注册申请审核表。

2. 六个月内免冠正面两寸照片两张。

3. 申请人身份证明。

4. 申请人学历证书及专业学习中的临床实习证明。

5. 护士执业资格考试成绩合格证明。

6. 省、自治区、直辖市人民政府卫生行政部门制定的医疗机构出具的申请人 6 个月内健康体检证明。

7. 医疗卫生机构拟聘用的相关材料。

（三）护士执业注册申请

应当自通过护士执业资格考试之日起 3 年内提出；逾期提出申请的，除本办法第七条规定的材料外，还应当提交在省、自治区、直辖市人民政府卫生行政部门规定的教学、综合医院接受 3 个月临床护理培训并考核合格的证明。

（四）办理程序

《护士条例》第八条：申请护士执业注册的，应当向拟执业地省、自治区、直辖市人民政府卫生主管部门提出申请。收到申请的卫生主管部门应当自收到申请之日起 20 个工作日内做出决定，对具备本条例规定条件的，准予注册，并发给护士执业证书；对不具备本条例规定条件的，不予注册，并书面说明理由。

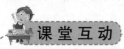

课堂互动

护士被吊销执业证书后几年内不得申请执业注册？

（五）《护士执业证书》的内容

《护士条例》规定主要包括：

1. 护士本人的基本情况，如姓名、性别、年龄、民族等。

2. 统一的护士注册证书编号。

3. 办法护士注册证书的卫生行政部门以及签章。

4. 护士执业地点，如某医疗机构。

5. 护士执业的有效期。

6. 护士执业的情况，包括延续、变更执业注册的情况等。

（六）《护士执业证书》的印制

《护士执业证书》由国家主管部门统一印刷。

三、护士执业注册的有效期

《护士条例》第八条：护士执业注册有效期为 5 年，取代了 1994 年颁布的《中华人民共和国护士管理办法》中护士执业注册有效期为 2 年的规定。护士执业注册有效期届满需要继续执业的，应当在有效期届满前 30 日，向原注册部门申请延续注册。

四、护士变更执业注册的规定

目前护理人员的流动性越来越大。法规对护士变更执业地点的注册方面的程序规定如下。

（一）申请变更

《护士条例》第九条：护士在其执业注册有效期内变更执业地点的，应当向拟执业地省、自治区、直辖市人民政府卫生主管部门报告。护士应当在其取得的执业注册有效期5年内提出。

（二）申请变更护士需要提交的材料

1. 护士变更注册申请审核表。

2. 申请人的《护士执业证书》。

（三）变更手续的办理

收到报告的卫生主管部门应当自收到报告之日起7个工作日内为其办理变更手续。护士跨省、自治区、直辖市变更执业地点的，收到报告的卫生主管部门还应当向其原执业地省、自治区、直辖市人民政府卫生主管部门通报。省、自治区、直辖市卫生厅（局）收到护士变更执业注册的报到后，应当在7日内进行审查，对符合条件的为其办理变更手续。不符合条件的也应当及时告知，对不予变更的一般应当书面告知理由。条例规定的7日指工作日，不含节假日。

（四）无需办理变更手续的情形

承担卫生行政部门交办或者批准的任务以及履行医疗卫生机构职责的护理活动，包括经医疗卫生机构批准的进修、学术交流等，护士不需要办理变更手续。

五、护士延续执业注册的规定

（一）延续注册申请程序

《护士条例》第十条：护士执业注册有效期届满需要继续执业的，应当在护士执业注册有效期届满前30日向执业地省、自治区、直辖市人民政府卫生主管部门申请延续注册。

（二）申请延续注册，应当提交的材料

1. 护士延续注册申请审核表。

2. 申请人的《护士执业证书》。

3. 省、自治区、直辖市人民政府卫生行政部门指定的医疗机构出具的申请人6个月内健康体检证明。

（三）延续注册的办理

收到申请的卫生主管部门对具备本条例规定条件的，准予延续，延续执业注册有效期为5年；对不具备本条例规定条件的，不予延续，并书面说明理由。此处所指的本条例规定条件主要是《护士条例》第七条、第八条规定的条件。《护士执业注册管理办法》规定，注册部门自受理延续注册申请之日起20日内进行审核。

（四）延续执业注册的继续护理学教育学分规定

原卫生部继续教育委员会1997年12月9日颁布实施的《继续医学教育学分授予试行办法》对护理人员再次注册的学分要求进行了如下规定：继续护理学教育实行学分制，可按照《继续医学教育学分授予试行办法》执行，护师及以上职称护理人员每年参加经认可的继续护理学教育活动的最低学分数为25学分，其中I类学分须达到3~10学分，II类学分达到15~22学分。省、自治区、直辖市级医院的主管护师及其以上人员5年内必须获得国家级继续护理学教育项目授予5~10个学分。护理技术人员须按规定取得每年接受继续护

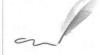

理学教育的最低学分数，才能作为再次注册、聘任及晋升高一级专业技术职务的条件之一。

现阶段我国各省市卫生行政部门在护士延续注册时对继续护理学教育学分要求的实施上有所差异。

（五）不予延续注册的情形

有下列情形之一的，不予延续注册：

1. 不符合本办法第六条规定的健康标准的。

2. 被处暂停执业活动处罚期限未满的。

六、重新申请注册

（一）重新申请注册的情形

有下列情形之一的，拟在医疗卫生机构执业时，应当重新申请注册：

1. 注册有效期届满未延续注册的。

2. 受吊销《护士执业证书》处罚，自吊销之日起满2年的。

（二）重新申请注册需提交的材料

同首次申请执业注册所需提交的材料。如果中断护理执业活动超过3年的，还应当提交在省、自治区、直辖市人民政府卫生行政部门规定的教学、综合医院接受3个月临床护理培训并考核合格的证明。

七、注销护士执业注册的情形

《护士条例》第十条：护士有行政许可法规定的应当予以注销执业注册情形的，原注册部门应当依照行政许可法的规定注销其执业注册。

根据行政许可法的规定，注销护士执业注册的情形有以下几种：

1. 护士执业注册有效期届满未延续注册的。

2. 护士死亡或者因身体健康等原因丧失民事行为能力。

3. 护士执业注册被依法撤销、撤回，或者依法被吊销的。

第四节　护士执业

一、执业护士的权利和义务

护士是当今社会科技人才的组成部分，是医疗机构的中坚力量，在社会经济发展和医疗机构自身建设中的地位日趋重要。为加强对护士执业能力的监督管理，促进护理行为的规范，《护士条例》明确规定了执业护士应有的权利和应承担的义务。

知 识 链 接

美国护士协会2001年颁布了《护士权利法案》，规定护士享有下列权利：

1. 护士享有在合乎专业标准和法律范围内环境进行工作的权利。

2. 护士享有一个能支持其伦理实践符合伦理准则的工作环境的权利。

3. 护士有权利自由、公开为自己及病人代言的权利。

4. 护士享有获得与其知识、经验和工作职责相称的待遇。

（一）执业护士的权利

1. 护士执业，有按照国家有关规定获取工资报酬、享受福利待遇、参加社会保险的权利。任何单位或者个人不得克扣护士工资，降低或者取消护士福利等待遇。

2. 护士执业，有获得与其所从事的护理工作相适应的卫生防护、医疗保健服务的权利。从事直接接触有毒有害物质、有感染传染病危险工作的护士，有依照有关法律、行政法规的规定接受职业健康监护的权利；患职业病的，有依照有关法律、行政法规的规定获得赔偿的权利。

3. 护士有按照国家有关规定获得与本人业务能力和学术水平相应的专业技术职务、职称的权利；有参加专业培训、从事学术研究和交流、参加行业协会和专业学术团体的权利。

4. 护士有获得疾病诊疗、护理相关信息的权利和其他与履行护理职责相关的权利，可以对医疗卫生机构和卫生主管部门的工作提出意见和建议。

（二）执业护士的义务

1. 应当遵守法律、法规、规章和诊疗技术规范的规定。这是护士执业的根本准则，即合法性原则。这一原则涵盖了护士执业的基本要求，包含了护士执业过程中应当遵守的大量具体规范和应当履行的大量义务。通过法律、法规、规章和诊疗技术规范的约束，护士履行对患者、患者家属以及社会的义务。如，严格地按照规范进行护理操作；为患者提供良好的环境，确保其舒适和安全；主动征求患者及家属的意见，及时改进工作中的不足；认真执行医嘱，注重与医生之间相互沟通；积极开展健康教育，指导人们建立正确的卫生观念和培养健康行为，唤起民众对健康的重视，促进地区或国家健康保障机制的建立和完善。

2. 护士在执业活动中，发现患者病情危急，应当立即通知医师；在紧急情况下为抢救垂危患者生命，应当先行实施必要的紧急救护。

3. 护士发现医嘱违反法律、法规、规章或者诊疗技术规范规定的，应当及时向开具医嘱的医师提出；必要时，应当向该医师所在科室的负责人或者医疗卫生机构负责医疗服务管理的人员报告。

4. 护士应当尊重、关心、爱护患者，保护患者的隐私。这实质上是对患者人格和权利的尊重，有利于与患者建立相互信任、以诚相待的护患关系。

5. 护士有义务参与公共卫生和疾病预防控制工作。发生自然灾害、公共卫生事件等严重威胁公众生命健康的突发事件，护士应当服从县级以上人民政府卫生主管部门或者所在医疗卫生机构的安排，参加医疗救护。

二、护士执业规则

应当按照《护士条例》的规定执行。

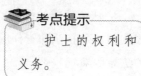

考点提示

护士的权利和义务。

（一）未经允许执业注册者不得从事护理工作；

（二）护理专业学校毕业生在进行专业实习和临床实践，必须按照卫生部的有关规定在执业护士的指导下进行工作；

（三）护士在执业中应当正确执行医嘱、观察病人的身心状态，对病人进行科学的护理，遇紧急情况，及时通知医生配合抢救，医生不在场时，护士应采取力所能及的急救措施；

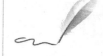

（四）应积极承担预防保健工作，宣传防病治病，只是进行康复指导，开展健康教育，提供卫生咨询业务；

（五）护士执业必须遵守职业道德和医疗护纪的规章制度及技术规范；不得弄虚作假、不得利用执业之便索取财物或者牟取他不正当利益；

（六）护士在执业中得悉就医者的隐私，不得泄露，但法律另有规定的除外；

（七）遇有医疗事故、就医者涉嫌伤害、非正常死亡或利益受到侵害时，应当及时向所在医疗机构有关部门报告。

（八）护士有义务参与公共卫生和疾病预防控制工作。遇有自然灾害、传染病流行、突发重大伤亡事故及其他严重威胁人群生命健康的紧急情况，护士必须服从卫生行政部门的调遣，参加医疗救护和预防保健工作。

（九）护士依法履行职责的权力，受法律的保护，但单位和个人不得侵犯。

三、法律责任

（一）概述

1. 法律责任的概念与种类 法律责任指人们对自己的违法行为所应承担的带有强制性、否定性的法律后果。法律责任可以根据不同的标准进行分类：根据责任的内容不同可分为财产责任和非财产责任；根据责任的程度不同可分为有限责任和无限责任；根据责任的人数不同可分为个人责任和集体责任；根据行为人是否有过错可分为过程责任和严格责任；根据引起责任的行为性质不同，法律责任可分为：刑事责任、民事责任、行政责任、违宪责任。

课堂互动

医生开出"10%氯化钾10ml即刻静脉推注"错误医嘱，而护士却未提出疑义按医嘱执行了，结果造成患者死亡，那么，即便该护士纯属机械执行医嘱，也该负法律责任。

请问：在此情况下护士是否要负相应的法律责任？

因为护士应具有10%氯化钾禁忌静脉推注的专业知识；若事先知晓，却没有任何拒绝的表示，则可能被告渎职罪。因此，每位合格的护士不仅要有良好的服务态度，还应有熟练的专业知识及技能，严格科学地执行医嘱，把好对患者治疗的最后一关。

---

2. 法律责任的特点 法律责任具有以下四个主要特点：

（1）承担法律责任的最终依据是法律。只有法律作了某种规定，人们才承担某种相应的法律后果。

（2）法律责任与违法，如果没有违法，就不承担法律责任。

（3）法律责任以国家强制力为保障，依靠国家强制力使违法者承担相应的法律责任。

（4）法律责任必须由国家司法机关或其他国家授权的机关予以追究，其他任何组织和个人都无权行使这种职权。

3. 法律责任的归责 法律责任的归责是指由特定的国家机关或国家授权的机关依法对行为人的法律责任进行判断和确认。责任是归责的结果，不同的法律责任具有不同的责任构成要件。责任的成立与否，取决于行为人的行为及其后果是否符合相应的责任构成要件。

◆ 知识链接

　　临床护理记录在法律上的重要性，还表现在记录本身有时也能成为法庭上的唯一最可靠的证据。患者在住院期间乃至出院后很久，发生了医疗纠纷或发生家庭遗产纠纷或发现患者与某刑事犯罪案有关系等，此时查阅包括护理记录在内的病历资料通常是法庭调查的极其重要的内容。法庭各方证词的正确性，往往依赖于原始记录的正确性，证人有时就是记录者本人，若记录完整、可靠，则能提供当时医疗诊治的真实经过，或患者临终前的遗嘱，或侦破某刑事案的重要线索。否则，有可能造成记录者本人或医院不应有的损失，乃至某关键事件最终也得不到肯定的证实。因此，护士做好护理记录，不仅应看成是自己工作的需要，还要看到它在将来可能发生的法律事件中所发挥的重要影响。若是在诉讼之前，再对原始记录进行增删或随意篡改，那显然是非法和不允许的。

（二）护理人员的法律责任

1. 护士的法律责任

　　（1）处理及执行医嘱　医嘱是护士对患者施行诊断和治疗措施的依据，具有法律效应。在一般情况下，护理人员对医生下达的医嘱应不折不扣地执行。随意签改或无故不执行医嘱应被认为是违法行为。但是，护理人员若发现某医嘱有明显的错误，则有权拒绝执行。如果在护理人员提出明确申辩后，医师仍执意强制要求其执行，护理人员应向该医师所在科室的负责人或者医疗卫生机构负责医疗服务管理的人员报告。反之，若明知道该医嘱可能造成对患者的法律性损害，却听之任之，倘若酿成严重后果，护理人员将与医师共同承担由此所引起的法律责任。

　　（2）护理记录　病历是严肃的法律性文件，而护理记录则是病历中不可缺少的一部分。它包括体温单的填写、医嘱的执行记录、危重病人的监护记录，以及护理诊断、护理计划、护理措施和护理评价等护理专业记录。这些不仅是衡量护理质量高低的标志，也是医生观察诊疗效果、调整治疗方案的主要依据。在法律上，它们也有其不容忽视的重要性。如不认真记录或漏记、错记等，一旦发生医疗纠纷，医方会败诉。

　　（3）入院与出院　护士接收患者入院的唯一标准是病情的需要。护士没有任何权利因患者身无分文或护士自己的个人成见等而将一位生命垂危的患者拒之门外。尤其在接待突然遭到意外打击，需要紧急抢救的危重患者时，护士应以人道主义为最高准则，抛弃所有杂念，全力以赴地创造一切条件，配合医生积极救治，否则若贻误了抢救时机，导致患者残废或死亡，都有被起诉、以渎职论处的可能。这不仅仅是护理道德问题，而且是是否履行法定义务的大事，护士若不明白这一点，往往会不自觉走上违法的道路。

　　在患者出院问题上，护理人员应注意以下两种情况的正确处理：一种是患者强烈要求出院而医生嘱咐需继续留院治疗，对这种人应做耐心的解释说服工作，讲明此时出院对疾病康复的影响，若患者或法定监护人执意要走，医院则无权将其扣留，但需让患者或其家属在自动出院一栏上签字，同时如实做好护理记录。而如果采用武力威胁或真的动用武力扣留之，则构成非法拘留的侵权行为。另一种是患者未付清医疗费用就想离院逃走，对这

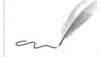

种患者应给予晓之以理，动之以情地教育，必要时向行政、司法部门报告，取得支持和帮助解决。

（4）患者死亡及有关问题的处理　遗嘱是患者在意识到自己即将离开人世前的临终嘱咐。有的患者临终前，其家属因故不在场，或由于护士长期护理某患者，获得了该患者的信任，而要求护士做他的遗嘱见证人。当这种情况出现时，推辞是不应该的，因此，护士也就进入了涉及法律关系范围内的角色了。

①至少两人以上在场做遗嘱的见证人，并在遗嘱书上签字。

②不应该过问遗嘱的内容或干扰立遗嘱人的本身意愿，而充分体现的是遗嘱人真实意愿，如果插嘴或提出一些建议，护士就有可能被卷入不必要的法律纠纷之中。

③记录立遗嘱人的当时精神、身体状况，特别是患者的精神状况，并且至少有两名护士在场签字确认。

④个别患者也可能由于长期接受护士的护理和照顾，内心感谢护士，因而就想把自己遗产的一部分馈赠给护士。护士必须耐心地给患者做好解释，表达谢意，但是不能接受这份遗产，因为护理患者是护士的本职工作，劳动报酬已由工资中获取，为了避免不必要的麻烦，护士可把这类情况报告给护士长或院行政管理部门，同时要向患者家属交待清楚。

（5）麻醉药品及其他物品的管理　麻醉药品主要指吗啡类药物，临床上只用于晚期癌症或术后镇痛及危重患者的对症处理。通常这些药锁于专柜，由专人保管，护士只能按照医嘱和专门处方去药房领取。但因临床工作的特殊性，这些药品在手术室或普通病房也有可能备用，这就有可能使一些意志颓废者有机会盗取、倒卖或出于好奇心理及其他目的而自我"享用"，直至上瘾……，这些行为事实上已构成了贩毒、吸毒罪。因此，护理管理者应严格抓好这类药品管理制度的贯彻执行，专人保管，并经常向科室护理人员进行法制教育。

另外，由于护士会经常接触其他各种药品、纱布等医疗用品，同时，科室也存放着办公用品、被服或患者的贵重物品等，故绝不允许护士利用职务之便，私自将这些物品占为己有。情节严重者，可按盗窃公共财物罪被提起诉讼。

（6）患者知情同意与隐私保密

①患者知情：同意护理人员在给患者进行各项护理操作前，如静脉输液、静脉泵的应用、胃肠减压、洗胃、导尿等，应先向患者及家属做好解释，使之配合，在征得患者及家属的同意后方可实施，否则，就侵犯了患者的知情同意权。

②隐私保密：护理人员应当保护住院患者的隐私，在入院评估过程中，如发现病人的某些缺陷等隐私问题，应给予更多的同情、理解，切不可讥笑和藐视。护理人员若擅自公开患者的隐私或将隐私当作笑料，就侵犯了患者的隐私保密权。依据《护士条例》第五章第三十一条规定，视情节严重程度给予警告或停止执业活动、吊销护士执业证书等处罚。

2. 护生工作的法律责任　护生在进入临床实习前，应该完全明确自己的法定职责范围，并严格依照学校及医院的要求和专业团体的规范操作制度进行护理工作。从法律角度来讲，护生只能在专业教师或注册护士的指导下，严格按照护理操作规则对病人实施护理。如果脱离专业护士或教师的监督指导，擅自行事并损害了病人的利益，护生应对自己的行为负法律责任。护生的法律责任包括：为临床实习做好充分的准备；熟悉所在医院的医疗护理政策和操作规程；对操作不熟悉或尚未做好准备时应告诉带教护士；及时向带教护士或其他相关护士汇报病人病情的变化，即使不能确定这些变化的临床意义，在病人病情发生变化，或在急诊抢救中均应及时反馈病人病情。

　　带教护士对护生负有指导和监督的责任。如对护生所指派的工作超出其能力，发生护理差错或事故，带教护士应负主要的法律责任，护生自己也负相关的法律责任，其所在的医院应负相应的法律责任。

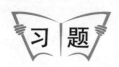

本章小结

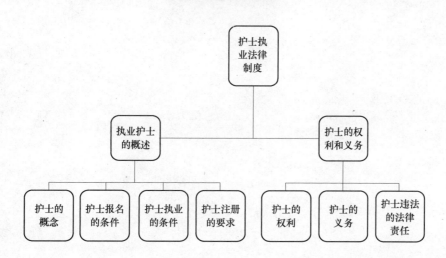

习　题

一、选择题

【A1 A2 型题】

1. 护士执业注册的有效期

　　A. 二年　　　　B. 三年　　　　C. 五年　　　　D. 七年　　　　E. 八年

2. 《护士条例》实施的目的

①促进护理管理的法制化　②保护护士的权利　③维护病人及所有服务对象的正当权益　④引导护理教育和护理服务的规范化　⑤促进护理人员接受继续教育

　　A. ①+②　　　　　　　　　　B. ①+③+④

　　C. ①+②+③+④　　　　　　　D. ①+②+③+④+⑤

　　E. ②+③+④+⑤

3. 申请护士注册的原则

①具有完全民事行为能力　②完成教育部和卫生部规定的普通全日制 3 年以上的专业课程学习　③通过国务院卫生部组织的护士执业资格考试　④符合国务院卫生主管部门规定的健康标准　⑤完成 10 个月以上的实习

　　A. ①+②　　　　　　　　　　B. ①+③+④

C. ①+②+③+④   D. ①+②+③+④+⑤

E. ②+③+④+⑤

二、思考题

1. 执业护士的权利及义务分别是什么?

2. 护士注册应该具备的条件有哪些?

（张绍昪　赵　红）

扫码"练一练"

第十三章 健康管理相关法律制度

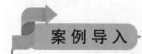
学习目标

1. **掌握** 健康管理相关法律中涉及医疗机构药事管理、临床用血管理、医疗废物管理的主要内容。

2. **熟悉** 药品的概念及特点；药品标准的类别；药品生产、经营管理的总体要求；药品不良反应的报告与监测管理；无偿献血的概念、无偿献血的重要性；医疗废物的概念和分类。

3. **了解** 药品管理立法、血液管理立法、医疗废物管理制度的制定、修订过程。

与健康管理相关的法律制度很多，本章主要介绍《中华人民共和国药品管理法》《中华人民共和国献血法》《医疗废物管理条例》《医疗卫生机构医疗废物管理办法》等与健康管理相关的法律制度。

第一节　药品管理法律制度

案例导入

零售药店因销售医疗机构余药被撤销 GSP 认证证书

某药品监督管理部门在对辖区内的一家药品零售企业检查中发现，该药店销售的复方利血平氨苯蝶啶片、心可舒片、琥珀酸美托洛尔缓释片等药品为从医疗机构回收的药品。药监部门对上述药品予以没收并做出处罚，撤销了该药店的 GSP 认证证书。

请问：

医疗机构使用的余药应如何处理？

一、概述

（一）药品的概念

依据《中华人民共和国药品管理法》，药品是指用于预防、治疗、诊断人的疾病，有目的地调节人的生理机能并规定有适应证或者功能主治、用法和用量的物质，包括中药材、中药饮片、中成药、化学原料药及其制剂、抗生素、生化药品、放射性药品、血清、疫苗、血液制品和诊断药品等。

在我国，药品的概念具有以下几个特点：①我国的药品仅指人用药品；②我国对药品的使用目的、使用方法均有严格的规定。药品必须遵从医嘱或说明书使用；③药品包括现代药与传统药，也包括原料药与制剂。

（二）药品的特殊性

药品是一种特殊的商品，与普通商品相比具有特殊性。

1. 药品用途的特殊性　药品是用于预防、治疗、诊断人的疾病的特殊商品，与人的健康和生命安危息息相关。合格药品，管理使用得当，能治病救人，造福人类；相反，不合格药品或管理使用不当，则会危害人的健康乃至危及生命。每种药品都有特定的适应证和使用方法，药品只有在规定的适应证、用法和用量的条件下，才能达到预防、治疗、诊断疾病的目的。

2. 药品效用的两重性　药品就像一把"双刃剑"，具有双重作用。它既有防治疾病、康复保健的一面，又有可能产生毒副作用、损害人类健康的一面。由于药品的不合理使用，直接导致住院乃至死亡的药源性疾病时有发生。据 WHO 调查统计，全球病人中有 1/3 死于不合理用药，而并非疾病本身。

3. 药品质量的重要性　药品是预防、治疗和诊断人的疾病的特殊商品，药品是否符合法定的药品标准，直接关系着人们用药的安全、有效。药品只有合格品与不合格品的区分，不合格品不能销售和使用，否则按假药、劣药处理。国家对药品的研制、生产、流通、使用等均实行严格的质量监督管理，就是为了保证药品质量。

4. 药品时效的敏感性　药品的时效性有两种含义，一是药品的有效期，有效期内的药品，可以保证质量，超过了有效期限的药品就是劣药。二是一旦需要，药品在供应上必须及时，不能以病等药，只能以药等病。国家实行药品储备制度，以满足灾情、疫情、战争等特殊紧急情况下的需要。

5. 药品消费的被动性　药品的消费不同于普通商品。普通商品的消费主要取决于消费者本人的购买意愿和购买力。而药品的选择，需要一定的医药学知识，消费者需要遵从医嘱或请教药师或者阅读药品说明书，尤其是处方药，必须凭医师处方购买和使用。所以说药品的消费是处于被动性消费。

课堂互动

药品的概念与范畴是什么？药品具有哪些特殊性？

（三）药品管理立法

药品管理立法，是指由特定的国家机关，依据法定的职责和权限，制定、修订、认可和废除药品监督管理法律规范的活动。

新中国成立之后，国务院及有关部门虽然陆续发布了一些药品管理的规定，但我国的药品管理工作真正进入法制化阶段，是以《药品管理法》的颁布实施为标志。为了加强药品监督管理，保证药品质量，保障用药安全，维护人民身体健康和用药的合法权益，1984年9月20日第六届全国人民代表大会常务委员会第七次会议通过《药品管理法》，于1985年7月1日实施。这是我国第一部全面的、综合性的药品管理法律。随后，国务院相继发布了《麻醉药品管理办法》《精神药品管理办法》《医疗用毒性药品管理办法》《医院药剂管理办法》《放射性药品管理办法》。1998年，国务院药品监督管理部门成立之后，相继颁布了《进口药品管理办法》《处方药与非处方药分类管理办法（试行）》《戒毒药品管理办法》《新药审批办法》等。随后，国务院又对《麻醉药品、精神药品管理条例》《疫苗流通和预防接种管理条例》进行了制定和修订。

根据我国经济形势的发展和药品管理工作的需要，2001年2月28日第九届全国人民代表大会常务委员会第二十次会议通过了修订的《药品管理法》，此后，分别于2013年12月和2015年4月进行了两次修改。2002年8月，国务院发布了《药品管理法实施条例》，并于2016年2月进行了修改。通过这一系列立法活动，形成了一套具有我国特色的药品管理法规体系，充分体现了国家对药品管理的重视，为药品管理工作提供了法律依据。

（四）药品监督管理体制

药品监督管理体制是指国家对药品实施监督管理的组织机构设置、职能权限划分、运行机制管理的制度。

国务院药品监督管理部门主管全国药品监督管理工作。国务院有关部门在各自的职责范围内负责与药品有关的监督管理工作。省级药品监督管理部门负责本行政区域内的药品监督管理工作。省级人民政府有关部门在各自的职责范围内负责与药品有关的监督管理工作。

目前，主管全国药品监督管理工作的部门是国家药品监督管理局（简称 SDA），由国家市场监督管理总局管理，主要职责是负责药品、化妆品、医疗器械的注册并实施监督管理。

二、药品的研制、生产、经营和使用

（一）药品生产管理

1. 药品生产总体要求

（1）药品生产必须严格执行 GMP　药品生产企业必须按照《药品生产质量管理规范》（GMP）组织生产，GMP 由国务院药品监督管理部门制定。

（2）药品生产必须按照国家药品标准和批准的生产工艺生产　药品必须按照国家药品标准和国务院药品监督管理部门批准的生产工艺进行生产，生产记录必须完整准确。中药饮片必须按照国家药品标准炮制；国家药品标准没有规定的，必须按照省级药品监督管理部门制定的炮制规范炮制。

（3）生产药品所需的原料、辅料，必须符合药用要求。

（4）药品出厂前必须进行质量检验　药品生产企业必须对其生产的药品进行质量检验；不符合国家药品标准或者不按照省级药品监督管理部门制定的中药饮片炮制规范炮制的，不得出厂。

（5）依据法律规定进行药品的委托生产　药品委托生产，是指药品生产企业（委托方）在因技术改造暂不具备生产条件和能力或产能不足暂不能保障市场供应的情况下，将其持有药品批准文号的药品委托其他药品生产企业（受托方）全部生产的行为。省级药品监督管理部门负责药品委托生产的审批。委托方和受托方均应持有与委托生产药品相适应的《GMP》认证证书的药品生产企业。委托生产药品的质量标准应当执行国家药品标准，在委托生产的药品包装、标签和说明书上，应当标明委托方企业名称和注册地址、受托方企业名称和生产地址。麻醉药品、精神药品、医疗用毒性药品，生物制品，中药注射剂和原料药及国务院药品监督管理部门规定的其他药品，不得委托生产。

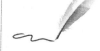

（6）药包材必须符合要求　直接接触药品的包装材料和容器，必须符合药用要求，符合保障人体健康、安全的标准，并由国务院药品监督管理部门在审批药品时一并审批。药品包装必须适合药品质量的要求，方便储存、运输和医疗使用。发运中药材必须有包装，在每件包装上，必须注明品名、产地、日期、调出单位，并附有质量合格的标志。药品包装必须按照规定印有或者贴有标签并附有说明书。麻醉药品、精神药品、医疗用毒性药品、放射性药品、外用药品和非处方药的标签，必须印有规定的标志。

（7）人员健康要求　药品生产企业直接接触药品的工作人员，必须每年进行健康检查。患有传染病或者其他可能污染药品的疾病的，不得从事直接接触药品的工作。

2. 药品生产质量管理规范（Good Manufacturing Practice，GMP）　GMP 是在药品生产的全过程实施质量管理，保证生产出优质药品的一整套系统的、科学的管理规范，是药品生产和质量管理的基本准则。旨在最大限度地降低药品生产过程中污染、交叉污染以及混淆、差错等风险，确保持续稳定地生产出符合预定用途和注册要求的药品。

GMP 的中心指导思想是：任何药品的质量形成是生产出来的，而不是检验出来的。因此，必须对所有影响药品生产质量的因素加强管理。

从专业性管理的角度可以把 GMP 内容分为质量控制和质量保证两大方面。①质量控制：对原材料、中间产品、成品质量的系统控制。主要办法是对这些物质进行质量检验，并随之产生了一系列工作质量管理。②质量保证：对影响药品质量的所有因素进行系统严格管理，避免和减少生产过程中易产生的人为差错和污物、异物引入，以保证生产合格药品。

从系统的角度可以将 GMP 内容分为硬件系统、软件系统。①硬件系统：指对人员、厂房、设施、设备等的目标要求。涉及资金的投入，反应了企业的经济能力。②软件系统：包括组织机构、组织工作、生产工艺、记录、文件化程序、培训等，主要是以企业智力为主的投入。

（二）药品经营管理

1. 药品经营总体要求

（1）必须按照 GSP 经营药品　《药品经营质量管理规范》（GSP）是药品经营质量管理的基本准则。国务院药品监督管理部门负责制定 GSP 并监督执行。

（2）必须建立并执行进货检查验收制度　药品经营企业购进药品，必须建立并执行进货检查验收制度，验明药品合格证明和其他标识；不符合规定要求的，不得购进。

（3）必须有真实完整的购销记录　购销记录是药品经营企业购销活动的客观凭证，也是药品经营企业质量管理的重要内容之一。购销记录必须真实完整，不能作虚假记载。

（4）必须准确无误销售药品，调配处方必须经过核对　药品经营企业销售药品必须准确无误，并正确说明用法、用量和注意事项；调配处方必须经过核对，不得擅自更改或代用。对有配伍禁忌的处方或超剂量的处方等不符合要求的处方，应当拒绝调配。销售中药材必须标明产地。

（5）必须制定和执行药品保管制度　药品经营企业必须制定和执行药品保管制度，如入库、出库检查制度；库房必须符合药品的储存要求并进行分类管理；库房要具备保证药品安全的必要的设施等。要合理贮存药品，采取必要的措施，保证药品质量。

（6）城乡集贸市场可以出售中药材　城乡集市贸易市场可以出售中药材，但不得出售

中药材以外的药品。对交通不便的地区，药品零售企业经当地药品监督管理部门批准可以在城乡集贸市场设点出售非处方药。

（7）人员健康要求 药品经营企业直接接触药品的工作人员，必须每年进行健康检查。患有传染病或者其他可能污染药品的疾病的，不得从事直接接触药品的工作。

2. 药品经营质量管理规范（Good Supply Practice，GSP） GSP 是控制流通环节中药品质量的一整套管理程序，是药品经营管理和质量控制的基本准则。为加强药品经营质量管理，规范药品经营行为，保障人体用药安全、有效，药品经营企业应当在药品采购、贮存、销售、运输等环节采取有效的质量控制措施，确保药品质量。药品生产企业销售药品、药品流通过程中其他涉及贮存与运输药品的，也应当符合 GSP 的相关的要求。

由于药品经营企业分为批发企业和零售企业两种，GSP 针对不同情况分别予以规定。

药品经营过程的质量管理是药品生产质量管理的延伸，是最大限度地对已经在生产过程中形成的药品质量实现控制和维护。药品经营过程质量管理的目的是确保药品不变化、不变质；杜绝假药、劣药等一切不合格的药品进入流通领域。它的基本精神是"药品经营企业应在药品购进、储运、销售等环节实行质量管理，建立包括组织结构、职责制度、过程管理和设施设备等方面的质量体系，并使之有效运转"。

> **知识拓展**
>
> ### "放管服"：监管就是服务，GMP、GSP 认证将取消
>
> 党的十八大以来，国务院药品监督管理部门积极响应党中央国务院的决策部署，深化"放管服"改革：取消中药材生产质量管理规范认证，将药品委托生产许可、药品 GMP 认证下放到省级药品监管部门。对近 300 项规范性文件进行了清理。一系列改革举措，激发了市场活力，提升了监管效能，赢得了人民群众的称赞。
>
> 2017 年 9 月，在全国药品生产监管主管局长和处长培训班上，原国家食品药品监督管理总局药化监管司领导强调，药品审评审批制度改革力度空前，药品监管改革也迫在眉睫，GMP、GSP 认证将取消，各级药品监管部门必须由重视事前审批向事中、事后监管进行职能转变。药品监管人员要适应药品监管改革的需要，积极转变思想，加强学习，了解国际上最新的监管理念、监管动态，形成新的监管思路，实现从认证到检查的转变。

（三）医疗机构药事管理

医疗机构药事管理的内容主要包括对医疗机构配备药学技术人员的规定；医疗机构配制制剂的规定；医疗机构购进药品、调配处方及药品保管的规定。

1. 医疗机构必须配备依法经过资格认定的药学技术人员 为提高医疗质量，保证患者用药安全有效，医疗机构必须配备依法经过资格认定的药学技术人员从事药剂技术工作。非药学技术人员不得直接从事药剂技术工作。

2. 医疗机构配制制剂的规定 医疗机构配制的制剂，应当是本单位临床需要，而市场上没有供应的品种，并经所在地省级药品监督管理部门批准后方可配制。医疗机构制剂一般不得上市销售。特殊情况下，经过省级以上药品监督管理部门批准，可以在指定的医疗

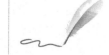

机构之间调剂使用。

医疗机构配制制剂必须取得《医疗机构制剂许可证》和《医疗机构制剂批准文号》，并执行《医疗机构制剂配制质量管理规范（试行）》。《医疗机构制剂许可证》的取得，需经所在地省级卫生行政部门审核同意，由省级药品监督管理部门批准、发给。

3. 医疗机构购进药品、调配处方及药品保管的规定 该部分与《药品经营质量管理规范》内容基本相同，在此不做赘述。

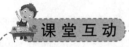

课 堂 互 动

医疗机构制剂配制的管理要点有哪些？

三、药品管理

《药品管理法》药品管理部分主要包括以下内容：药品注册管理，国家药品标准，药品审评，特殊管理的药品，中药材管理，假药、劣药定义等。

（一）新药的研制和审批

为了保证药品的研制质量，《药品管理法》规定药物的非临床安全性试验研究阶段必须执行药物非临床研究质量管理规范（GLP），药物临床研究阶段必须执行药物临床试验质量管理规范（GCP）。临床前研究结束后，经国务院药品监督管理部门批准方可进行临床试验；完成临床试验并通过审批的新药，由国务院药品监督管理部门批准，发给新药证书。

（二）药品批准文号的管理

药品批准文号是国务院药品监督管理部门控制药品生产、保证药品质量的重要措施之一，是药品合法的主要标志。只有符合药品标准，具备保证药品生产质量条件的才能够获得批准，药品生产企业取得药品批准文号后，才可以生产该药品。

除没有实施批准文号管理的中药材和中药饮片外，生产新药或者已有国家药品标准的药品，必须经国务院药品监督管理部门批准，并取得批准文号。

（三）国家药品标准

药品标准是国家对药品质量规格及检验方法所作的技术规范，是保证药品质量、进行药品生产、经营、使用、检验和管理部门必须共同遵循的法定依据。

药品必须符合国家药品标准。国家药品标准包括《中华人民共和国药典》和国务院药品监督管理部门颁布的药品标准。国家药品标准的制定和修订，授权国家药典委员会负责；国家药品标准、对照品的标定，授权中国食品药品检定研究院负责。

（四）特殊管理药品的管理

国家对麻醉药品、精神药品、医疗用毒性药品、放射性药品实行特殊管理。国务院对这四类药品均颁布了相应的管理条例或办法，在其研制、生产、经营、使用、运输、进出口等各环节均实行严厉的管。除此之外，国家对药品类易制毒化学品、兴奋剂、含特殊药品类复方制剂、疫苗也实行严格的管理。

（五）其他药品管理制度

国家实行中药品种保护制度。

国家实行处方药和非处方药（简称 OTC）分类管理制度。

国家实行药品储备制度。国内发生重大灾情、疫情及其他突发事件时，国务院规定的部门可以紧急调用企业药品。

（六）药品进出口管理

禁止进口疗效不确切，不良反应大或者其他原因危害人体健康的药品。

药品进口，须经国务院药品监督管理部门组织审查，确认符合质量标准、安全有效的，方可批准进口，发给《进口药品注册证书》。

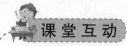

课堂互动

　　我国对哪些药品实行特殊管理？

四、禁止生产、销售假药、劣药

（一）有关假药的规定

有下列情形之一的，为假药：①药品所含成分与国家药品标准规定的成分不符的；②以非药品冒充药品或者以他种药品冒充此种药品的。

有下列情形之一的药品，按假药论处：①国务院药品监督管理部门规定禁止使用的；②依照本法（药品管理法，下同）必须批准而未经批准生产、进口，或者依照本法必须检验而未经检验即销售的；③变质的；④被污染的；⑤使用依照本法必须取得批准文号而未取得批准文号的原料药生产的；⑥所标明的适应证或者功能主治超出规定范围的。

（二）有关劣药的规定

药品成分的含量不符合国家药品标准的，为劣药。

有下列情形之一的药品，按劣药论处：①未标明有效期或者更改有效期的；②不注明或者更改生产批号的；③超过有效期的；④直接接触药品的包装材料和容器未经批准的；⑤擅自添加着色剂、防腐剂、香料、矫味剂及辅料的；⑥其他不符合药品标准规定的。

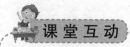

课堂互动

　　从假药、劣药的概念，谈谈如何区分假药、劣药？

五、药品不良反应报告制度

药品不良反应（ADR），是指合格药品在正常用法用量下出现的与用药目的无关的有害反应。国家实行药品不良反应报告与监测制度。药品生产、经营企业和医疗机构是药品不良反应的法定报告主体。

1. 药品不良反应报告的实施主体及其职责　药品生产、经营企业和医疗机构应当建立药品不良反应报告和监测管理制度，经常考察本单位所生产、经营、使用的药品质量、疗效和反应。发现药品不良反应，应及时报告，出现死亡病例应立即报告。报告内容应当真

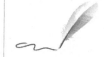

实、完整、准确。

2. 对严重药品不良反应和群体性不良事件实行紧急控制 对已确认发生严重不良反应的药品，国务院或者省级药品监督管理部门可以采取停止生产、销售、使用的紧急控制措施，并应当在五日内组织鉴定，自鉴定结论作出之日起 15 日内依法作出行政处理决定。

同时，药品生产、经营企业和医疗机构应当配合药品监督管理部门、卫生行政部门和药品不良反应监测机构对药品不良反应或者群体不良事件进行调查。

> **知识链接**
>
> 新的药品不良反应是指药品说明书中未载明的不良反应。
>
> 严重药品不良反应是指因使用药品引起以下损害情形之一的反应：①导致死亡；②危及生命；③致癌、致畸、致出生缺陷；④导致显著的或者永久的人体伤残或者器官功能的损伤；⑤导致住院或者住院时间延长；⑥导致其他重要医学事件，如不进行治疗可能出现上述所列情况的。

第二节　血液管理法律制度

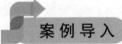

案例导入

周某曾为北京某医院的住院护工，在工作中得知医院存在严重的季节性缺血问题，医疗用血需求量大，遂辞去护工工作，找到长期组织卖血的同伙赵某，开始联系卖血人员进行非法组织卖血活动。

二人分工明确，周某负责在血液中心寻找需要用血的病人或家属，与"客户"商定用血量及"好处费"标准等，一般为 1500 元/400ml 左右；赵某则在某献血站附近组织、安排手下"血头"联系"血人"（献血人员），议定卖血价格后再带"血人"到献血站"献血"。

请问：

该案应如何处理？

提示：

目前该团伙已经被警方摧毁，朝阳检察院以涉嫌非法组织卖血罪，对利用互助献血漏洞非法组织卖血的犯罪嫌疑人周某、赵某批准逮捕。

一、概述

（一）血液的概念

血液是流动在人的血管和心脏中的一种红色不透明的黏稠液体，由血浆和血细胞组成。输血是现代医疗的重要手段，在救死扶伤过程中发挥着其他药物不可替代的重要作用。因此，临床治疗、急救用血仍然需要依靠公民的血液捐献来解决。一个国家血液管理制度的完善与否可以衡量一个国家的社会文明程度、公民意识水平。

（二）血液管理的立法

为保证医疗临床用血需要和安全，保障献血者和用血者身体健康，发扬人道主义精神，促进社会主义物质文明和精神文明建设，1997 年 12 月 29 日，第八届全国人民代表大会常务委员会第二十九次会议通过了《中华人民共和国献血法》（以下简称《献血法》），自 1998 年 10 月 1 日起施行。《献血法》首次以法律的形式确立了我国临床用血实行无偿献血制度，对公民献血、用血、血站采血、储血、供血，以及医疗机构临床用血等活动作出了规范，标志着我国无偿献血工作走上了法制化轨道。

此后，卫生行政部门陆续制定发布了《中国输血技术操作规程》《献血者健康检查要求》《全国无偿献血表彰奖励办法》《临床输血技术规范》《血站管理办法》《血站质量管理规范》等一系列配套法规，标志着我国血液管理法律体系基本建立。

二、无偿献血

（一）无偿献血的概念

无偿献血，是指公民在无报酬的情况下，自愿捐献自身血液的行为。《献血法》以法律的形式，确立了我国实行无偿献血制度。实行无偿献血能从根本上保证血液质量，最大限度地降低经血液传播疾病的风险，保障医疗临床用血安全。

（二）无偿献血的主体

根据《献血法》，国家提倡 18~55 周岁的健康公民自愿献血。根据《献血者健康检查要求》规定，对既往无献血反应的多次献血者，主动要求献血的，年龄可延长至 60 周岁。同时规定，对无偿献血者，颁发国务院卫生行政部门制作的无偿献血证书，有关单位可以给予适当补贴。

《献血法》提倡个人、家庭、亲友、单位及社会互助献血。鼓励国家工作人员、现役军人和高等学校学生率先献血。

（三）无偿献血的用途

无偿献血的血液必须用于临床，不得买卖。血站、医疗机构不得将无偿献血的血液出售给单采血浆站或者血液制品生产单位。

（四）无偿献血的管理体制

《献血法》确立了政府领导、部门配合、社会动员、宣传教育、舆论引导的献血工作体制和机制，从而明确了各级政府、卫生行政部门和红十字会在献血工作中的地位、责任及其相互关系。

1. 强化政府责任　各级人民政府领导本行政区域内的献血工作。

2. 健全工作机制　各级卫生行政部门负责对血源、血液、献血工作进行监督管理。

3. 加强监督检查　各部门应当切实加强监督检查、考核和评价，建立血液管理通报制度。对于血液安全保障不力，以及临床用血管理不到位的，予以通报批评；对于违法违规行为，依法予以惩处。

4. 推动献血工作　红十字会依法参与、推动献血工作。红十字会配合各级政府和卫生行政部门进行无偿献血的宣传、动员和组织工作。社会团体、新闻媒介应当开展献血的社会公益性宣传。

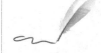

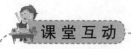

课堂互动

何谓无偿献血？《献血法》对无偿献血的血液用途有哪些规定？

三、血站管理

（一）血站的概念

血站是向公民采集、提供临床用血的机构，是不以营利为目的的公益性组织。

我国的采供血机构分为血站和单采浆血站。

（二）血站的设置和审批

血站必须经国务院卫生行政部门或者省级卫生行政部门批准。血站的设立条件和管理办法由国务院卫生行政部门制定。

（三）血站的执业许可

设立血站，开展采供血活动，应当向所在地省级卫生行政部门申请办理执业登记，取得《血站执业许可证》。没有《血站执业许可证》的，不得开展采供血活动。《血站执业许可证》的有效期为 3 年。《血站执业许可证》有效期满前 3 个月，需办理再次执业登记。

四、采供血管理

《献血法》和《血站管理办法》规定了献血者的身体条件、采血人员的资格、采血器材、每次采血的血量、两次采血的间隔期、血液检测等操作规程和制度。

（一）采血管理

采血应遵循以下管理规定。

1. 健康检查 血站对献血者必须免费进行必要的健康检查；身体状况不符合献血条件的，血站应当向其说明情况，不得采集血液。

2. 血量限定 血站对献血者每次采集血液量一般为 200 ml，最多不得超过 400 ml，两次采集间隔期不少于 6 个月。

3. 献血者信息核对 采血前，应当对献血者身份进行核对并进行登记，严禁冒名顶替。

4. 告知和保密制度 采血应当遵循自愿和知情同意的原则，并对献血者履行告知义务；血站应当建立献血者信息保密制度，为献血者保密。

5. 发证 血站采集血液后，对献血者发给《无偿献血证》并建立献血档案。

6. 操作及人员要求 血站采集血液必须严格遵守有关操作规程和制度，采血必须由具有采血资格的医务人员进行，一次性采血器材用后必须销毁，确保献血者的身体健康。

（二）供血管理

1. 供血 血站应当根据国务院卫生行政部门制定的标准，保证血液质量。对采集的血液必须进行检测；未经检测或者检测不合格的血液，不得向医疗机构提供。

2. 包装、储存、运输 临床用血的包装、储存、运输，必须符合《血站质量管理规范》的要求。

3. 血液检测和记录保存 献血者的血液检测和原始记录至少应当保存 10 年。

五、临床用血管理

1. 用血计划　医疗机构临床用血应当制定用血计划，遵循合理、科学的原则，不得浪费和滥用血液。医疗机构应当积极推行按血液成分针对医疗实际需要输血。

2. 收费　公民临床用血时只交付用于血液的采集、储存、分离、检验等费用；无偿献血者临床需要用血时，免交前款规定的费用；无偿献血者的配偶和直系亲属临床需要用血时，可以按照省级人民政府的规定免交或者减交前款规定的费用。

3. 其他　为保障公民临床急救用血的需要，国家提倡并指导择期手术的患者自身储血。为保证应急用血，医疗机构可以临时采集血液，但应当确保采血用血安全。国家鼓励临床用血新技术的研究和推广。

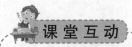
课堂互动

无偿献血者或其配偶、直系亲属临床需要用血时，可以享受什么优厚待遇？

六、法律责任

（一）非法采集、出售、出卖血液的法律责任

根据《献血法》，有下列行为之一的，由县级以上卫生行政部门予以取缔，没收违法所得，可以并处 10 万元以下的罚款；构成犯罪的，依法追究刑事责任：①非法采集血液的；②血站、医疗机构出售无偿献血的血液的；③非法组织他人出卖血液的。

（二）违规采血的法律责任

血站违反有关操作规程和制度采集血液，由县级以上卫生行政部门责令改正；给献血者健康造成损害的，应当依法赔偿，对直接负责的主管人员和其他直接责任人员，依法给予行政处分；构成犯罪的，依法追究刑事责任。

（三）临床用血的包装、储存、运输，不符合规定的法律责任

血站和医疗机构在临床用血的包装、储存、运输上，不符合国家规定的卫生标准和要求的，由县级以上卫生行政部门责令改正，给予警告，可以并处 1 万元以下的罚款。

（四）提供不符合国家规定标准的血液的法律责任

血站违反规定，向医疗机构提供不符合国家规定标准的血液的，由县级以上卫生行政部门责令改正；情节严重，造成经血液途径传播的疾病传播或者有传播严重危险的，限期整顿，对直接负责的主管人员和其他直接责任人员，依法给予行政处分；构成犯罪的，依法追究刑事责任。

（五）将不符合国家规定标准的血液用于患者的法律责任

医疗机构的医务人员违反本法规定，将不符合国家规定标准的血液用于患者的，由县级以上卫生行政部门责令改正；给患者健康造成损害的，应当依法赔偿，对直接负责的主管人员和其他直接责任人员，依法给予行政处分；构成犯罪的，依法追究刑事责任。

（六）卫生行政部门及人员玩忽职守，造成严重后果的法律责任

卫生行政部门及其工作人员在献血、用血的监督管理工作中，玩忽职守，造成严重后果，构成犯罪的，依法追究刑事责任；尚不构成犯罪的，依法给予行政处分。

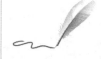

第三节　医疗废物管理法律制度

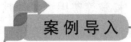

案例导入

废品收购站里的输液瓶

在山东某县的一个小村庄，有一个水泥砖垒成的方池子，里面堆放的全是旧输液瓶，瓶子上标有病人的姓名、所属科室以及床位号等信息，远远地就可以闻到从里面散发出的刺鼻气味。当地村民称那些药瓶子都是收废品的从大医院收来卖的。

请问：

医疗废物可以作为废品买卖回收吗？

一、概述

（一）医疗废物的概念、分类

医疗废物是指医疗卫生机构在医疗、预防、保健以及其他相关活动中产生的具有直接或者间接感染性、毒性以及其他危害性的废物。

医疗废物分为感染性废物、病理性废物、损伤性废物、药物性废物、化学性废物五大类。

（二）医疗废物管理立法

为了加强医疗废物的安全管理，防止疾病传播，保护环境，保障人体健康，根据《中华人民共和国传染病防治法》和《中华人民共和国固体废物污染环境防治法》，2003 年 6 月，国务院颁布、实施了《医疗废物管理条例》（国务院令第 380 号）。随后，原国家环境保护总局发布了《医疗废物集中处置技术规范（试行）》（环发〔2003〕206 号），以防治医疗废物在暂时贮存、运送和处置过程中的环境污染，防止疾病传播，保护人体健康。国务院卫生行政部门发布《医疗卫生机构医疗废物管理办法》（中华人民共和国卫生部令第 36 号），更进一步规范了医疗卫生机构对医疗废物的管理。

二、《医疗废物管理条例》的主要内容

（一）制定依据、目的、适用范围

1. 制定依据　国务院依据《中华人民共和国传染病防治法》和《中华人民共和国固体废物污染环境防治法》制定本条例。

2. 制定目的　其目的是为了加强医疗废物的安全管理，防止疾病传播，保护环境，保障人体健康。

3. 适用范围　适用于医疗废物的收集、运送、贮存、处置以及监督管理等活动。

4. 职责分工　县级以上卫生行政主管部门，负责对医疗废物收集、运送、贮存、处置活动中的疾病防治工作实施统一监督管理；环境保护行政主管部门，负责对医疗废物收集、运送、贮存、处置活动中的环境污染防治工作实施统一监督管理。县级以上其他有关部门在各自的职责范围内负责与医疗废物处置有关的监督管理工作。

任何单位和个人有权对医疗卫生机构、医疗废物集中处置单位和监督管理部门及其工

作人员的违法行为进行举报、投诉、检举和控告。

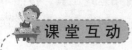

在医疗废物的管理工作中，各有关部门的职责分别是什么？

（二）医疗废物管理的一般规定

1. 一般规定　医疗卫生机构和医疗废物集中处置单位，应当做到以下几点：

（1）应当建立、健全医疗废物管理责任制，其法定代表人为第一责任人。

（2）应当制定与医疗废物安全处置有关的规章制度和应急方案；应当设置监控部门或者专（兼）职人员，负责检查、督促、落实本单位医疗废物的管理工作。

（3）应当对本单位从事医疗废物收集、运送、贮存、处置等工作的人员和管理人员，进行相关法律和专业技术、安全防护以及紧急处理等知识的培训。

（4）应当采取有效的职业卫生防护措施，为从事医疗废物收集、运送、贮存、处置等工作的人员和管理人员，配备必要的防护用品，定期进行健康检查；必要时，对有关人员进行免疫接种，防止其受到健康损害。

（5）应当依照《固体废物污染环境防治法》的规定，执行危险废物转移联单管理制度。

（6）应当对医疗废物进行登记，内容应当包括医疗废物的来源、种类、重量或者数量、交接时间、处置方法、最终去向以及经办人签名等项目。登记资料至少保存 3 年。

（7）应当采取有效措施，防止医疗废物流失、泄漏、扩散。发生医疗废物流失、泄漏、扩散时，应当采取减少危害的紧急处理措施，对致病人员提供医疗救护和现场救援；同时向所在地的县级卫生行政主管部门、环境保护行政主管部门报告，并向可能受到危害的单位和居民通报。

2. 禁止性的规定

（1）禁止任何单位和个人转让、买卖医疗废物。

（2）禁止在运送过程中丢弃医疗废物；禁止在非贮存地点倾倒、堆放医疗废物或者将医疗废物混入其他废物和生活垃圾。

（3）禁止邮寄医疗废物。

（4）禁止通过铁路、航空运输医疗废物。有陆路通道的，禁止通过水路运输医疗废物。

（5）禁止将医疗废物与旅客在同一运输工具上载运。禁止在饮用水源保护区的水体上运输医疗废物。

（三）医疗卫生机构对医疗废物的管理

1. 及时收集，分类放置　医疗卫生机构应当及时收集本单位产生的医疗废物，并按照类别分置于防渗漏、防锐器穿透的专用包装物或者密闭的容器内。医疗废物专用包装物、容器，应当有明显的警示标识和警示说明。

2. 医疗废物的暂时贮存　医疗卫生机构应当具备医疗废物的暂时贮存设施、设备，医疗废物不得露天存放；暂时贮存的时间不得超过 2 天。医疗废物的暂时贮存设施、设备，应当远离医疗区、食品加工区和人员活动区以及生活垃圾存放场所，并设置明显的警示标

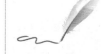

识和安全措施。设施设备应定期消毒和清洁。

3. 医疗废物的运送 医疗卫生机构应当使用防渗漏、防遗撒的专用运送工具，按照本单位确定的内部医疗废物运送时间、路线，将医疗废物收集、运送至暂时贮存地点。运送工具使用后应当在医疗卫生机构内指定的地点及时消毒和清洁。

4. 医疗废物的集中处置 医疗卫生机构应当根据就近集中处置的原则，及时将医疗废物交由医疗废物集中处置单位处置。其中的病原体培养基、标本和菌种、毒种保存液等高危险废物，在交医疗废物集中处置单位处置前应当就地消毒。

5. 污水等废物处理 医疗卫生机构产生的污水、传染病病人或者疑似传染病病人的排泄物，应当按照国家规定严格消毒；达到规定的排放标准后，方可排入污水处理系统。

6. 不具备集中处置医疗废物条件的农村医疗卫生机构医疗废物处置 不具备集中处置医疗废物条件的农村，医疗卫生机构应当按照县级人民政府卫生行政主管部门、环境保护行政主管部门的要求，自行就地处置其产生的医疗废物，并符合有关要求。

本章小结

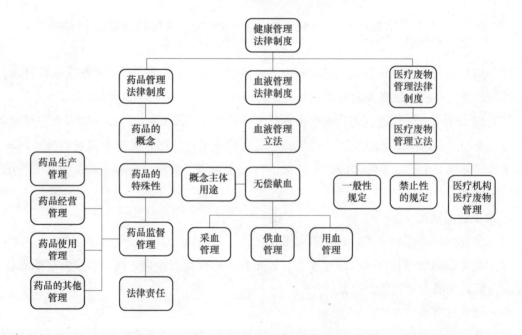

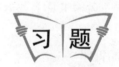

一、选择题

【A1 型题】

1. 当前主管全国药品监督管理工作的部门是

    A. 国务院卫生行政部门   B. SDA

    C. SFDA   D. 国家中医药管理部门

　　E. CFDA

　2. 以下为劣药的是

　　A. 超过有效期的　　　　　　　B. 变质的

　　C. 受污染的　　　　　　　　　D. 药品成分与国家药品标准不符的

　　E. 以非药品冒充药品的

　3. 无偿献血的年龄一般是

　　A. 15～55岁　　B. 20～55岁　　C. 18～55岁　　D. 18～60岁　　E. 20～60岁

　4. 关于医疗废物的管理，不属于禁止性行为的是

　　A. 通过邮局邮寄　　　　　　　B. 买卖

　　C. 通过铁路运输　　　　　　　D. 通过航空运输

　　E. 通过陆路运输

二、思考题

　1. 简述药品的概念和范畴。

　2. 如何有效预防和控制药品不良反应？

　3. 我国为什么要积极推进无偿献血制度？

　4. 在医疗卫生机构，医疗废物管理的第一责任人是谁？在医疗废物集中处置单位，医疗废物管理的第一责任人又是谁？

三、护理职业角色训练

（一）角色训练理念

　　作为护理专业的学生，通过对健康管理相关法律法规的学习，学习并掌握健康管理的相关法律法规知识，在实际工作中自觉遵守国家有关药品管理、血液管理、医疗废物管理等健康管理法律制度，牢记并履行护理工作职责与使命，才能成为一个的道德高尚、遵守职业操守的好护士。

（二）角色训练目标

　　通过组织学生进行一定形式的护理职业角色训练，使学生们认识到在护理职业实践中，树立知法守法、遵守国家健康管理有关法律法规的重要性，进而将法律法规的学习要求转化为指导自己从事职业活动的工作实践。

（三）角色训练计划

　　通过本章的学习，旨在要求学生掌握与健康管理相关的法律制度；了解加强药品监督管理、血液管理和医疗废弃物管理的重要意义；学习并掌握健康管理相关法律制度的主要内容。职业角色训练方案围绕上述知识点进行编制。

　　1. 角色训练形式　计划组织一个"护理工作与药品安全"为主题的演讲比赛。老师给出如下指导性演讲题目：①我所理解的药品安全；②无偿献血需要我们的参与；③护理工作与医疗废物管理的关系；学生也可以在不偏离"主题"的情况下自拟题目参赛。

　　2. 角色训练要求　时间：本章学习结束后的下一次授课时间，计划用30分钟时间进行演讲比赛。要求学生课后自学本章给出的案例、知识链接资料和习题，结合部分教学的知识重点，撰写完成演讲稿，字数在800字以内。以教学班为单位，每人一篇演讲稿，6～10人为一组，最终每个小组各推选一名学生，代表小组参加班级汇报演讲。教学班内的小组

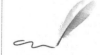

扫码"练一练"

组稿由组长具体负责。

3. 成绩评定　演讲比赛计入平时成绩。完成演讲稿写作的学生每人记入实践成绩 1 分；被小组推选参加班级演讲的学生在此基础上加 1 分；演讲获得第 1、2、3 名的同学在前两项的基础上分别再加 1 分。成绩评定的评委由科任老师、班长、学习委员和各小组长组成。

（四）角色训练小结

整个角色演练活动结束，教师就"职业角色训练活动"进行小结与点评。

（俞双燕）

第十四章 传染病防治法律制度

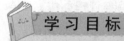

学习目标

1. **掌握** 传染病的分类；传染病疫情的控制制度；承担的法律责任。
2. **熟悉** 传染病防治法律制度概念；传染病疫情的报告、通报和公布。
3. **了解** 传染病防治监督管理机构及其职责、防治监督管理人员权限。

案例导入

　　某市卫生行政部门在例行检查中发现，某区一民营医院诊断出王某等三名肺结核病患者，未按规定进行传染病疫情报告。

请问：

这家民营医院应承担什么样的责任？

第一节 概　述

一、传染病防治法的概念

　　传染病是由各种病原体引起的能在人与人、动物与动物或人与动物之间相互传播的一类疾病。病原体中大部分是微生物，小部分为寄生虫，寄生虫引起者又称寄生虫病。传染病的传播和流行需要具备三个环节，即传染源、传播途径和易感者。切断其中任何一个环节，就可以防止传染病的传播和流行。

　　传染病防治法是由国家制定或认可的，旨在调整预防、控制、消除传染病发生与传播，保障人民群众健康中产生的各种社会关系的法律、法规、规范性文件的总和。

二、传染病防治法的法制建设

　　新中国成立后，国家非常重视对传染病的监督管理和法制建设。20 世纪 50 年代初，原卫生部制定了《种痘暂行办法》《交通检疫暂行办法》《民用航空检疫暂行办法》《传染病管理办法》等。1957 年第一届全国人大常委会颁布了《中华人民共和国国境卫生检疫条例》，同年，经国务院批准原卫生部发布了《中华人民共和国国境卫生检疫条例实施规则》。改革开放以来，传染病防治立法步伐明显加快。1978 年经国务院批准，原卫生部颁布了《中华人民共和国急性传染病管理条例》，确定了法定传染病范围及分类管理原则。1986 年第六届全国人大常委会第十八次会议通过了《中华人民共和国国境卫生检疫法》，1989 年第七届全国人大常委会第六次会议通过了《中华人民共和国传染病防治法》。经国务院批准，原卫生部于 1989 年发布了《中华人民共和国国境卫生检疫法实施细则》，1991 年发布了《中华人民共和国传染病防治法实施办法》。进入 21 世纪后，我国传染病防治法

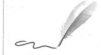

律体系已初步形成。2004 年第十届全国人大常委会第十一次会议通过经过修订的《中华人民共和国传染病防治法》（以下简称《传染病防治法》）。国务院先后颁布了《国内交通卫生检疫条例》《突发公共卫生事件应急条例》《医疗废物管理条例》《病原微生物实验室生物安全管理条例》《疫苗流通和预防接种管理条例》《艾滋病防治条》《血吸虫病防治条例》等。原卫生部发布了《性病防治管理办法》《结核病防治管理办法》《消毒管理办法》《传染性非典型肺炎防治管理办法》《突发公共卫生事件与传染病疫情监测信自、报告管理办法》《传染病病人或疑似传染病病人尸体解剖查验规定》和《医疗机构传染病预检分诊管理办法》等。

国家对传染病防治实行预防为主的方针，防治结合、分类管理、依靠科学、依靠群众的防治原则。

三、传染病防治工作的职责划分

《传染病防治法》对传染病防治工作职责划分如下：

各级人民政府领导传染病防治工作。

县级以上人民政府制定传染病防治规划并组织实施，建立健全传染病防治的疾病预防控制、医疗救治和监督管理体系。

国务院卫生行政部门主管全国传染病防治及其监督管理工作。县级以上地方人民政府卫生行政部门负责本行政区域内的传染病防治及其监督管理工作；县级以上人民政府其他部门在各自的职责范围内负责传染病防治工作；军队的传染病防治工作，由中国人民解放军卫生主管部门实施监督管理。

各级疾病预防控制机构承担传染病监测、预测、流行病学调查、疫情报告以及其他预防、控制工作。医疗机构承担与医疗救治有关的传染病防治工作和责任区域内的传染病预防工作。城市社区和农村基层医疗机构在疾病预防控制机构的指导下，承担城市社区、农村基层相应的传染病防治工作。

四、传染病的分类

根据传染病的危害程度、应对措施以及我国国民经济发展水平和国家财政的承载能力，《传染病防治法》把传染病分为甲类、乙类和丙类。

甲类传染病是指：鼠疫、霍乱。

乙类传染病是指：传染性非典型肺炎、艾滋病、病毒性肝炎、脊髓灰质炎、人感染高致病性禽流感、麻疹、流行性出血热、狂犬病、流行性乙型脑炎、登革热、炭疽、细菌性和阿米巴性痢疾、肺结核、伤寒和副伤寒、流行性脑脊髓膜炎、百日咳、白喉、新生儿破伤风、猩红热、布鲁氏菌病、淋病、梅毒、钩端螺旋体病、血吸虫病、疟疾。

丙类传染病是指：流行性感冒、流行性腮腺炎、风疹、急性出血性结膜炎、麻风病、流行性和地方性斑疹伤寒、黑热病、包虫病、丝虫病，除霍乱、细菌性和阿米巴性痢疾、伤寒和副伤寒以外的感染性腹泻病。

国务院卫生行政部门根据传染病暴发、流行情况和危害程度，可以决定增加、减少或者调整乙类、丙类传染病病种并予以公布。

对乙类传染病中传染性非典型肺炎、炭疽中的肺炭疽和人感染高致病性禽流感，采取甲类传染病的预防、控制措施。其他乙类传染病和突发原因不明的传染病需要采取甲类传染病的预防、控制措施的，由国务院卫生行政部门及时报经国务院批准后予以公布、实施。

需要解除甲类传染病预防、控制措施的，由国务院卫生行政部门报经国务院批准后予以公布。

省、自治区、直辖市人民政府对本行政区域内常见、多发的其他地方性传染病，可以根据情况决定按照乙类或者丙类传染病管理并予以公布，报国务院卫生行政部门备案。

第二节 传染病的预防与控制

一、传染病的预防

（一）传染病预防、控制预案的制定

传染病预防、控制预案是指为应对处置传染病爆发流行，经过程序制定的事前方案。《传染病防治法》规定，县级以上地方人民政府应当制定传染病预防、控制预案，报上一级人民政府备案。传染病预防、控制预案应当包括以下主要内容：①传染病预防控制指挥部的组成和相关部门的职责；②传染病的监测、信息收集、分析、报告、通报制度；③疾病预防控制机构、医疗机构在发生传染病疫情时的任务与职责；④传染病暴发、流行情况的分级以及相应的应急工作方案；⑤传染病预防，疫点、疫区现场控制，应急设施、设备、救治药品和医疗器械以及其他物资和技术的储备与调用。

（二）传染病的监测、预警制度

1. 国家建立传染病监测制度 国务院卫生行政部门制定国家传染病监测规划和方案。省、自治区、直辖市人民政府卫生行政部门根据国家传染病监测规划和方案，制定本行政区域的传染病监测计划和工作方案。各级疾病预防控制机构对传染病的发生、流行以及影响其发生、流行的因素进行监测；对国外发生、国内尚未发生的传染病或者国内新发生的传染病进行监测。

国家、省级疾病预防控制机构负责对传染病发生、流行以及分布进行监测，对重大传染病流行趋势进行预测，提出预防控制对策，参与并指导对暴发的疫情进行调查处理，开展传染病病原学鉴定，建立检测质量控制体系，开展应用性研究和卫生评价。设区的市和县级疾病预防控制机构负责本地区疫情和突发公共卫生事件监测、报告，开展流行病学调查和常见病原微生物检测。

2. 国家建立传染病预警制度 国务院卫生行政部门和省、自治区、直辖市人民政府根据传染病发生、流行趋势的预测，及时发出传染病预警，根据情况予以公布。地方人民政府和疾病预防控制机构接到国务院卫生行政部门或者省、自治区、直辖市人民政府发出的传染病预警后，应当按照传染病预防、控制预案，采取相应的预防、控制措施。

（三）预防接种制度

根据《传染病防治法》的要求，我国实行有计划地预防接种制度。国务院卫生行政部门和省、自治区、直辖市人民政府卫生行政部门，根据传染病预防、控制的需要，制定传染病预防接种规划并组织实施。用于预防接种的疫苗必须符合国家质量标准。

国家对儿童实行预防接种证制度。国家免疫规划项目的预防接种实行免费。医疗机构、疾病预防控制机构与儿童的监护人应当相互配合，保证儿童及时接受预防接种。具体办法

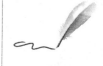

由国务院制定。为了加强对疫苗流通和预防接种的管理，国务院于 2005 年 3 月 16 日颁布了《疫苗流通和预防接种管理条例》，并于 2005 年 6 月 1 日起实施。

（四）传染病病原体样本、病原微生物、菌种、毒种的管理

为了加强对传染病病原体样本、病原微生物、菌种、毒种的管理，《传染病防治法》做了如下要求：疾病预防控制机构、医疗机构的实验室和从事病原微生物实验的单位，应当符合国家规定的条件和技术标准，建立严格的监督管理制度，对传染病病原体样本按照规定的措施实行严格监督管理，严防传染病病原体的实验室感染和病原微生物的扩散。

国家建立传染病菌种、毒种库。对传染病菌种、毒种和传染病检测样本的采集、保藏、携带、运输和使用实行分类管理，建立健全严格的管理制度。对可能导致甲类传染病传播的以及国务院卫生行政部门规定的菌种、毒种和传染病检测样本，确需采集、保藏、携带、运输和使用的，须经省级以上人民政府卫生行政部门批准。具体办法由国务院制定。

（五）医疗废物管理制度

医疗机构应当确定专门的部门或者人员承担医疗活动中与医院感染有关的危险因素监测、安全防护、消毒、隔离和医疗废物处置工作。根据《医疗废物管理条例》规定，医疗卫生机构应当及时收集本单位产生的医疗废物，并按照类别分置于防渗漏、防锐器穿透的专用包装物或者密闭的容器内。医疗废物专用包装物、容器，应当有明显的警示标识和警示说明。医疗废物专用包装物、容器的标准和警示标识的规定，由国务院卫生行政主管部门和环境保护行政主管部门共同制定。

医疗废物中病原体的培养基、标本和菌种、毒种保存液等高危险废物，在交医疗废物集中处置单位处置前应当就地消毒。不具备集中处置医疗废物条件的农村，医疗卫生机构应当按照县级人民政府卫生行政主管部门、环境保护行政主管部门的要求，自行就地处置其产生的医疗废物。自行处置医疗废物的，应当符合下列基本要求：①使用后的一次性医疗器具和容易致人损伤的医疗废物，应当消毒并作毁形处理；②能够焚烧的，应当及时焚烧；③不能焚烧的，消毒后集中填埋。

（六）传染病的综合预防制度

国家开展预防传染病的健康教育。医学院校应当加强预防医学教育和科学研究，对在校学生以及其他与传染病防治相关人员进行预防医学教育和培训，为传染病防治工作提供技术支持。

各级人民政府组织开展群众性卫生活动，进行预防传染病的健康教育，倡导文明健康的生活方式，提高公众对传染病的防治意识和应对能力，加强环境卫生建设，消除鼠害和蚊、蝇等病媒生物的危害。

地方各级人民政府计划地建设和改造公共卫生设施，改善饮用水卫生条件，对污水、污物、粪便进行无害化处置。

国家和社会应当关心、帮助传染病病人、病原携带者和疑似传染病病人，使其得到及时救治。

二、传染病疫情的报告、通报及公布

（一）疫情的报告

任何单位和个人发现传染病病人或者疑似传染病病人时，应当及时向附近的疾病预防控制机构或者医疗机构报告。

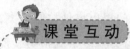

课堂互动

当校医室发现有同学有疑似流感的症状时，需要报告吗？向谁报告？

疾病预防控制机构应当设立或者指定专门的部门、人员负责传染病疫情信息管理工作，及时对疫情报告进行核实、分析。疾病预防控制机构应当主动收集、分析、调查、核实传染病疫情信息。接到甲类、乙类传染病疫情报告或者发现传染病暴发、流行时，应当立即报告当地卫生行政部门，由当地卫生行政部门立即报告当地人民政府，同时报告上级卫生行政部门和国务院卫生行政部门。

（二）疫情的通报

县级以上地方人民政府卫生行政部门应当及时向本行政区域内的疾病预防控制机构和医疗机构通报传染病疫情以及监测、预警的相关信息。接到通报的疾病预防控制机构和医疗机构应当及时告知本单位的有关人员。

国务院卫生行政部门应当及时向国务院其他有关部门和各省、自治区、直辖市人民政府卫生行政部门通报全国传染病疫情以及监测、预警的相关信息。

毗邻的以及相关的地方人民政府卫生行政部门，应当及时互相通报本行政区域的传染病疫情以及监测、预警的相关信息。

县级以上人民政府有关部门发现传染病疫情时，应当及时向同级人民政府卫生行政部门通报。

（三）疫情的公布

国家建立传染病疫情信息公布制度。国务院卫生行政部门定期公布全国传染病疫情信息。省、自治区、直辖市人民政府卫生行政部门定期公布本行政区域的传染病疫情信息。

传染病暴发、流行时，国务院卫生行政部门负责向社会公布传染病疫情信息，并可以授权省、自治区、直辖市人民政府卫生行政部门向社会公布本行政区域的传染病疫情信息。

公布传染病疫情信息应当及时、准确。

三、传染病疫情的控制

（一）一般控制措施

1. 医疗机构采取的一般控制措施 医疗机构发现甲类传染病时，应当及时采取下列措施：①对病人、病原携带者，予以隔离治疗，隔离期限根据医学检查结果确定；②对疑似病人，确诊前在指定场所单独隔离治疗；③对医疗机构内的病人、病原携带者、疑似病人的密切接触者，在指定场所进行医学观察和采取其他必要的预防措施。拒绝隔离治疗或者隔离期未满擅自脱离隔离治疗的，可以由公安机关协助医疗机构采取强制隔离治疗措施。

医疗机构发现乙类或者丙类传染病病人，应当根据病情采取必要的治疗和控制传播措施。医疗机构对本单位内被传染病病原体污染的场所、物品以及医疗废物，必须依照法律、

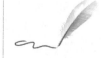

法规的规定实施消毒和无害化处置。

2. 疾病预防控制机构采取的控制措施 疾病预防控制机构发现传染病疫情或者接到传染病疫情报告时，应当及时采取下列措施：①对传染病疫情进行流行病学调查，根据调查情况提出划定疫点、疫区的建议，对被污染的场所进行卫生处理，对密切接触者，在指定场所进行医学观察和采取其他必要的预防措施，并向卫生行政部门提出疫情控制方案；②传染病暴发、流行时，对疫点、疫区进行卫生处理，向卫生行政部门提出疫情控制方案，并按照卫生行政部门的要求采取措施；③指导下级疾病预防控制机构实施传染病预防、控制措施，组织、指导有关单位对传染病疫情的处理。

（二）隔离措施

对已经发生甲类传染病病例的场所或者该场所内的特定区域的人员，所在地的县级以上地方人民政府可以实施隔离措施，并同时向上一级人民政府报告；接到报告的上级人民政府应当即时作出是否批准的决定。上级人民政府作出不予批准决定的，实施隔离措施的人民政府应当立即解除隔离措施。

课堂互动

如果某校医院发现有两名学生疑似患有感染高致病性禽流感，需要对其采取隔离措施，将这两名学生一起安排在一间隔离病房，这样的措施对不对？为什么？

在隔离期间，实施隔离措施的人民政府应当对被隔离人员提供生活保障；被隔离人员有工作单位的，所在单位不得停止支付其隔离期间的工作报酬。隔离措施的解除，由原决定机关决定并宣布。

（三）紧急措施

传染病暴发、流行时，县级以上地方人民政府应当立即组织力量，按照预防、控制预案进行防治，切断传染病的传播途径，必要时，报经上一级人民政府决定，可以采取下列紧急措施并予以公告：①限制或者停止集市、影剧院演出或者其他人群聚集的活动；②停工、停业、停课；③封闭或者封存被传染病病原体污染的公共饮用水源、食品以及相关物品；④控制或者扑杀染疫野生动物、家畜家禽；⑤封闭可能造成传染病扩散的场所。

上级人民政府接到下级人民政府关于采取前款所列紧急措施的报告时，应当即时作出决定。紧急措施的解除，由原决定机关决定并宣布。

（四）疫区封锁

甲类、乙类传染病暴发、流行时，县级以上地方人民政府报经上一级人民政府决定，可以宣布本行政区域部分或者全部为疫区；国务院可以决定并宣布跨省、自治区、直辖市的疫区。县级以上地方人民政府可以在疫区内采取《传染病防治法》第四十二条规定的紧急措施，并可以对出入疫区的人员、物资和交通工具实施卫生检疫。

省、自治区、直辖市人民政府可以决定对本行政区域内的甲类传染病疫区实施封锁；但是，封锁大、中城市的疫区或者封锁跨省、自治区、直辖市的疫区，以及封锁疫区导致中断干线交通或者封锁国境的，由国务院决定。疫区封锁的解除，由原决定机关决定并宣布。

（五）物资的征集、征用

传染病暴发、流行时，根据传染病疫情控制的需要，国务院有权在全国范围或者跨省、自治区、直辖市范围内，县级以上地方人民政府有权在本行政区域内紧急调集人员或者调用储备物资，临时征用房屋、交通工具以及相关设施、设备。

紧急调集人员的，应当按照规定给予合理报酬。临时征用房屋、交通工具以及相关设施、设备的，应当依法给予补偿；能返还的，应当及时返还。

（六）尸体的处理

患甲类传染病、炭疽死亡的，应当将尸体立即进行卫生处理，就近火化。患其他传染病死亡的，必要时，应当将尸体进行卫生处理后火化或者按照规定深埋。

为了查找传染病病因，医疗机构在必要时可以按照国务院卫生行政部门的规定，对传染病病人尸体或者疑似传染病病人尸体进行解剖查验，并应当告知死者家属。

（七）疫情的调研

发生传染病疫情时，疾病预防控制机构和省级以上人民政府卫生行政部门指派的其他与传染病有关的专业技术机构，可以进入传染病疫点、疫区进行调查、采集样本、技术分析和检验。

（八）药品及医疗器械的供应

传染病暴发、流行时，药品和医疗器械生产、供应单位应当及时生产、供应防治传染病的药品和医疗器械。铁路、交通、民用航空经营单位必须优先运送处理传染病疫情的人员以及防治传染病的药品和医疗器械。县级以上人民政府有关部门应当做好组织协调工作。

第三节　传染病的监督管理

《传染病防治法》规定，传染病防治监督工作由各级卫生行政部门负责。

县级以上人民政府卫生行政部门对传染病防治工作履行下列监督检查职责：①对下级人民政府卫生行政部门履行《传染病防治法》规定的传染病防治职责进行监督检查；②对疾病预防控制机构、医疗机构的传染病防治工作进行监督检查；③对采供血机构的采供血活动进行监督检查；④对用于传染病防治的消毒产品及其生产单位进行监督检查，并对饮用水供水单位从事生产或者供应活动以及涉及饮用水卫生安全的产品进行监督检查；⑤对传染病菌种、毒种和传染病检测样本的采集、保藏、携带、运输、使用进行监督检查；⑥对公共场所和有关单位的卫生条件和传染病预防、控制措施进行监督检查。

省级以上人民政府卫生行政部门负责组织对传染病防治重大事项的处理。

县级以上人民政府卫生行政部门在履行监督检查职责时，有权进入被检查单位和传染病疫情发生现场调查取证，查阅或者复制有关的资料和采集样本。被检查单位应当予以配合，不得拒绝、阻挠。

县级以上地方人民政府卫生行政部门在履行监督检查职责时，发现被传染病病原体污染的公共饮用水源、食品以及相关物品，如不及时采取控制措施可能导致传染病传播、流行的，可以采取封闭公共饮用水源、封存食品以及相关物品或者暂停销售的临时控制措施，并予以检验或者进行消毒。经检验，属于被污染的食品，应当予以销毁；对未被污染的食品或者经消毒后可以使用的物品，应当解除控制措施。

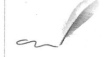

卫生行政部门工作人员依法执行职务时，应当不少于 2 人，并出示执法证件，填写卫生执法文书。

卫生执法文书经核对无误后，应当由卫生执法人员和当事人签名。当事人拒绝签名的，卫生执法人员应当注明情况。

卫生行政部门应当依法建立健全内部监督制度，对其工作人员依据法定职权和程序履行职责的情况进行监督。上级卫生行政部门发现下级卫生行政部门不及时处理职责范围内的事项或者不履行职责的，应当责令纠正或者直接予以处理。

卫生行政部门及其工作人员履行职责，应当自觉接受社会和公民的监督。单位和个人有权向上级人民政府及其卫生行政部门举报违反《传染病防治法》的行为。接到举报的有关人民政府或者其卫生行政部门，应当及时调查处理。

第四节　法律责任

一、行政责任

（一）行政处分

行政处分是指国家机关、企事业单位对所属的国家工作人员违法失职行为尚不构成犯罪，依据法律、法规所规定的权限而给予的一种惩戒。

地方各级人民政府未依照《传染病防治法》的规定履行报告职责，或者隐瞒、谎报、缓报传染病疫情，或者在传染病暴发、流行时，未及时组织救治、采取控制措施的，由上级人民政府责令改正，通报批评；造成传染病传播、流行或者其他严重后果的，对负有责任的主管人员，依法给予行政处分；构成犯罪的，依法追究刑事责任。

县级以上人民政府卫生行政部门违反《传染病防治法》规定，有下列情形之一的，由本级人民政府、上级人民政府卫生行政部门责令改正，通报批评；造成传染病传播、流行或者其他严重后果的，对负有责任的主管人员和其他直接责任人员，依法给予行政处分；构成犯罪的，依法追究刑事责任：①未依法履行传染病疫情通报、报告或者公布职责，或者隐瞒、谎报、缓报传染病疫情的；②发生或者可能发生传染病传播时未及时采取预防、控制措施的；③未依法履行监督检查职责，或者发现违法行为不及时查处的；④未及时调查、处理单位和个人对下级卫生行政部门不履行传染病防治职责的举报的；⑤违反《传染病防治法》的其他失职、渎职行为。

县级以上人民政府有关部门未依照《传染病防治法》的规定履行传染病防治和保障职责的，由本级人民政府或者上级人民政府有关部门责令改正，通报批评；造成传染病传播、流行或者其他严重后果的，对负有责任的主管人员和其他直接责任人员，依法给予行政处分；构成犯罪的，依法追究刑事责任。

疾病预防控制机构违反《传染病防治法》规定，有下列情形之一的，由县级以上人民政府卫生行政部门责令限期改正，通报批评，给予警告；对负有责任的主管人员和其他直接责任人员，依法给予降级、撤职、开除的处分，并可以依法吊销有关责任人员的执业证书；构成犯罪的，依法追究刑事责任：①未依法履行传染病监测职责的；②未依法履行传染病疫情报告、通报职责，或者隐瞒、谎报、缓报传染病疫情的；③未主动收集传染病疫情信息，或者对传染病疫情信息和疫情报告未及时进行分析、调查、核实的；④发现传染病疫情时，未依据职责及时采取《传染病防治法》规定的措施的；⑤故意泄露传染病病人、病原携带者、疑似传染病病人、密切接触者涉及个人隐私的有关信息、资料的。

医疗机构违反《传染病防治法》规定，有下列情形之一的，由县级以上人民政府卫生行政部门责令改正，通报批评，给予警告；造成传染病传播、流行或者其他严重后果的，对负有责任的主管人员和其他直接责任人员，依法给予降级、撤职、开除的处分，并可以依法吊销有关责任人员的执业证书；构成犯罪的，依法追究刑事责任：①未按照规定承担本单位的传染病预防、控制工作、医院感染控制任务和责任区域内的传染病预防工作的；②未按照规定报告传染病疫情，或者隐瞒、谎报、缓报传染病疫情的；③发现传染病疫情时，未按照规定对传染病病人、疑似传染病病人提供医疗救护、现场救援、接诊、转诊的，或者拒绝接受转诊的；④未按照规定对本单位内被传染病病原体污染的场所、物品以及医疗废物实施消毒或者无害化处置的；⑤未按照规定对医疗器械进行消毒，或者对按照规定一次使用的医疗器具未予销毁，再次使用的；⑥在医疗救治过程中未按照规定保管医学记录资料的；⑦故意泄露传染病病人、病原携带者、疑似传染病病人、密切接触者涉及个人隐私的有关信息、资料的。

（二）行政处罚

行政处罚是指行政机关或其他行政主体依法定职权和程序对违反行政法规尚未构成犯罪的相对人给予行政制裁的具体行政行为。

知识拓展

行政处分与行政处罚的主要区别：

（1）针对的对象不同　行政处分针对行政机关内部工作人员；行政处罚针对行政管理相对人。

（2）作出决定的机关不同　行政处分一般由与被处分人有从属关系的行政机关作出；行政处罚由特定的和法定组织作出。

（3）针对的违法行为不同　行政处分针对行政机关工作人员的违法违纪及失职行为；行政处罚针对行政管理相对人违反行政法律规范的行为。

（4）制裁的种类不同　行政处分的种类主要有：警告、记过、记大过、降级、撤职、开除等；行政处罚的主要种类有：警告、罚款、没收违法所得、没收非法财物、责令停产停业、吊销或暂扣许可证或执照、行政拘留等。

（5）执行的程序不同　行政处分由作出处分的行政机关执行。处分决定归入被处分人的人事档案，被处分人对行政处分不服，不能向法院起诉，只能依法定程序申诉；行政处罚由作出处罚决定的行政机关自己执行或申请人民法院强制执行，被处罚人对行政处罚不服，可以申请行政复议或提起行政诉讼。

违反《传染病防治法》规定，有下列情形之一，导致或者可能导致传染病传播、流行的，由县级以上人民政府卫生行政部门责令限期改正，没收违法所得，可以并处五万元以下的罚款；已取得许可证的，原发证部门可以依法暂扣或者吊销许可证；构成犯罪的，依法追究刑事责任：①饮用水供水单位供应的饮用水不符合国家卫生标准和卫生规范的；②

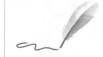

涉及饮用水卫生安全的产品不符合国家卫生标准和卫生规范的；③用于传染病防治的消毒产品不符合国家卫生标准和卫生规范的；④出售、运输疫区中被传染病病原体污染或者可能被传染病病原体污染的物品，未进行消毒处理的；⑤生物制品生产单位生产的血液制品不符合国家质量标准的。

违反《传染病防治法》规定，有下列情形之一的，由县级以上地方人民政府卫生行政部门责令改正，通报批评，给予警告，已取得许可证的，可以依法暂扣或者吊销许可证；造成传染病传播、流行以及其他严重后果的，对负有责任的主管人员和其他直接责任人员，依法给予降级、撤职、开除的处分，并可以依法吊销有关责任人员的执业证书；构成犯罪的，依法追究刑事责任：①疾病预防控制机构、医疗机构和从事病原微生物实验的单位，不符合国家规定的条件和技术标准，对传染病病原体样本未按照规定进行严格管理，造成实验室感染和病原微生物扩散的；②违反国家有关规定，采集、保藏、携带、运输和使用传染病菌种、毒种和传染病检测样本的；③疾病预防控制机构、医疗机构未执行国家有关规定，导致因输入血液、使用血液制品引起经血液传播疾病发生的。

未经检疫出售、运输与人畜共患传染病有关的野生动物、家畜家禽的，由县级以上地方人民政府畜牧兽医行政部门责令停止违法行为，并依法给予行政处罚。

在国家确认的自然疫源地兴建水利、交通、旅游、能源等大型建设项目，未经卫生调查进行施工的，或者未按照疾病预防控制机构的意见采取必要的传染病预防、控制措施的，由县级以上人民政府卫生行政部门责令限期改正，给予警告，处五千元以上三万元以下的罚款；逾期不改正的，处三万元以上十万元以下的罚款，并可以提请有关人民政府依据职责权限，责令停建、关闭。

二、刑事责任

刑法第三百三十条，规定了妨害传染病防治罪，违反传染病防治法的规定，有下列情形之一，引起甲类传染病传播或者有传播严重危险的，处三年以下有期徒刑或者拘役；后果特别严重的，处三年以上七年以下有期徒刑：①供水单位供应的饮用水不符合国家规定的卫生标准的；②拒绝按照卫生防疫机构提出的卫生要求，对传染病病原体污染的污水、污物、粪便进行消毒处理的；③准许或者纵容传染病病人、病原携带者和疑似传染病病人从事国务院卫生行政部门规定禁止从事的易使该传染病扩散的工作的；④拒绝执行卫生防疫机构依照传染病防治法提出的预防、控制措施的。

单位犯前款罪的，对单位判处罚金，并对其直接负责的主管人员和其他直接责任人员，依照前款的规定处罚。

刑法第三百三十一条，规定了传染病菌种、毒种扩散罪，从事实验、保藏、携带、运输传染病菌种、毒种的人员，违反国务院卫生行政部门的有关规定，造成传染病菌种、毒种扩散，后果严重的，处三年以下有期徒刑或者拘役；后果特别严重的，处三年以上七年以下有期徒刑。

刑法第三百三十二条，妨害国境卫生检疫罪，违反国境卫生检疫规定，引起检疫传染病传播或者有传播严重危险的，处三年以下有期徒刑或者拘役，并处或者单处罚金。

单位犯前款罪的，对单位判处罚金，并对其直接负责的主管人员和其他直接责任人员，依照前款的规定处罚。

本章小结

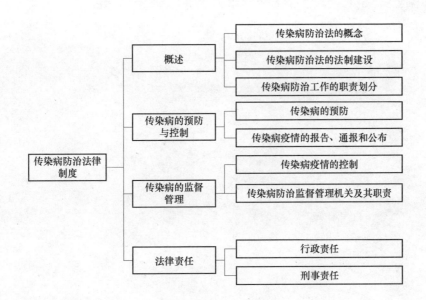

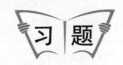

一、选择题

【A1/A2 型题】

1. 属于甲类传染病的是

　　A. 疟疾　　　　B. 炭疽　　　　C. 艾滋病　　　　D. 黑热病　　　　E. 鼠疫

2. 属于传染病预防措施的是

　　A. 计划免疫　　B. 封锁疫区　　C. 环境消毒　　　D. 限制集会　　　E. 停工停课

（3~5 题共用题干）

患者男，31 岁。主诉因"近日高热、咳嗽伴有头痛、全身酸痛、不适、乏力等"就诊，经检查确诊为非典型肺炎并收住院治疗。

3. 应将患者安置于

　　A. 隔离病房　　B. 手术室　　　C. 普通病房　　　D. ICU 病房　　　E. 抢救室

4. 应对患者采取

　　A. 接触隔离　　B. 保护性隔离　　C. 呼吸道隔离　　D. 消化道隔离　　E. 严密隔离

5. 在隔离过程中，错误的护理措施是

　　A. 住双人房间　　　　　　　B. 护士进入病室穿隔离衣

　　C. 排泄物需严格消毒处理　　D. 病室空气消毒每天一次

　　E. 拒绝家属探视

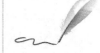

二、思考题

1. 简述传染病暴发、流行时，县级以上地方人民政府可以采取的紧急措施。
2. 简述面对甲类传染病时，医疗机构采取的一般控制措施。

（邹紫霏）

第十五章 突发公共卫生事件
应急处理法律制度

📖 学习目标

1. **掌握** 突发公共卫生事件的概念和特征，医疗卫生机构在处置突发公共卫生事件中的责任。

2. **熟悉** 突发公共卫生事件应急报告的相关内容。

3. **了解** 突发公共卫生事件的报告、通报制度。

案例导入

违规接种疫苗带来的危害

2005年6月16~17日，安徽泗县大庄镇卫生防疫保健所没有经过县卫生局、教育局和大庄镇政府同意，就与学校联系，组织乡村医生对该镇19所学校学生接种甲肝疫苗，共接种2444人。17日上午接种过程中即有个别小学生出现异常反应。截至29日下午，泗县大庄镇学生因接种甲肝疫苗后，引起不良反应，接受治疗和住院观察的达263人。其中有明显临床症状的11人出现不良反应。

请问：

镇卫生防疫保健所应该承担什么样的责任？

第一节 概 述

一、突发公共卫生事件的概念及特征

突发公共卫生事件，是指突然发生，造成或者可能造成社会公众健康严重损害的重大传染病疫情、群体性不明原因疾病，重大食物和职业中毒以及其他严重影响公众健康的事件。突发公共卫生事件特征如下：第一，突发公共卫生事件具有突发性。突发公共卫生事件的发生比较突然，没有特别的发生方式，突如其来，带有很大的偶然性。不易预测，使人们难以及时预防。第二，突发公共卫生事件具有特定性。突发公共卫生事件是发生在公共卫生领域的突发事件，具有公共卫生的属性，它不针对特定的人群发生，也不局限于某一个固定的领域或区域。第三，突发公共卫生事件具有复杂性。突发公共卫生事件的复杂性表现在：一是原因复杂，突发公共卫生事件起因都比较复杂；二是种类复杂，突发公共卫生事件种类繁多；三是影响复杂。第四，突发公共卫生事件具有危害性。突发公共卫生事件后果往往较为严重，它对公众健康的可能造成严重损害。

二、突发公共卫生事件的分级

根据突发公共事件按照其性质、严重程度、可控性和影响范围等因素，一般分为四级：Ⅰ级（特别重大）、Ⅱ级（重大）、Ⅲ级（较大）和Ⅳ级（一般）四个等级。按《国家突发公共卫生事件应急预案》，可以进行如下分类：

（一）特别重大突发公共卫生事件（Ⅰ级）

1. 肺鼠疫、肺炭疽在大、中城市发生并有扩散趋势，或肺鼠疫、肺炭疽疫情波及 2 个以上省份，并有进一步扩散趋势。

2. 发生传染性非典型肺炎、人感染高致病性禽流感病例，并有扩散趋势。

3. 涉及多个省份的群体性不明原因疾病，并有扩散趋势。

4. 发生新传染病或我国尚未发现的传染病发生或传入，并有扩散趋势，或发现我国已消灭的传染病重新流行。

5. 发生烈性病菌株、毒株、致病因子等丢失事件。

6. 周边以及与我国通航的国家和地区发生特大传染病疫情，并出现输入性病例，严重危及我国公共卫生安全的事件。

7. 国务院卫生行政部门认定的其他特别重大突发公共卫生事件。

（二）重大突发公共卫生事件（Ⅱ级）

1. 在一个县（市）行政区域内，一个平均潜伏期内（6 天）发生 5 例以上肺鼠疫、肺炭疽病例，或者相关联的疫情波及 2 个以上的县（市）。

2. 发生传染性非典型肺炎、人感染高致病性禽流感疑似病例。

3. 腺鼠疫发生流行，在一个市（地）行政区域内，一个平均潜伏期内多点连续发病 20 例以上，或流行范围波及 2 个以上市（地）。

4. 霍乱在一个市（地）行政区域内流行，1 周内发病 30 例以上，或波及 2 个以上市（地），有扩散趋势。

5. 乙类、丙类传染病波及 2 个以上县（市），1 周内发病水平超过前 5 年同期平均发病水平 2 倍以上。

6. 我国尚未发现的传染病发生或传入，尚未造成扩散。

7. 发生群体性不明原因疾病，扩散到县（市）以外的地区。

8. 发生重大医源性感染事件。

9. 预防接种或群体性预防性服药出现人员死亡。

10. 一次食物中毒人数超过 100 人并出现死亡病例，或出现 10 例以上死亡病例。

11. 一次发生急性职业中毒 50 人以上，或死亡 5 人以上。

12. 境内外隐匿运输、邮寄烈性生物病原体、生物毒素造成我境内人员感染或死亡的。

13. 省级以上人民政府卫生行政部门认定的其他重大突发公共卫生事件。

（三）较大突发公共卫生事件（Ⅲ级）

1. 发生肺鼠疫、肺炭疽病例，一个平均潜伏期内病例数未超过 5 例，流行范围在一个县（市）行政区域以内。

2. 腺鼠疫发生流行，在一个县（市）行政区域内，一个平均潜伏期内连续发病 10 例以上，或波及 2 个以上县（市）。

3. 霍乱在一个县（市）行政区域内发生，1 周内发病 10～29 例或波及 2 个以上县

（市），或市（地）级以上城市的市区首次发生。

4. 一周内在一个县（市）行政区域内，乙、丙类传染病发病水平超过前 5 年同期平均发病水平 1 倍以上。

5. 在一个县（市）行政区域内发现群体性不明原因疾病。

6. 一次食物中毒人数超过 100 人，或出现死亡病例。

7. 预防接种或群体性预防性服药出现群体心因性反应或不良反应。

8. 一次发生急性职业中毒 10~49 人，或死亡 4 人以下。

9. 市（地）级以上人民政府卫生行政部门认定的其他较大突发公共卫生事件。

（四）一般突发公共卫生事件（IV级）

1. 腺鼠疫在一个县（市）行政区域内发生，一个平均潜伏期内病例数未超过 10 例。

2. 霍乱在一个县（市）行政区域内发生，1 周内发病 9 例以下。

3. 一次食物中毒人数 30~99 人，未出现死亡病例。

4. 一次发生急性职业中毒 9 人以下，未出现死亡病例。

5. 县级以上人民政府卫生行政部门认定的其他一般突发公共卫生事件。

三、突发公共卫生事件应急方针和原则

根据《国家突发公共卫生事件应急预案》规定，突发事件应急工作，应当遵循预防为主、常备不懈的方针，贯彻统一领导、分级负责、反应及时、措施果断、依靠科学、加强合作的原则。

（一）预防为主、常备不懈

提高全社会对突发公共卫生事件的防范意识和防范能力，落实各项措施，做好人员、技术、物资的相应储备工作，对突发公共卫生事件早发现、早报告、早处理。

（二）统一领导、分级负责

根据突发公共卫生事件的相关制度安排，对突发公共卫生事件实行分级管理，各级人民政府负责突发公共卫生事件应急处理的统一领导和指挥。各有关部门按照预案规定，做好突发公共卫生事件应急处理的有关工作。

（三）反应及时、措施果断

各级人民政府及其有关部门在突发事件发生后，应及时作出反应，采取正确的、果断的措施，处理所发生的事件，积极主动地作出反应、立即了解情况，组织调查，采取必要的控制措施。

（四）依靠科学、加强合作

突发公共卫生事件应急工作要充分尊重和依靠科学，要重视开展防范和处理突发公共卫生事件的科研和培训，为突发公共卫生事件应急处理提供科技保障。

第二节　突发公共卫生事件应急处理

一、突发公共卫生事件应急预案的制定

国家建立健全突发事件应急预案体系。

国务院卫生行政主管部门按照分类指导、快速反应的要求，制定全国突发事件应急预

案，报请国务院批准。

省、自治区、直辖市人民政府根据全国突发事件应急预案，结合本地实际情况，制定本行政区域的突发事件应急预案。应急预案制定机关应当根据实际需要和情势变化，适时修订应急预案。应急预案的制定、修订程序由国务院规定。

全国突发事件应急预案应当包括以下主要内容：①突发事件应急处理指挥部的组成和相关部门的职责；②突发事件的监测与预警；③突发事件信息的收集、分析、报告、通报制度；④突发事件应急处理技术和监测机构及其任务；⑤突发事件的分级和应急处理工作方案；⑥突发事件预防、现场控制，应急设施、设备、救治药品和医疗器械以及其他物资和技术的储备与调度；⑦突发事件应急处理专业队伍的建设和培训。

二、突发公共卫生事件应急指挥机构

（一）全国突发公共卫生事件应急指挥部

卫生部依照职责和本预案的规定，在国务院统一领导下，负责组织、协调全国突发公共卫生事件应急处理工作，并根据突发公共卫生事件应急处理工作的实际需要，提出成立全国突发公共卫生事件应急指挥部。全国突发公共卫生事件应急指挥部负责对特别重大突发公共卫生事件的统一领导、统一指挥，作出处理突发公共卫生事件的重大决策。指挥部成员单位根据突发公共卫生事件的性质和应急处理的需要确定。国务院卫生行政部门设立卫生应急办公室（突发公共卫生事件应急指挥中心），负责全国突发公共卫生事件应急处理的日常管理工作。

（二）地方突发公共卫生事件应急指挥部

地方各级人民政府卫生行政部门依照职责和本预案的规定，在本级人民政府统一领导下，负责组织、协调本行政区域内突发公共卫生事件应急处理工作，并根据突发公共卫生事件应急处理工作的实际需要，向本级人民政府提出成立地方突发公共卫生事件应急指挥部的建议。地方各级人民政府及有关部门和单位要按照属地管理的原则，切实做好本行政区域内突发公共卫生事件应急处理工作。省级突发公共卫生事件应急指挥部由省级人民政府有关部门组成，实行属地管理的原则，负责对本行政区域内突发公共卫生事件应急处理的协调和指挥，作出处理本行政区域内突发公共卫生事件的决策，决定要采取的措施。

（三）专家咨询委员会

国务院卫生行政部门和省级卫生行政部门负责组建突发公共卫生事件专家咨询委员会。市（地）级和县级卫生行政部门可根据本行政区域内突发公共卫生事件应急工作需要，组建突发公共卫生事件应急处理专家咨询委员会。

（四）应急处理专业技术机构

医疗机构、疾病预防控制机构、卫生监督机构、出入境检验检疫机构是突发公共卫生事件应急处理的专业技术机构。应急处理专业技术机构要结合本单位职责开展专业技术人员处理突发公共卫生事件能力培训，提高快速应对能力和技术水平，在发生突发公共卫生事件时，要服从卫生行政部门的统一指挥和安排，开展应急处理工作。

三、突发公共卫生事件的预防控制体系

国家建立统一的突发事件预防控制体系。

县级以上地方人民政府应当建立和完善突发事件监测与预警系统。

县级以上各级人民政府卫生行政主管部门，应当指定机构负责开展突发事件的日常监测，并确保监测与预警系统的正常运行。

监测与预警工作应当根据突发事件的类别，制定监测计划，科学分析、综合评价监测数据。对早期发现的潜在隐患以及可能发生的突发事件，应当依照本条例规定的报告程序和时限及时报告。

突发公共卫生事件监测的具体要求是：①根据重大的传染病疫情、群体性不明原因疾病、重大食物和职业中毒等突发事件的类别进行；②监测计划的制定要根据突发事件的特点，有目的性，如对重大传染性疾病的监测，要根据不同传染病发病规律、传染源传播途径、易感人群等环节制定相应的监测方案；③运用监测数据，进行科学分析，综合评估；④及时发现潜在的隐患；⑤按规定程序和时限报告。

四、突发公共卫生事件的应急储备

国务院有关部门和县级以上地方人民政府及其有关部门，应当根据突发事件应急预案的要求，保证应急设施、设备、救治药品和医疗器械等物资储备。

县级以上各级人民政府应当加强急救医疗服务网络的建设，配备相应的医疗救治药物、技术、设备和人员，提高医疗卫生机构应对各类突发事件的救治能力。

设区的市级以上地方人民政府应当设置与传染病防治工作需要相适应的传染病专科医院，或者指定具备传染病防治条件和能力的医疗机构承担传染病防治任务。

县级以上地方人民政府卫生行政主管部门，应当定期对医疗卫生机构和人员开展突发事件应急处理相关知识、技能的培训，定期组织医疗卫生机构进行突发事件应急演练，推广最新知识和先进技术。

第三节　突发公共卫生事件的报告和信息发布

一、突发公共卫生事件的报告

国家建立突发事件应急报告制度。根据《突发公共卫生事件应急条例》，任何单位和个人都有权向国务院卫生行政部门和地方各级人民政府及其有关部门报告突发公共卫生事件及其隐患，也有权向上级政府部门举报不履行或者不按照规定履行突发公共卫生事件应急处理职责的部门、单位及个人。

县级以上各级人民政府卫生行政部门指定的突发公共卫生事件监测机构、各级各类医疗卫生机构、卫生行政部门、县级以上地方人民政府和检验检疫机构、食品药品监督管理机构、环境保护监测机构、教育机构等有关单位为突发公共卫生事件的责任报告单位。执行职务的各级各类医疗卫生机构的医疗卫生人员、个体开业医生为突发公共卫生事件的责任报告人。

有下列情形之一的，省、自治区、直辖市人民政府应当在接到报告1小时内，向国务院卫生行政主管部门报告：①发生或者可能发生传染病暴发、流行的；②发生或者发现不明原因的群体性疾病的；③发生传染病菌种、毒种丢失的；④发生或者可能发生重大食物和职业中毒事件的。

国务院卫生行政主管部门对可能造成重大社会影响的突发事件，应当立即向国务院报告。

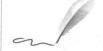

突发事件监测机构、医疗卫生机构和有关单位发现有上述情形之一的，应当在 2 小时内向所在地县级人民政府卫生行政主管部门报告；接到报告的卫生行政主管部门应当在 2 小时内向本级人民政府报告，并同时向上级人民政府卫生行政主管部门和国务院卫生行政主管部门报告。

县级人民政府应当在接到报告后 2 小时内向设区的市级人民政府或者上一级人民政府报告；设区的市级人民政府应当在接到报告后 2 小时内向省、自治区、直辖市人民政府报告。

任何单位和个人对突发事件，不得隐瞒、缓报、谎报或者授意他人隐瞒、缓报、谎报。

接到报告的地方人民政府、卫生行政主管部门依照本条例规定报告的同时，应当立即组织力量对报告事项调查核实、确证，采取必要的控制措施，并及时报告调查情况。

二、突发公共卫生事件的通报制度

国务院卫生行政主管部门应当根据发生突发事件的情况，及时向国务院有关部门和各省、自治区、直辖市人民政府卫生行政主管部门以及军队有关部门通报。

突发事件发生地的省、自治区、直辖市人民政府卫生行政主管部门，应当及时向毗邻省、自治区、直辖市人民政府卫生行政主管部门通报。

接到通报的省、自治区、直辖市人民政府卫生行政主管部门，必要时应当及时通知本行政区域内的医疗卫生机构。

县级以上地方人民政府有关部门，已经发生或者发现可能引起突发事件的情形时，应当及时向同级人民政府卫生行政主管部门通报。

三、突发公共卫生事件的举报制度

国家建立突发事件举报制度，公布统一的突发事件报告、举报电话。

任何单位和个人有权向人民政府及其有关部门报告突发事件隐患，有权向上级人民政府及其有关部门举报地方人民政府及其有关部门不履行突发事件应急处理职责，或者不按照规定履行职责的情况。接到报告、举报的有关人民政府及其有关部门，应当立即组织对突发事件隐患、不履行或者不按照规定履行突发事件应急处理职责的情况进行调查处理。

对举报突发事件有功的单位和个人，县级以上各级人民政府及其有关部门应当予以奖励。

四、突发公共卫生事件的通报制度

国家建立突发事件的信息发布制度。

国务院卫生行政主管部门负责向社会发布突发事件的信息。必要时，可以授权省、自治区、直辖市人民政府卫生行政主管部门向社会发布本行政区域内突发事件的信息。

信息发布应当及时、准确、全面。

第四节　突发公共卫生事件应急处理措施

一、各级人民政府及其卫生行政部门突发公共卫生事件应急处理措施

（一）各级人民政府突发公共卫生事件应急处理措施

1. 组织协调有关部门参与突发公共卫生事件的处理。

2. 根据突发公共卫生事件处理需要，调集本行政区域内各类人员、物资、交通工具和相关设施、设备参加应急处理工作。涉及危险化学品管理和运输安全的，有关部门要严格执行相关规定，防止事故发生。

3. 划定控制区域 甲类、乙类传染病暴发、流行时，县级以上地方人民政府报经上一级地方人民政府决定，可以宣布疫区范围；经省、自治区、直辖市人民政府决定，可以对本行政区域内甲类传染病疫区实施封锁；封锁大、中城市的疫区或者封锁跨省（区、市）的疫区，以及封锁疫区导致中断干线交通或者封锁国境的，由国务院决定。对重大食物中毒和职业中毒事故，根据污染食品扩散和职业危害因素波及的范围，划定控制区域。

4. 疫情控制措施 当地人民政府可以在本行政区域内采取限制或者停止集市、集会、影剧院演出，以及其他人群聚集的活动；停工、停业、停课；封闭或者封存被传染病病原体污染的公共饮用水源、食品以及相关物品等紧急措施；临时征用房屋、交通工具以及相关设施和设备。

5. 流动人口管理 对流动人口采取预防工作，落实控制措施，对传染病病人、疑似病人采取就地隔离、就地观察、就地治疗的措施，对密切接触者根据情况采取集中或居家医学观察。

6. 实施交通卫生检疫 组织铁路、交通、民航、质检等部门在交通站点和出入境口岸设置临时交通卫生检疫站，对出入境、进出疫区和运行中的交通工具及其乘运人员和物资、宿主动物进行检疫查验，对病人、疑似病人及其密切接触者实施临时隔离、留验和向地方卫生行政部门指定的机构移交。

7. 信息发布 突发公共卫生事件发生后，有关部门要按照有关规定作好信息发布工作，信息发布要及时主动、准确把握，实事求是，正确引导舆论，注重社会效果。

8. 开展群防群治 街道、乡（镇）以及居委会、村委会协助卫生行政部门和其他部门、医疗机构，做好疫情信息的收集、报告、人员分散隔离及公共卫生措施的实施工作。

9. 维护社会稳定 组织有关部门保障商品供应，平抑物价，防止哄抢；严厉打击造谣传谣、哄抬物价、囤积居奇、制假售假等违法犯罪和扰乱社会治安的行为。

（二）卫生行政部门突发公共卫生事件应急处理措施

1. 调查与处理组织医疗机构、疾病预防控制机构和卫生监督机构开展突发公共卫生事件的调查与处理。

2. 评估组织突发公共卫生事件专家咨询委员会对突发公共卫生事件进行评估，提出启动突发公共卫生事件应急处理的级别。

3. 应急控制措施 根据需要组织开展应急疫苗接种、预防服药。

4. 督导检查 国务院卫生行政部门组织对全国或重点地区的突发公共卫生事件应急处理工作进行督导和检查。省、市（地）级以及县级卫生行政部门负责对本行政区域内的应急处理工作进行督察和指导。

5. 发布信息与通报 国务院卫生行政部门或经授权的省、自治区、直辖市人民政府卫生行政部门及时向社会发布突发公共卫生事件的信息或公告。国务院卫生行政部门及时向国务院各有关部门和各省、自治区、直辖市卫生行政部门以及军队有关部门通报突发公共卫生事件情况。对涉及跨境的疫情线索，由国务院卫生行政部门向有关国家和地区通报情况。

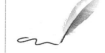

6. 制订技术标准和规范　国务院卫生行政部门对新发现的突发传染病、不明原因的群体性疾病、重大中毒事件，组织力量制订技术标准和规范，及时组织全国培训。地方各级卫生行政部门开展相应的培训工作。

7. 普及卫生知识　针对事件性质，有针对性地开展卫生知识宣教，提高公众健康意识和自我防护能力，消除公众心理障碍，开展心理危机干预工作。

8. 进行事件评估　组织专家对突发公共卫生事件的处理情况进行综合评估，包括事件概况、现场调查处理概况、病人救治情况、所采取的措施、效果评价等。

二、医疗机构及疾病预防控制机构突发公共卫生事件应急处理措施

（一）医疗机构突发公共卫生事件应急处理措施

1. 开展病人接诊、收治和转运工作，实行重症和普通病人分开管理，对疑似病人及时排除或确诊。

2. 协助疾控机构人员开展标本的采集、流行病学调查工作。

3. 做好医院内现场控制、消毒隔离、个人防护、医疗垃圾和污水处理工作，防止院内交叉感染和污染。

4. 做好传染病和中毒病人的报告。对因突发公共卫生事件而引起身体伤害的病人，任何医疗机构不得拒绝接诊。

5. 对群体性不明原因疾病和新发传染病做好病例分析与总结，积累诊断治疗的经验。重大中毒事件，按照现场救援、病人转运、后续治疗相结合的原则进行处置。

6. 开展科研与国际交流：开展与突发事件相关的诊断试剂、药品、防护用品等方面的研究。开展国际合作，加快病源查寻和病因诊断。

（二）疾病预防控制机构突发公共卫生事件应急处理措施

1. 突发公共卫生事件信息报告　国家、省、市（地）、县级疾控机构做好突发公共卫生事件的信息收集、报告与分析工作。

2. 开展流行病学调查　疾控机构人员到达现场后，尽快制订流行病学调查计划和方案，地方专业技术人员按照计划和方案，开展对突发事件累及人群的发病情况、分布特点进行调查分析，提出并实施有针对性的预防控制措施；对传染病病人、疑似病人、病原携带者及其密切接触者进行追踪调查，查明传播链，并向相关地方疾病预防控制机构通报情况。

3. 实验室检测　中国疾病预防控制中心和省级疾病预防控制机构指定的专业技术机构在地方专业机构的配合下，按有关技术规范采集足量、足够的标本，分送省级和国家应急处理功能网络实验室检测，查找致病原因。

4. 开展科研与国际交流　开展与突发事件相关的诊断试剂、疫苗、消毒方法、医疗卫生防护用品等方面的研究。开展国际合作，加快病源查寻和病因诊断。

5. 制订技术标准和规范　中国疾病预防控制中心协助卫生行政部门制订全国新发现的突发传染病、不明原因的群体性疾病、重大中毒事件的技术标准和规范。

6. 开展技术培训　中国疾病预防控制中心具体负责全国省级疾病预防控制中心突发公共卫生事件应急处理专业技术人员的应急培训。各省级疾病预防控制中心负责县级以上疾病预防控制机构专业技术人员的培训工作。

第五节　法律责任

一、行政责任

（一）各级政府责任

县级以上地方人民政府及其卫生行政主管部门未依照本条例的规定履行报告职责，对突发事件隐瞒、缓报、谎报或者授意他人隐瞒、缓报、谎报的，对政府主要领导人及其卫生行政主管部门主要负责人，依法给予降级或者撤职的行政处分；造成传染病传播、流行或者对社会公众健康造成其他严重危害后果的，依法给予开除的行政处分；构成犯罪的，依法追究刑事责任。

国务院有关部门、县级以上地方人民政府及其有关部门未依照本条例的规定，完成突发事件应急处理所需要的设施、设备、药品和医疗器械等物资的生产、供应、运输和储备的，对政府主要领导人和政府部门主要负责人依法给予降级或者撤职的行政处分；造成传染病传播、流行或者对社会公众健康造成其他严重危害后果的，依法给予开除的行政处分；构成犯罪的，依法追究刑事责任。

突发事件发生后，县级以上地方人民政府及其有关部门对上级人民政府有关部门的调查不予配合，或者采取其他方式阻碍、干涉调查的，对政府主要领导人和政府部门主要负责人依法给予降级或者撤职的行政处分；构成犯罪的，依法追究刑事责任。

县级以上各级人民政府卫生行政主管部门和其他有关部门在突发事件调查、控制、医疗救治工作中玩忽职守、失职、渎职的，由本级人民政府或者上级人民政府有关部门责令改正、通报批评、给予警告；对主要负责人、负有责任的主管人员和其他责任人员依法给予降级、撤职的行政处分；造成传染病传播、流行或者对社会公众健康造成其他严重危害后果的，依法给予开除的行政处分；构成犯罪的，依法追究刑事责任。

县级以上各级人民政府有关部门拒不履行应急处理职责的，由同级人民政府或者上级人民政府有关部门责令改正、通报批评、给予警告；对主要负责人、负有责任的主管人员和其他责任人员依法给予降级、撤职的行政处分；造成传染病传播、流行或者对社会公众健康造成其他严重危害后果的，依法给予开除的行政处分；构成犯罪的，依法追究刑事责任。

（二）医疗机构责任

医疗卫生机构有下列行为之一的，由卫生行政主管部门责令改正、通报批评、给予警告；情节严重的，吊销《医疗机构执业许可证》；对主要负责人、负有责任的主管人员和其他直接责任人员依法给予降级或者撤职的纪律处分；造成传染病传播、流行或者对社会公众健康造成其他严重危害后果，构成犯罪的，依法追究刑事责任：①未依照本条例的规定履行报告职责，隐瞒、缓报或者谎报的；②未依照本条例的规定及时采取控制措施的；③未依照本条例的规定履行突发事件监测职责的；④拒绝接诊病人的；⑤拒不服从突发事件应急处理指挥部调度的。

（三）有关单位和个人责任

在突发事件应急处理工作中，有关单位和个人未依照本条例的规定履行报告职责，隐瞒、缓报或者谎报，阻碍突发事件应急处理工作人员执行职务，拒绝国务院卫生行政主管部门或者其他有关部门指定的专业技术机构进入突发事件现场，或者不配合调查、采样、

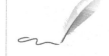

技术分析和检验的，对有关责任人员依法给予行政处分或者纪律处分；触犯《中华人民共和国治安管理处罚法》，构成违反治安管理行为的，由公安机关依法予以处罚；构成犯罪的，依法追究刑事责任。

（四）扰乱社会秩序、市场秩序责任

在突发事件发生期间，散布谣言、哄抬物价、欺骗消费者，扰乱社会秩序、市场秩序的，由公安机关或者工商行政管理部门依法给予行政处罚；构成犯罪的，依法追究刑事责任。

二、刑事责任

根据《最高人民法院、最高人民检察院关于办理妨害预防、控制突发传染病疫情等灾害的刑事案件具体应用法律若干问题的解释》规定。

> **知识拓展**
>
> 司法解释，是最高法院对审判工作中具体应用法律、法令问题的解释，最高检对检察工作中具体应用法律、法令问题的解释。司法解释分为两种，最高人民法院、最高人民检察院司法解释。

1. 故意传播突发传染病病原体，危害公共安全的，依照刑法第一百一十四条、第一百一十五条第一款的规定，按照以危险方法危害公共安全罪定罪处罚。

患有突发传染病或者疑似突发传染病而拒绝接受检疫、强制隔离或者治疗，过失造成传染病传播，情节严重，危害公共安全的，依照刑法第一百一十五条第二款的规定，按照过失以危险方法危害公共安全罪定罪处罚。

2. 在预防、控制突发传染病疫情等灾害期间，生产、销售伪劣的防治、防护产品、物资，或者生产、销售用于防治传染病的假药、劣药，构成犯罪的，分别依照刑法第一百四十条、第一百四十一条、第一百四十二条的规定，以生产、销售伪劣产品罪，生产、销售假药罪或者生产、销售劣药罪定罪，依法从重处罚。

3. 在预防、控制突发传染病疫情等灾害期间，生产用于防治传染病的不符合保障人体健康的国家标准、行业标准的医疗器械、医用卫生材料，或者销售明知是用于防治传染病的不符合保障人体健康的国家标准、行业标准的医疗器械、医用卫生材料，不具有防护、救治功能，足以严重危害人体健康的，依照刑法第一百四十五条的规定，以生产、销售不符合标准的医用器材罪定罪，依法从重处罚。

医疗机构或者个人，知道或者应当知道系前款规定的不符合保障人体健康的国家标准、行业标准的医疗器械、医用卫生材料而购买并有偿使用的，以销售不符合标准的医用器材罪定罪，依法从重处罚。

4. 国有公司、企业、事业单位的工作人员，在预防、控制突发传染病疫情等灾害的工作中，由于严重不负责任或者滥用职权，造成国有公司、企业破产或者严重损失，致使国家利益遭受重大损失的，依照刑法第一百六十八条的规定，以国有公司、企业、事业单位人员失职罪或者国有公司、企业、事业单位人员滥用职权罪定罪处罚。

5. 广告主、广告经营者、广告发布者违反国家规定，假借预防、控制突发传染病疫情等灾害的名义，利用广告对所推销的商品或者服务作虚假宣传，致使多人上当受骗，违法

所得数额较大或者有其他严重情节的，依照刑法第二百二十二条的规定，以虚假广告罪定罪处罚。

6. 违反国家在预防、控制突发传染病疫情等灾害期间有关市场经营、价格管理等规定，哄抬物价、牟取暴利，严重扰乱市场秩序，违法所得数额较大或者有其他严重情节的，依照刑法第二百二十五条第（四）项的规定，以非法经营罪定罪，依法从重处罚。

7. 在预防、控制突发传染病疫情等灾害期间，假借研制、生产或者销售用于预防、控制突发传染病疫情等灾害用品的名义，诈骗公私财物数额较大的，依照刑法有关诈骗罪的规定定罪，依法从重处罚。

8. 以暴力、威胁方法阻碍国家机关工作人员、红十字会工作人员依法履行为防治突发传染病疫情等灾害而采取的防疫、检疫、强制隔离、隔离治疗等预防、控制措施的，依照刑法第二百七十七条第一款、第三款的规定，以妨害公务罪定罪处罚。

9. 在预防、控制突发传染病疫情等灾害期间，聚众"打砸抢"，致人伤残、死亡的，依照刑法第二百八十九条、第二百三十四条、第二百三十二条的规定，以故意伤害罪或者故意杀人罪定罪，依法从重处罚。对毁坏或者抢走公私财物的首要分子，依照刑法第二百八十九条、第二百六十三条的规定，以抢劫罪定罪，依法从重处罚。

10. 编造与突发传染病疫情等灾害有关的恐怖信息，或者明知是编造的此类恐怖信息而故意传播，严重扰乱社会秩序的，依照刑法第二百九十一条之一的规定，以编造、故意传播虚假恐怖信息罪定罪处罚。

利用突发传染病疫情等灾害，制造、传播谣言，煽动分裂国家、破坏国家统一，或者煽动颠覆国家政权、推翻社会主义制度的，依照刑法第一百零三条第二款、第一百零五条第二款的规定，以煽动分裂国家罪或者煽动颠覆国家政权罪定罪处罚。

11. 在预防、控制突发传染病疫情等灾害期间，强拿硬要或者任意损毁、占用公私财物情节严重，或者在公共场所起哄闹事，造成公共场所秩序严重混乱的，依照刑法第二百九十三条的规定，以寻衅滋事罪定罪，依法从重处罚。

12. 未取得医师执业资格非法行医，具有造成突发传染病病人、病原携带者、疑似突发传染病病人贻误诊治或者造成交叉感染等严重情节的，依照刑法第三百三十六条第一款的规定，以非法行医罪定罪，依法从重处罚。

13. 违反传染病防治法等国家有关规定，向土地、水体、大气排放、倾倒或者处置含传染病病原体的废物、有毒物质或者其他危险废物，造成突发传染病传播等重大环境污染事故，致使公私财产遭受重大损失或者人身伤亡的严重后果的，依照刑法第三百三十八条的规定，以重大环境污染事故罪定罪处罚。

14. 贪污、侵占用于预防、控制突发传染病疫情等灾害的款物或者挪用归个人使用，构成犯罪的，分别依照刑法第三百八十二条、第三百八十三条、第二百七十一条、第三百八十四条、第二百七十二条的规定，以贪污罪、侵占罪、挪用公款罪、挪用资金罪定罪，依法从重处罚。

挪用用于预防、控制突发传染病疫情等灾害的救灾、优抚、救济等款物，构成犯罪的，对直接责任人员，依照刑法第二百七十三条的规定，以挪用特定款物罪定罪处罚。

15. 在预防、控制突发传染病疫情等灾害的工作中，负有组织、协调、指挥、灾害调查、控制、医疗救治、信息传递、交通运输、物资保障等职责的国家机关工作人员，滥用

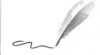

职权或者玩忽职守，致使公共财产、国家和人民利益遭受重大损失的，依照刑法第三百九十七条的规定，以滥用职权罪或者玩忽职守罪定罪处罚。

16. 在预防、控制突发传染病疫情等灾害期间，从事传染病防治的政府卫生行政部门的工作人员，或者在受政府卫生行政部门委托代表政府卫生行政部门行使职权的组织中从事公务的人员，或者虽未列入政府卫生行政部门人员编制但在政府卫生行政部门从事公务的人员，在代表政府卫生行政部门行使职权时，严重不负责任，导致传染病传播或者流行，情节严重的，依照刑法第四百零九条的规定，以传染病防治失职罪定罪处罚。

在国家对突发传染病疫情等灾害采取预防、控制措施后，具有下列情形之一的，属于刑法第四百零九条规定的"情节严重"：①对发生突发传染病疫情等灾害的地区或者突发传染病病人、病原携带者、疑似突发传染病病人，未按照预防、控制突发传染病疫情等灾害工作规范的要求做好防疫、检疫、隔离、防护、救治等工作，或者采取的预防、控制措施不当，造成传染范围扩大或者疫情、灾情加重的；②隐瞒、缓报、谎报或者授意、指使、强令他人隐瞒、缓报、谎报疫情、灾情，造成传染范围扩大或者疫情、灾情加重的；③拒不执行突发传染病疫情等灾害应急处理指挥机构的决定、命令，造成传染范围扩大或者疫情、灾情加重的；④具有其他严重情节的。

17. 人民法院、人民检察院办理有关妨害预防、控制突发传染病疫情等灾害的刑事案件，对于有自首、立功等悔罪表现的，依法从轻、减轻、免除处罚或者依法作出不起诉决定。

本章小结

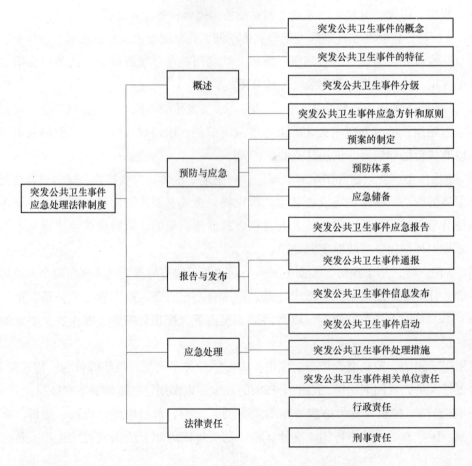

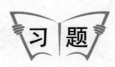

习题

一、选择题

【A1 型题】

1. 下列哪个机构应当建立和完善突发事件监测与预警系统
    A. 国务院　　　　　　　　B. 国务院卫生行政主管部门
    C. 县级以上地方人民政府　　D. 全国突发事件应急指挥部

2. 下列哪个机构对突发事件应急处理工作进行督察和指导，地方各级人民政府及其有关部门应当予以配合
    A. 全国突发事件应急指挥部　　B. 国务院
    C. 国务院卫生行政主管部门　　D. 省级卫生行政部门

3. 《条例》的施行为各级政府及时有效地处理突发公共卫生事件，应建立起何种行政应急法律制度
    A. 信息畅通　　B. 反映快捷　　C. 指挥有力　　D. 责任明确

二、思考题

简述突发公共卫生事件应急方针和原则。

（邹紫霽）

扫码"练一练"

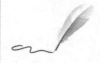

第十六章 母婴保健法律制度

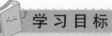
学习目标

1. **掌握** 婚前医学检查意见；违反母婴保健法要承担的法律责任。
2. **熟悉** 婚前医学检查的内容；母婴保健法的适用范围。
3. **了解** 母婴保健法的立法意义；婚前医学检查的意义。

案例导入

被告人王某（从医35年），女，是一名退休医生，受聘于一诊所行医。2005年12月6日上午，王某在该诊所为产妇刘某接生（自然分娩），胎儿出生时没有呼吸，为死产。后产妇刘某称自己胸闷，经被告人王某等人抢救无效，于中午1时30分死亡。

经法医学司法鉴定中心鉴定结论为：胎儿系因脐带绕颈及生产过程在母体宫颈口停留较长时间引起窒息死亡；产妇刘某系肺羊水栓塞引起呼吸、循环功能衰竭而死亡。2006年4月18日，某区人民检察院认为：被告人王某无《医师执业证书》，为孕妇接生而导致母、婴死亡，随后以非法行医罪对被告人王某提起公诉。

请问：

本案为什么不按照医疗责任事故罪进行定罪判刑？

第一节 概 述

母婴保健工作是我国卫生事业的重要组成部分。我国妇女儿童约占全国人口总数的三分之二。由于妇女儿童在生殖、生理、生育、生长过程中，有特殊的要求，所以保障妇女儿童健康显得尤为重要。为了保障母亲和儿童的健康，保持人口与经济、社会、资源、环境的协调发展，提高出生人口素质，1994年10月第八届全国人民代表大会常委会第十次会议根据宪法制定了《中华人民共和国母婴保健法》从1995年6月起实施。2001年国务院颁布实施了《中华人民共和国母婴保健法实施办法》。2017年11月4日第十二届全国人民代表大会常务委员会第三十次会议修改了《中华人民共和国母婴保健法》的部分条款。我国建立起了初步完善的母婴保健法律体系。

知识链接

出生医学证明管理制度

《出生医学证明》是据《中华人民共和国母婴保健法》及公安部相关规定出具的具有法律效力的重要医学文书，《出生医学证明》是宝宝人生的第一证件，是由合法的助产单位按规定进入信息化管理系统，由妇幼保健所统一放号，规定输入内容、对号输入，在规定期限内直接签发，方便群众领取。《出生医学证明》因任何原因丧失原始凭证的情况要求补发的，取得原签发单位有关出生医学记录证明材料后，到县妇幼保健机构补发。

一、母婴保健法的概念

指由各级立法机关制定的调整在保障和促进母亲和婴儿健康，提高出生人口素质活动中所产生的各种社会关系的法律规范的总和。包括《中华人民共和国母婴保健法》《中华人民共和国母婴保健法实施办法》及与其相配套实施的地方性法规等规范性法律文件。

二、母婴保健法的适用范围

《实施办法》第二条规定：在中华人民共和国境内从事母婴保健服务活动的机构和人员应遵守《母婴保健法》和《实施办法》。母婴保健法的适用范围包括从事母婴保健服务活动的机构及其人员、母婴保健服务的对象和当事人。

医疗、保健机构，是指依照《医疗机构管理条例》取得卫生行政部门医疗机构执业许可的各级各类医疗机构。

虽然我国母婴保健法并未明确界定母婴的范畴，只在具体法条中运用"育龄妇女""孕妇""产妇""胎儿""新生儿"等词汇。但母婴保健法的调整对象应包括以下三类：

（1）受母婴保健法保护的育龄妇女、孕产妇和新生儿。

（2）医疗保健机构及其工作人员。

（3）地方各级人民政府和卫生行政部门。

三、母婴保健法的立法意义

1. 妇幼健康法律制度逐步完善　在《中华人民共和国母婴保健法》《中华人民共和国母婴保健法实施办法》相继出台后，各地高度重视妇幼健康法制建设，陆续制定了地方性法规、等相关管理制度，并将妇幼健康工作纳入政府目标管理考核体系，使妇幼健康服务在行政管理、技术服务、监督检查等各个环节实现了有法可依，为妇幼健康事业发展提供了有力的法律保障。

2. 较为完善的妇幼健康服务体系及网络初步形成　《母婴保健法》及其实施办法确立了中国特色的妇幼卫生工作方针，构建了分层负责、各有侧重、面向基层、覆盖城乡的三级妇幼健康服务网络。对妇幼健康事业的投入不断增加，发展改革、财政等部门联合支持，形成了政府主导、部门协作、共促发展的良好工作机制。

3. 妇幼健康服务监督管理逐步加强　各级卫生计生行政部门按照法律法规要求，加强监督管理，依法准入，规范妇幼健康技术服务，严格《出生医学证明》管理；查处非法行医、非医学需要的胎儿性别鉴定和选择性别的终止妊娠手术等违法行为，确保法律法规落实到位。各地还广泛开展普法宣传教育活动，为妇幼健康事业发展创造良好的法治环境。

4. 妇女儿童健康水平显著提高　随着妇幼健康事业的发展，我国妇女儿童健康水平显著提高。全国孕产妇死亡率和婴儿死亡率的数据双双下降；威胁妇女健康的常见病、多发病得到有效防治；出生缺陷发生率持续升高态势得到遏制，出生人口性别比近年来逐步下降。

四、母婴保健工作的管理

国务院卫生行政部门主管全国母婴保健工作，国务院其他有关部门在各自职责范围内，配合卫生行政部门做好母婴保健工作，国务院卫生行政部门的职责有：制定母婴保健法及其配套规章和技术规范；按照分级分类指导的原则，制定全国母婴保健工作发展规划和实施步骤；组织推广母婴保健及其他生殖健康的适宜技术；对母婴保健工作实施监督。

根据《母婴保健法》的规定，各级人民政府领导本地区的母婴保健工作，其职责包括：将母婴保健工作纳入本级国民经济和社会发展计划，为母婴保健事业的发展提供必要的经济、技术和物质条件，并对少数民族地区、贫困地区的母婴保健事业给予特殊支持；县级以上地方人民政府根据本地区的实际情况和需要，可以设立母婴保健事业发展专项资金；县级以上各级人民政府财政、公安、民政、教育、劳动保障、计划生育等部门在各自职责范围内，配合同级卫生行政部门做好母婴保健工作；鼓励、支持母婴保健领域的教育和科学研究，推广先进、实用的母婴保健技术，普及母婴保健科学知识，奖励对在母婴保健工作中做出显著成绩和在母婴保健科学研究中取得显著成果的组织和个人。

第二节　婚前保健和孕产期保健制度

一、婚前保健制度

婚前保健是指医疗保健机构对准备结婚的男女双方，在结婚登记前所进行的婚前医学检查，婚前卫生指导和婚前卫生咨询服务。

（一）婚前保健的内容

医疗保健机构应当为公民提供的婚前保健服务包括以下方面：

1. 婚前卫生指导　是指对准备结婚的男女双方进行的以生殖健康为核心，与结婚和生育有关的保健知识的宣传教育。

2. 婚前卫生咨询　是指医疗保健人员针对有关婚配、生育保健等问题对服务对象提出的具体问题进行解答、提供医学意见，对服务对象可能产生的后果进行知道，提出适当的建议。

3. 婚前医学检查　是指医疗保健机构对准备结婚的男女双方可能患有的影响结婚或生育的疾病进行医学检查，主要包括严重的遗传性疾病、指定传染病和有关精神病的检查。

（二）婚前卫生指导

婚前卫生指导是对准备结婚的男女双方进行的以生殖健康为核心，与结婚和生育有关的保健知识的宣传教育。婚前卫生指导的内容有：

（1）有关性保健和性教育。

（2）新婚避孕知识及计划生育指导。

（3）受孕前准备、环境和疾病对后代影响等孕前保健知识。

（4）遗传病的基本知识。

（5）影响婚育的有关疾病的基本知识。

（6）其他生殖健康知识。

婚检主检医师应针对医学检查结果发现的异常情况以及服务对象提出的具体问题进行解答、交换意见、提供信息，帮助受检对象在知情的基础上做出适宜的决定。

（三）婚前卫生咨询

我国是一个文明古国，也是性禁锢的国度，人们谈性为羞，视性为耻的观念根深蒂固。对性知识、生育知识获得大多是仅凭从日常生活的人群中了解的之言片语，并且还有以讹传讹之误。就是在大力提倡移风易俗、优生优育的当今文明时代，许多医疗机构、保健院相继举办优优育讲座、孕妇学校，参加人员也是寥寥无几。因此，国人中性生理知识缺乏、性卫生知识贫乏、优生优育观念谈漠的人群相当普遍。

婚前卫生咨询应简明扼要地填写咨询内容，咨询内容应为针对检查结果所进行的预防、治疗或其他医学措施建议以及针对受检者所提出的问题的解答。

除了向医务人员了解性卫生、性生理知识外，掌握必要的优生优育知识也很重要。影响优生优育的因素很多，诸如遗传因素、环境因素、女性生育年龄等因素有很大关系。其中夫妻双方的生活习惯、饮食结构等对宝宝的健康也非常重要，如长期嗜酒如命的男子精子质量低下，孕育的后代智力障碍者居多。

（四）婚前医学检查

1. 婚前医学检查的意义　有利于男女双方的健康。通过婚前全面的体检，可以发现一些异常情况和疾病，如传染性肝炎、结核病、性传播性疾病、精神病和其他较严重的疾病。患有这些疾病的男女青年会通过接触及性生活将病传给对方，因此，必须经过治疗，待病情稳定后再结婚。婚前医学检查还可以发现影响性生活的疾病，如包茎、尿道下裂、处女膜闭锁等等，应先矫治后才能结婚，以保证婚后夫妻生活正常。

（1）有利于优生　通过婚前医学检查可以及时发现男女本人或双方家系中患遗传病的情况，并根据患病的真实情况做遗传风险度测算及遗传方式的分析，进行优生指导。在婚前医学检查时一旦发现男女双方有亲缘关系时，要禁止婚配防止影响胎儿质量，以减少或避免不适当的婚配和遗传病儿的出生。

（2）有利于主动有效地掌握好受孕的时机和避孕方法　医生根据双方的健康状况、生理条件和生育计划，为他们选择最佳受孕时机或避孕方法，并指导他们实行有效的措施，掌握科学的技巧。对要求生育者，可帮助其提高计划受孕的成功率。对准备避孕者，可使之减少计划外怀孕和人工流产，为妇女儿童健康提供保证。

（3）有利于胎儿健康成长　婚前医学检查除可以发现一些明显的遗传病外，还可以通过检测血液，了解男女双方的血型能否匹配，以减少子代血液病的发生。

总之，婚前医学检查对男女双方的健康、下一代优生及发育有着重要的作用。是减少遗传性疾病，减少把生理缺陷和不健康因素传给后代的关键，是实现后代优生的重要措施。因此，应把婚前医学检查作为婚配前必不可少的程序，准备结婚的男女双方为了自己及后代的健康、婚后的幸福，应主动接受婚前医学检查。

2. 婚前医学检查的内容　婚前医学检查主要包括询问病史、体格检查和辅助检查。

询问病史是指医生要了解当事人的家族史、个人史和既往史，有无不适合结婚的情况和近亲血缘，以及各种遗传病发生史。

体格检查包括早上空腹到医院抽血做肝功能、血、尿常规化验检查，以及一般的检查项目。

辅助检查包括胸部透视，血、尿常规化验，ABO 血型检测，肝功能三项，梅毒筛查，地中海贫血初筛，艾滋病抗体初筛，阴道分泌物常规检测（滴虫及霉菌检测）。

婚前医学检查不是贞操检查，医生会对当事人的隐私保守秘密。婚前健康检查是给男女双方发放健康"通行证"，是健康婚姻和优生优育的一道保护屏障，也是一次严肃认真的社会保健工作。因此，受检男女一定要诚实、坦率、严肃、认真地对待婚前医学检查。

3. 婚前医学检查意见　经婚前医学检查，医疗保健机构应当向当事人说明情况，提出医学意见，填写《婚前医学检查证明》，并对有关人员进行医学指导，提出预防、治疗、采取相应医学措施的建议。婚前医学检查意见包括以下几种：

（1）禁止结婚　医学检查如发现双方为直系血亲、三代内旁系血亲关系，以及医学上认为不宜结婚的疾病的，应当提出"建议不宜结婚"的医学意见。

（2）暂缓结婚　患指定传染病在传染期内或者有关精神病在发病期内的，男女双方应暂缓结婚。

（3）可以结婚不宜生育　发现医学上认为不宜生育的严重遗传性疾病或其他重要脏器疾病时，应当向男女双方说明情况，提出医学意见。经男女双方同意，采取长效避孕措施或施行结扎手术后不生育的，可以结婚。

（4）可以结婚　无以上三种情形的男女，可以结婚。

4. 婚前医学检查机构　婚前医学检查由县级以上妇幼保健机构或由设区的市级以上卫生行政部门指定的医疗机构承担，对于不宜生育、严重遗传性疾病的诊断应由省级卫生行政部门指定的医疗保健机构负责。医疗保健机构对婚前医学检查不能确诊的，应当转到设区的市级以上人民政府卫生行政部门指定的医疗保健机构进行确诊。接受婚前医学检查人员对检查结果持有异议的，可以申请医学技术鉴定，取得医学鉴定证明。

课堂互动

《婚姻登记条例》取消了强制性婚前医学检查，此后，婚前医学检查率呈走低状态。是否应该婚检引起社会各方热议，展开了有关强制性婚检、自觉性婚检、免费婚检等问题的讨论，后来，部分地方恢复了强制性婚检，目前关于婚检的讨论还在持续中。请分析：婚检的内容有哪些？部分地方恢复强制性婚检是否违法？我们应如何面对婚检问题？

二、孕产期保健制度

孕产期保健是指各级各类医疗保健机构为准备妊娠至产后 42 天的妇女及胎婴儿提供全程系列的医疗保健服务。

（一）孕产期保健内容

从怀孕开始到产后 42 天内为孕产妇及胎儿、婴儿提供的医疗保健服务。医疗保健机构应当为育龄妇女和孕产妇提供孕产期保健服务。

在孕产期保健工作中，医疗保健机构应当为育龄女性提供避孕、节育、生育、不育和生殖健康方面的咨询和医疗保健服务。对如何孕育健康后代以及患严重疾病或者接触致畸物质，妊娠可能危及孕妇生命安全或者可能严重影响孕妇健康和胎儿生长发育的，应当予以医学指导。在孕产妇保健方面，为孕妇提供卫生、营养、心理等方面的医学指导和咨询、为孕产妇提供安全分娩技术服务等。在胎儿保健方面，对胎儿生长发育提供监护，提供咨询和医学指导。新生儿保健方面，开展新生儿先天性、遗传性代谢病筛查、诊断和监测，做好婴儿多发病常见病防治等医疗保健服务。

（二）医学指导与医学意见

1. 医学指导 对患严重疾病或接触致畸物质，妊娠可能危及孕妇生命安全或可能严重影响孕妇健康和胎儿正常发育的，医疗保健机构应当予以医学指导。

2. 医学意见 发现或怀疑育龄夫妻患有严重遗传性疾病的，应当提出医学意见。育龄男女可以根据医学意见选择医学措施。经过产前检查，胎儿可能患有严重疾病或严重缺陷的，或出现可能危及孕妇生命安全的或严重危害孕妇健康的，医疗保健人员应说明情况并作出终止妊娠的医学意见。

严禁利用超声技术和其他技术手段进行非医学需要的胎儿性别鉴定；严禁非医学需要的选择性别的人工终止妊娠。对怀疑胎儿可能为伴性遗传病，需要进行性别鉴定的，应由省级卫生行政部门指定的医疗保健机构按规定进行。

知识拓展

2011年6月，原卫生部印发了《孕产期保健工作管理办法》和《孕产期保健工作规范》。与原有相关规定相比，新发布的《办法》和《规范》有以下明显不同：强调了孕前保健的内容，要求为准备妊娠的夫妇提供规范的孕前健康教育与咨询、健康状况评估、健康指导，减少出生缺陷；明确提出了孕早期、孕中期和孕晚期等不同时期的保健重点；明确了产前筛查和产前诊断的要求，加强妊娠合并症及并发症的管理，增加了血糖筛查等相关内容；对母婴传播相关疾病予以关注，将乙肝表面抗原检测、梅毒血清学检测和艾滋病病毒抗体检测纳入孕期初诊检查的基本辅助检查项目。

第三节 母婴保健机构管理制度

医疗保健机构和母婴保健人员是母婴保健适用范围的主体部分，本法对其任务、职责和应付的法律责任作了具体规定，同时还确立了母婴保健行政管理制度。这些规定进一步明确了各级政府、医疗保健机构的职责，规范了医疗保健工作的要求。

一、医疗保健机构

《母婴保健法》规定的医疗保健机构，指依据《母婴保健法》开展母婴保健业务的各级保健专业机构以及其他开展母婴保健技术服务的机构。

医疗保健机构的职责是采取各种措施为公民提供婚前保健服务，为育龄妇女和孕产妇做好生殖健康和孕产期保健服务，为婴儿提供医疗保健服务，建立医疗保健工作规范，提高母婴保健服务水平。医疗保健机构开展婚前医学检查工作，产前诊断、实行终止手术等母婴保健技术服务，必须符合国务院卫生行政部门规定的技术标准，并取得执业许可。

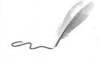

二、母婴保健人员

《母婴保健法》第二十八条规定：各级人民政府应当采取措施，加强母婴保健工作，提高医疗保健服务水平，积极防治由环境因素所致严重危害母亲和婴儿健康的地方性高发性疾病，促进母婴保健事业的发展。

第二十九条规定：县级以上地方人民政府卫生行政部门管理本行政区域内的母婴保健工作。

第三十条规定：省、自治区、直辖市人民政府卫生行政部门指定的医疗保健机构负责本行政区域内的母婴保健监测和技术指导。

第三十一条规定：医疗保健机构按照国务院卫生行政部门的规定，负责其职责范围内的母婴保健工作，建立医疗保健工作规范，提高医学技术水平，采取各种措施方便人民群众，做好母婴保健服务工作。

在医疗保健机构中从事婚前医学检查、遗传病诊断、产前诊断、结扎手术和终止妊娠手术的母婴保健技术服务人员，应当参加卫生行政部门组织的法律知识培训和业务知识培训。符合卫生部规定的技术人员标准，经考核取得《母婴保健技术考核合格证》的，可以从事上述母婴保健技术工作。

各类许可证有效期三年，期满后重新申请。

《母婴保健法》第三十四条规定：从事母婴保健工作的人员应当严格遵守职业道德，为当事人保守秘密。

第四节　母婴保健监督管理制度

母婴保健监督管理有利于医疗保健工作的规范及医学技术水平的提高。母婴保健法对各级人民政府卫生行政部门、母婴保健监督员的职责、法定地位作出了明确的规定。

一、母婴保健监管机构

卫生部主管全国母婴保健工作，对全国母婴保健工作实施管理。

省、自治区、直辖市人民政府卫生行政部门指定的医疗保健机构负责本行政区域内的母婴保健监测和技术指导。医疗保健机构按照国务院卫生行政部门的规定，负责其职责范围内的母婴保健工作，建立医疗保健工作规范，提高医学技术水平，采取各种措施方便人民群众，做好母婴保健服务工作。

《母婴保健法》第三十二条规定：医疗保健机构依照母婴保健法规定开展婚前医学检查、遗传病诊断、产前诊断及施行结扎手术和终止妊娠手术，必须符合国务院卫生行政部门规定的条件和技术标准，并经县级以上地方人民政府卫生行政部门许可。

从事母婴保健法规定的遗传病诊断、产前诊断的人员，必须经过省、自治区、直辖市人民政府卫生行政部门的考核，并取得相应的合格证书。从事母婴保健法规定的婚前医学检查，施行结扎手术和终止妊娠手术的人员以及从事家庭接生的人员必须经过县级以上地方人民政府卫生行政部门的考核，并取得相应的合格证书。从事母婴保健工作的人员应当严格遵守职业道德，为当事人保守秘密。

二、母婴保健监督员

县级以上地方人民政府卫生行政部门应当设立母婴保健监督员，负责本行政区域内的母婴保健监督管理工作。主要由卫生行政部门聘任，也可根据需要在妇婴保健院中选聘。

《母婴保健法实施办法》第三十五条规定：从事遗传病诊断、产前诊断的医疗、保健机构和人员，须经省、自治区、直辖市人民政府卫生行政部门许可。从事婚前医学检查的医疗、保健机构和人员，须经设区的市级人民政府卫生行政部门许可。从事助产技术服务、结扎手术和终止妊娠手术的医疗、保健机构和人员以及从事家庭接生的人员，须经县级人民政府卫生行政部门许可，并取得相应的合格证书。

《母婴保健法实施办法》第三十六条规定：卫生监督人员在执行职务时，应当出示证件。

卫生监督人员可以向医疗、保健机构了解情况，索取必要的资料，对母婴保健工作进行监督、检查，医疗、保健机构不得拒绝和隐瞒。卫生监督人员对医疗、保健机构提供的技术资料负有保密的义务。

第五节　法律责任

母婴保健法律制度将母婴保健的基础性、经常性工作法制化，这对医疗保健机构和母婴保健人员必须依法行医提出较高要求。如果违法，应视情节轻重承担相应的法律责任。具体包括以下三个方面。

一、行政责任

医疗、保健机构或者人员未取得母婴保健技术许可，擅自从事婚前医学检查、遗传病诊断、产前诊断、终止妊娠手术和医学技术鉴定或出具有关医学证明的，由卫生行政部门给予警告、责令停止违法行为，没收违法所得，并处罚款。

从事母婴保健技术服务的人员出具虚假医学证明文件的，依法给予行政处分；有下列情形之一的，由原发证部门撤销相应的母婴保健技术执业资格或者医师执业证书：因延误诊治，造成严重后果的；给当事人身心健康造成严重后果的；造成其他严重后果的。

违反《母婴保健法》规定进行胎儿性别鉴定的，由卫生行政部门给予警告、责令停止违法行为；对医疗保健机构直接负责的主管人员和其他直接责任人员，依法给予行政处分。进行胎儿性别鉴定两次以上的或者以营利为目的进行胎儿性别鉴定的，并由原发证机关撤销相应的母婴保健技术执业资格或者医师执业证书。

二、民事责任

母婴保健工作人员在诊疗护理过程中，因诊疗护理过失造成病员死亡、残废、组织器官损伤导致功能障碍的，应根据《医疗事故处理条例》及《中华人民共和国民法通则》有关规定承担相应的民事责任。

三、刑事责任

包括取得相应合格证书的从事母婴保健工作的工作人员的刑事责任；未取得母婴保健法规定的有

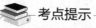 考点提示

违反母婴保健法的法律责任。

关合格证书的人的刑事责任。

本章小结

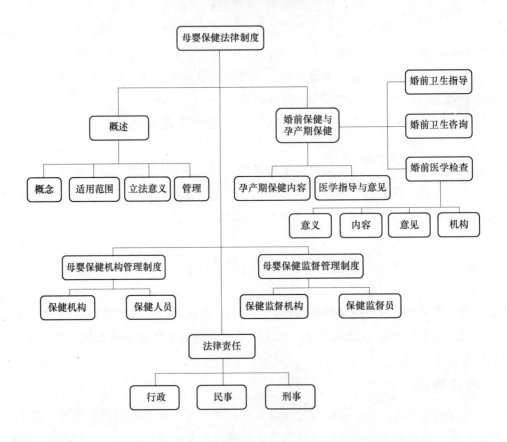

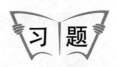

一、选择题

【A1/A2 型题】

1. 根据《母婴保健法》，婚前医学检查的疾病范围是

    A. 遗传性疾病、艾滋病、有关精神病

    B. 严重遗传性疾病、指定传染病、有关精神病

    C. 遗传性疾病、传染病、精神病

    D. 严重遗传性疾病、传染病、精神病

    E. 严重遗传性疾病、传染病、有关性病

2. 以下内容不属于婚前卫生指导的是

    A. 有关性卫生的保健和教育

    B. 遗传病的基本知识和新婚避孕知识及计划生育指导

    C. 心血管疾病预防

    D. 受孕前的准备、环境和疾病对后代影响等孕前保健知识

　　E. 妇科疾病保健

3. 孕产期保健的内容不包括

　　A. 婚前卫生咨询　　　　B. 孕产妇保健　　　　C. 胎儿保健

　　D. 新生儿保健　　　　　E. 妇科疾病保健

二、思考题

1. 简述婚前医学检查的内容。

2. 婚前保健应包括哪些内容?

三、护理职业角色训练

（一）角色训练理念

　　执业护士在孕产期保健工作中，要配合医生为育龄女性提供避孕、节育、生育、不育和生殖健康方面的服务。因此从专业的角度，要对如何孕育健康后代，可能危及孕妇生命安全的知识有准确的掌握。在孕产妇保健方面、在胎儿保健方面、新生儿保健方面也应有一定的认识。

（二）角色训练目标

　　通过组织护生进行一定形式的护理职业角色训练，使护生认识到在护理职业实践中，培养自己良好的职业素养。

（三）角色训练计划

　　通过对某些母婴保健法律制度的学习，旨在要求护生从总体上领会婚前保健和孕产期保健制度。

（四）角色训练小结

　　整个角色演练活动结束，教师就护生在"职业角色训练活动"中的表现进行小结与点评。

扫码"练一练"

（王琮瑶）

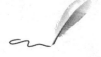

第十七章　医疗事故与医疗损害法律制度

学习目标

1. **掌握**　医疗事故的概念及构成要件；医疗事故的处理方式；医疗事故技术鉴定的程序。
2. **熟悉**　医疗损害的认定；医疗事故的责任。
3. **了解**　医疗事故处理立法现状。

案例导入

一起医闹事件

　　一孕妇在某医院分娩时，并发"急性羊水栓塞"，孕妇和婴儿死亡。事后，死者丈夫杨某带了几十人连续 3 天围堵医院，在医院门前烧纸钱、放鞭炮，要求医院赔款 100 万元，院方没有答应赔款要求，要求走法律途径处理。杨某又联络 100 多人冲击医院。接到报案，该地区公安分局调集大批警力赶往现场，拘捕了 170 多人，其中 4 人被追究刑事责任。

请问：

结合本案分析医闹产生的背景和原因。

　　1987 年 6 月 29 日国务院颁布了我国第一部处理医疗事故的专门法规《医疗事故处理办法》。1997 年 3 月 14 日八届全国人大第 5 次会议修订通过的《中华人民共和国刑法》对发生严重医疗责任事故的医务人员作出了刑事处罚规定。1998 年 6 月 29 日九届全国人大常委会第 3 次会议通过的《执业医师法》对造成医疗责任事故的医师作出了明确的行政处罚规定。

　　2002 年 2 月 20 日国务院通过了新修订的《医疗事故处理条例》（以下称《条例》），该条例于 4 月 4 日正式公布，并于 9 月 1 日生效。2002 年 8 月，原卫生部又分别颁布了《医疗机构病历管理规定》《医疗事故技术鉴定暂行办法》《医疗事故分级标准（试行）》《医疗事故争议中尸检机构及专业技术人员资格认定办法》《中医、中西医结合病历书写基本规范（试行）》《重大医疗过失和医疗事故报告制度的规定》《医疗事故技术鉴定专家库学科专业组名录（试行）》等配套法规。

第一节　概　述

一、医疗事故处理的概念及构成要件

知 识 链 接

最美的是公正，最好的是健康。

——古希腊谚语

（一）概念

医疗事故是指医疗机构及其医务人员在医疗活动中，违反医疗卫生管理法律、行政法规、部门规章和诊疗护理规范、常规，过失造成患者人身损害的事故。

（二）构成要件

1. 医疗事故是在医疗活动过程中发生的　既然是医疗事故，就必然要与医疗活动有关。诊疗护理是医疗活动的主要内容和形式。没有医疗活动内容的事故，不能称为医疗事故。所以，事故是不是在医疗活动中发生的，是区分医疗事故和其他事故的关键。有鉴于此，日常工作中，应严格禁止医务人员在非紧急情况下和不合法的执业场所实施医疗活动，否则将涉嫌非法行医。

2. 医疗事故是违法违规的过失　医疗活动充满了风险，这个风险来自多方面。首先，来自于医学发展本身的阶段性、局限性。目前在医学上仍存在很多"盲区"和"误区"，对许多疾病还处在不断探索过程中。其次，来自于医务人员对疾病的认识。由于医护人员技术水平不一，采取医护措施的办法、时机、尺度等有异，医疗效果也就有可能不同。第三，来自于患者的疾病。疾病本身就是一种风险，诊疗护理实质上是在化解风险。基于上述原因，在化解风险的过程中又产生了新的风险。医疗有风险是一个客观事实，但法律对这种风险性质有一个明确的界限，即合法的风险和非法的风险。所谓合法的风险，是指医疗管理法律、法规、规章和诊疗护理规范、常规允许的风险；非法的风险，则是指医疗管理法律、法规、规章和诊疗护理规范、常规不允许的风险。对合法的风险，医务人员不承担任何责任，实行责任豁免；对非法的风险，医务人员要承担相应的责任。甄别合法风险和非法风险的标准就是在医疗活动中是否存在过失，也就是在诊疗护理中是否违反医疗管理法律、法规、规章和诊疗护理规范常规。法律、法规、规章一般是由不同的立法机构制定的见诸文字的规范性文件，而诊疗护理的规范、常规既包括由卫生行政部门以及全国性行业协（学）会基于维护公民健康权利的原则，在总结以往科学技术成果的基础上，针对本行业的特点，制定的具有技术性、规定性、可操作性，医务人员在执业活动中必须严格遵守，认真执行的各种标准、规程、规范、制度，又包括医疗机构制定的本机构医务人员在进行医疗、护理、检验、医技诊断治疗及医用物品供应等各项工作应遵循的工作方法、步骤。

3. 医疗事故是由医疗机构及其医务人员直接造成的　国家对有权开展医疗活动的医疗机构和有权从事医疗活动的医务人员规定了严格的许可制度。"医疗事故"的主体必须是依法取得执业许可或执业资格的医疗机构及其工作人员。未取得《医疗机构执业许可证》的

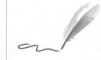

单位和组织，未取得执业医师或护士资格的人，他们只能是非法行医的主体。非法行医造成患者身体健康损害的，不属于医疗事故，而是一般的过失人身伤害。当然，患者由于自己的过错造成的不良后果，也不能认定为医疗事故。

4. 医疗事故给患者造成了人身损害的严重后果　在医疗活动中，由于各种原因难免会出现一些不良后果，有些不良后果在不同程度上给患者的健康带来了影响、痛苦，有的甚至造成了人身损害。所以，为了保护患者利益，《条例》将造成患者死亡、残废、组织器官损伤导致功能障碍以及明显的人身损害的其他后果的，定为医疗事故，并对造成医疗事故的责任人规定了明确的处罚。应该强调的是，这里的严重后果只能是过失违法行为的后果。所谓过失是指行为人行为时的主观心理不是故意伤害患者，即行为人在作出行为时，决不希望或追求损害结果的发生，但由于自己的行为违法，造成了人身损害后果。过失行为和损害后果之间存在的因果关联是判定医疗事故成立的重要因素。在某些时候，虽然医务人员存在过失行为，甚至也的确存在有损害结果，但该损害结果与过失行为之间并不存在因果关联，医疗事故因而也就不能成立。此外，因果关系的判定，还涉及到追究医疗机构及医务人员的法律责任以及确定对患者的具体赔偿数额等重要问题。

5. 医疗过失行为和患者的人身损害后果之间存在直接必然的因果关系　过失行为和损害后果之间存在的因果关联是判定医疗事故成立的重要因素。在某些时候，虽然医务人员存在过失行为，甚至也的确存在损害结果，但该损害结果与过失行为之间并不存在因果关联，医疗事故因而也就不能成立。此外，因果关系的判定，还涉及到追究医疗机构及医务人员的法律责任以及确定对患者的具体赔偿数额等重要问题。

二、不属于医疗事故的情形

根据《条例》，有六种情形不属于医疗事故，包括：①在紧急情况下为抢救垂危患者生命而无法按照常规采取的急救措施造成不良后果的；②在诊疗过程中由于病情异常或者患者体质特殊而发生医疗意外的；③现有医学科学技术无法预料、防范的不良后果的；④无过错输血感染造成不良后果的；⑤因患方原因延误诊疗导致不良后果的；⑥因不可抗力造成不良后果的。

三、医疗事故的分级

根据《条例》，将医疗事故分为四级：

一级医疗事故，是指造成患者死亡、重度残疾的医疗事故。

二级医疗事故，是指造成患者中度残疾、器官组织损伤导致严重功能障碍的医疗事故。

三级医疗事故，是指造成患者轻度残疾、器官组织损伤导致一般功能障碍的医疗事故。

四级医疗事故，是指造成患者明显人身损害的其他后果的医疗事故。

四、医疗事故的预防与处置

（一）医疗事故的预防

医疗机构及其医务人员在医疗活动中，必须严格遵守医疗卫生管理法律、行政法规、部门规章和诊疗护理规范、常规，恪守医疗服务职业道德。医疗机构应当对其医务人员进行医疗卫生管理法律、行政法规、部门规章和诊疗护理规范、常规的业务培训和医疗服务职业道德教育。医疗机构应当设置医疗服务质量监控部门或者配备专（兼）职人员，具体负责监督本医疗机构的医务人员的医疗服务工作，检查医务人员执业情况，接受患者对医疗服务的监督投诉，向其提供咨询服务。医疗机构应当制定防范、处理医疗事故的预案，预防医疗事故的发生，减轻医疗事故的损害。

（二）有关病历资料等的规定

1. 病历资料的书写与保管　医疗机构应当按照国务院卫生行政部门规定的要求，书写并妥善保管病历资料。因抢救急危患者，未能及时书写病历的，有关医务人员应当在抢救结束后 6 小时内据实补记，并加以注明。严禁涂改、伪造、隐匿、销毁或者抢夺病历资料。

2. 病历资料的复制　患者有权复印或者复制其门诊病历、住院志、体温单、医嘱单、化验单（检验报告）、医学影像检查资料、特殊检查同意书、手术同意书、手术及麻醉记录单、病理资料、护理记录以及国务院卫生行政部门规定的其他病历资料。患者按规定复印或者复制病历资料的，医疗机构应当提供复印或者复制服务并在复印或者复制的病历资料上加盖证明印记。复印或者复制病历资料时，应当有患者在场。医疗机构应患者的要求，为其复印或者复制病历资料，可以按照规定收取工本费。

3. 病历资料和现场实物的封存

（1）病历资料的封存　发生医疗事故争议时，死亡病例讨论记录、疑难病例讨论记录、上级医师查房记录、会诊意见、病程记录应当在医患双方在场的情况下封存和启封。封存的病历资料可以是复印件，由医疗机构保管。

（2）现场实物的封存　疑似输液、输血、注射、药物等引起不良后果的，医患双方应当共同对现场实物进行封存和启封，封存的现场实物由医疗机构保管；需要检验的，应当由双方共同指定的、依法具有检验资格的检验机构进行检验；双方无法共同指定时，由卫生行政部门指定。疑似输血引起不良后果，需要对血液进行封存保留的，医疗机构应当通知提供该血液的采供血机构派员到场。

（三）尸检及尸体的处理

1. 尸检　患者死亡，医患双方当事人不能确定死因或者对死因有异议的，应当在患者死亡后 48 小时内进行尸检；具备尸体冻存条件的，可以延长至 7 日。尸检应当经死者近亲属同意并签字。尸检应当由按照国家有关规定取得相应资格的机构和病理解剖专业技术人员进行。承担尸检任务的机构和病理解剖专业技术人员有进行尸检的义务。医疗事故争议双方当事人可以请法医病理学人员参加尸检，也可以委派代表观察尸检过程。拒绝或者拖延尸检，超过规定时间，影响对死因判定的，由拒绝或者拖延的一方承担责任。

2. 尸体的处理　患者在医疗机构内死亡的，尸体应当立即移放太平间。死者尸体存放时间一般不得超过 2 周。逾期不处理的尸体，经医疗机构所在地卫生行政部门批准，并报经同级公安部门备案后，由医疗机构按照规定进行处理。

（四）医疗事故报告制度

1. 内部报告制度　医务人员在医疗活动中发生或者发现医疗事故、可能引起医疗事故的医疗过失行为或者发生医疗事故争议的，应当立即向所在科室负责人报告，科室负责人应当及时向本医疗机构负责医疗服务质量监控的部门或者专（兼）职人员报告；负责医疗服务质量监控的部门或者专（兼）职人员接到报告后，应当立即进行调查、核实，将有关情况如实向本医疗机构的负责人报告，并向患者通报、解释。

2. 向卫生行政部门报告　发生医疗事故的，医疗机构应当按照规定向所在地卫生行政部门报告。发生下列重大医疗过失行为的，医疗机构应当在 12 小时内向所在地卫生行政部

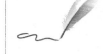

门报告：①导致患者死亡或者可能为二级以上的医疗事故；②导致 3 人以上人身损害后果；③国务院卫生行政部门和省、自治区、直辖市人民政府卫生行政部门规定的其他情形。

3. 防止损害扩大 发生或者发现医疗过失行为，医疗机构及其医务人员应当立即采取有效措施，避免或者减轻对患者身体健康的损害，防止损害扩大。

第二节 医疗事故的技术鉴定

一、医疗事故鉴定概述

（一）鉴定主体及职责分工

根据《条例》规定，医疗事故技术鉴定由医学会组织专家鉴定组进行。我国医学会是指由医学科学工作人员、医疗技术人员等中国公民、医学科研组织、医疗机构等单位自愿组成，为实现会员的共同意愿，按照其章程开展活动的非盈利性医学社会组织，它是独立的社会团体法人，与任何机关和组织都不存在管理上的、经济上的、责任上的必然联系和利害关系，其权威性使在我国现阶段的医疗事故的技术鉴定工作中具备了专业性、中介性、客观性的条件。

（二）专家库的建立

负责组织医疗事故技术鉴定工作的医学会应当建立专家库。专家库由具备下列条件的医疗卫生专业技术人员组成：①有良好的业务素质和执业品德；②受聘于医疗卫生机构或者医学教学、科研机构并担任相应专业高级技术职务 3 年以上，符合第①项规定条件并具备高级技术任职资格的法医可以受聘进入专家库。负责组织医疗事故技术鉴定工作的医学会依照《条例》规定聘请医疗卫生专业技术人员和法医进入专家库，可以不受行政区域的限制。

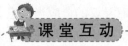

课 堂 互 动

根据现行规定，请分析制度上医疗事故技术鉴定的公正性如何保证？

二、医疗事故技术鉴定组织

（一）鉴定程序的启动

卫生行政部门接到医疗机构关于重大医疗过失行为的报告或者医疗事故争议当事人要求处理医疗事故争议的申请后，对需要进行医疗事故技术鉴定的，交由负责医疗事故技术鉴定工作的医学会组织鉴定；医患双方协商解决医疗事故争议，需要进行医疗事故技术鉴定的，由双方当事人共同委托负责医疗事故技术鉴定工作的医学会组织鉴定。当事人对首次医疗事故技术鉴定结论不服的，可以自收到首次鉴定结论之日起 15 日内向医疗机构所在地卫生行政部门提出再次鉴定的申请。

（二）鉴定程序

1. 提交材料 负责组织医疗事故技术鉴定工作的医学会应当自受理医疗事故技术鉴定之日起 5 日内通知医疗事故争议双方当事人提交进行医疗事故技术鉴定所需的材料。当事人应当自收到医学会的通知之日起 10 日内提交有关医疗事故技术鉴定的材料、书面陈述及答辩。医疗机构提交的有关医疗事故技术鉴定的材料应当包括下列内容：①住院患者的病程记录、死亡病例讨论记录、疑难病例讨论记录、会诊意见、上级医师查房记录等病历资料原件；②住院患者的住院志、体温单、医嘱单、化验单（检验报告）、医学影像检查资料、特殊检查同意书、手术同意书、手术及麻醉记录单、病理资料、护理记录等病历资料原件；③抢救急危患者，在规定时间内补记的病历资料原件；④封存保留的输液、注射用物品和血液、药物等实物，或者依法具有检验资格的检验机构对这些物品、实物作出的检验报告；⑤与医疗事故技术鉴定有关的其他材料。在医疗机构建有病历档案的门诊、急诊患者，其病历资料由医疗机构提供；没有在医疗机构建立病历档案的，由患者提供。医患双方应当依照规定提交相关材料。医疗机构无正当理由未依照规定如实提供相关材料，导致医疗事故技术鉴定不能进行的，应当承担责任。

2. 成立专家鉴定组　医患双方在医学会的主持下，从医学会建立的专家库中随机编号、等量抽取，最后一名专家由医学会抽取（保证单数），组长由组员推举或由最高专业技术职务者担任。医疗事故技术鉴定过程中专家回避的三种情形有：医疗事故争议当事人或者当事人近亲属；与医疗事故争议有利害关系；与医疗事故争议当事人有其他关系，可能影响公正鉴定的。

3. 调查取证、听取陈述及答辩并进行核实

（1）调查取证　负责组织医疗事故技术鉴定工作的医学会应当自接到当事人提交的有关医疗事故技术鉴定的材料、书面陈述及答辩之日起 45 日内组织鉴定并出具医疗事故技术鉴定书。负责组织医疗事故技术鉴定工作的医学会可以向双方当事人调查取证。

（2）听取陈述及答辩并进行核实　专家鉴定组应当认真审查双方当事人提交的材料，听取双方当事人的陈述及答辩并进行核实。双方当事人应当按照规定如实提交进行医疗事故技术鉴定所需要的材料，并积极配合调查。当事人任何一方不予配合，影响医疗事故技术鉴定的，由不予配合的一方承担责任。

4. 医疗事故技术鉴定的内容

（1）医疗行为是否违反了医疗技术标准和规范　医疗技术标准和规范是诊疗护理的准则，遵守医疗技术标准和规范是医疗活动的基本要求，也是保证医疗质量的基本条件。

（2）医疗过失行为与医疗事故争议的事实之间是否存在因果关系　医疗过失行为是指违反医疗技术标准和规范的医疗行为。医疗事故争议是指患者对医疗机构的医疗行为的合法性提出争议，并认为不合法的医疗行为导致了医疗事故。

（3）医疗过失行为在医疗事故中的责任程度　由于患者的病情轻重和个体差异，相同的医疗过失行为在造成的医疗事故中所起的作用并不相同，分为完全责任（指医疗损害后果完全由医疗过错行为造成）、主要责任（指医疗损害后果主要由医疗过错行为造成，其他因素起次要作用）、次要责任（指医疗损害后果主要由其他因素造成，医疗过错行为起次要作用）和轻微责任（指医疗损害后果绝大部分由其他因素造成，医疗过错行为起轻微作用）等四种。

5. 做出鉴定结论　专家鉴定组应当在事实清楚、证据确凿的基础上，综合分析患者的病情和个体差异，做出鉴定结论，并制作医疗事故技术鉴定书，如实记载鉴定过程和鉴定结论。鉴定结论须经专家鉴定组成员的过半数通过，鉴定过程应当如实记载。医疗事故鉴定专家组可以不受理的情况包括下述五种。

（1）当事人一方直接向医学会提出鉴定申请。

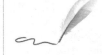

（2）医疗事故争议涉及到多个医疗机构，其中一所医疗机构所在地的医学会已经受理。

（3）医疗事故争议已经由人民法院调解达成协议或判决。

（4）当事人已经向人民法院提起民事诉讼（司法机关委托的除外）。

（5）非法行医造成患者身体健康损害。

（三）鉴定费用

医疗事故技术鉴定，可以收取鉴定费用。经鉴定，属于医疗事故的，鉴定费用由医疗机构支付；不属于医疗事故的，鉴定费用由提出医疗事故处理申请的一方支付。因鉴定程序等不合法导致鉴定结论被认定无效，须重新鉴定，重新鉴定时不得收取鉴定费。鉴定费用标准由省、自治区、直辖市人民政府价格主管部门会同同级财政部门、卫生行政部门规定。

三、医疗事故鉴定的工作原则

（一）依法鉴定

是不是医疗事故，关键是看医疗行为有无违反医疗管理法律、法规、规章和诊疗护理规范、常规。专家鉴定组通过审查、调查，在弄清事实、证据确凿的基础上，综合分析患者的病情和个体差异，经过充分论证，审慎地作出相关医疗行为是否违法的结论，整个过程应依法进行。

（二）独立鉴定

医疗事故技术鉴定本质上说是一种医学辨别与判定，它应当尊重科学、尊重事实。在独立作出鉴定结论的过程中，不应受到医患双方或任何第三方的非法定的影响或干扰，以保证鉴定结论的科学、公正与客观。

（三）实行合议制

医疗事故技术鉴定是由若干专家组成的专家鉴定组来完成的。由于医学科学本身的特殊性、复杂性，加之鉴定专家个人对疾病的认识存在着思维方式的不同，看问题的角度不同，关注的重点不同以及可能存在的一定的认识盲点和误区，难免使鉴定过程中出现认识上的不一致。因此，要求在充分讨论的基础上，通过表决，以超过半数成员的意见作为鉴定结论，但少数人的意见也应该记录在案。

（四）当事人参与

当事人参与技术鉴定是多方面的。如有权抽取鉴定专家，有权要求可以影响鉴定结论的鉴定专家回避，有权向专家鉴定组提供相关材料、陈述意见等。

四、医疗事故鉴定的法律地位

医疗事故技术鉴定结论对于医疗事故的处理具有重要意义。因当事人拒绝配合，无法进行医疗事故技术鉴定的，应当终止本次鉴定，由医学会告知移交鉴定的卫生行政部门或共同委托鉴定的双方当事人，说明不能鉴定的原因，由此造成的法律后果由相关责任方承担。

依法作出医疗事故技术鉴定结论，可以作为卫生行政部门对发生医疗事故的单位和人员进行行政处理的依据；可以作为人民法院审理医疗事故侵权案件的依据；可以作为医疗事故纠纷非讼处理的依据。

五、鉴定报告书及鉴定异议

（一）鉴定报告书

医疗事故技术鉴定专家组应当在医疗事故技术鉴定结论中体现以下方面：

（1）医疗行为是否违反医疗管理法律、法规、规章和诊疗护理规范、常规。

（2）医疗过失行为与医疗事故争议的事实之间是否存在因果关系。

（3）医疗过失行为在医疗事故中的责任程度。

（4）医疗事故的等级。

医疗事故技术鉴定书内容一般包括：双方当事人一般情况、当事人提交的材料和医学会的调查材料、对鉴定过程的说明、双方争议的主要事项、主要分析意见、鉴定结论、对医疗事故当事人的诊疗护理医学建议、鉴定时间等。

医疗事故鉴定结果及相应材料医学会至少存档 20 年。

（二）鉴定异议

1. 首次鉴定和再次鉴定　由区的市级地方医学会和省、自治区、直辖市直接管理的县（市）地方医学会负责组织首次医疗事故技术鉴定工作，对于首次鉴定结论不服，省、自治区、直辖市地方医学会负责组织再次鉴定工作，如果对再次鉴定结论不服从，可以申请中华医学会组织鉴定，但中华医学会仅负责组织在全国有重大影响的、复杂和疑难的医疗事故的鉴定。

需要注意的是，不同层级医学会组织鉴定产生的医疗事故技术鉴定结论并没有效力上的等级差异，当一件案件有多份医疗事故技术鉴定报告的，人民法院有权在审理相关案件时根据情况判断选择采信哪份鉴定报告。

2. 重新鉴定　医学会对经卫生行政部门审核认为参加鉴定的人员资格和专业类别或者鉴定程序不符合规定，需要重新鉴定的，应当重新组织鉴定。如参加鉴定的人员资格和专业类别不符合规定的，应当重新抽取专家，组成专家鉴定组进行重新鉴定。如鉴定的程序不符合规定而参加鉴定的人员资格和专业类别符合规定的，可以由原专家鉴定组进行重新鉴定。

第三节　医疗事故处理的方式

一、医疗事故争议的非诉讼解决

知识链接

　　2007 年 11 月，宁波市人民政府第 16 次常务会议审议通过该《宁波市医疗纠纷预防与处置暂行办法》（市长令 153 号），并于 2008 年 3 月 1 日起实施，从地方行政规章的立法高度建立了医疗纠纷预防与处置制度。该制度在保留原有《医疗事故处理条例》规定的解决途径（即医患协商、卫生行政部门调解和法院诉讼）的基础上，创造性地引入第三方介入处理医疗纠纷，并同时限制了医患协商中医疗机构的处置权力，对于患方索赔在 1 万元以上的，医疗机构无权自行赔偿，此时保险公司应介入处理，由此构建两个具有宁波特色的医疗纠纷处理的制度，一是医疗责任保险制度，一是医疗纠纷人民调解制度。自此，被社会称为医疗纠纷"宁波解法"得以开始实施。

（一）协商解决

发生医疗事故的赔偿等民事责任争议，医患双方可以协商解决。双方当事人协商解决医疗事故的赔偿等民事责任争议的，应当制作协议书。协议书应当载明双方当事人的基本情况和医疗事故的原因、双方当事人共同认定的医疗事故等级以及协商确定的赔偿数额等，

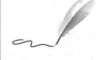

并由双方当事人在协议书上签名。

（二）调解解决

1. 行政调解 发生医疗事故的赔偿等民事责任争议，医患双方不愿意协商或者协商不成时，可以向卫生行政部门提出调解申请。已确定为医疗事故的，卫生行政部门应医疗事故争议双方当事人请求，可以进行医疗事故赔偿调解。调解时，应当遵循当事人双方自愿原则，并应当依据本《条例》的规定计算赔偿数额。经调解，双方当事人就赔偿数额达成协议的，制作调解书，双方当事人应当履行；调解不成或者经调解达成协议后一方反悔的，卫生行政部门不再调解。

2. 人民调解

（1）概念 医疗纠纷人民调解是指在医疗纠纷人民调解委员会的主持下，依据法律法规、规章、政策以及社会公德、公序良俗等，对涉及民事权利义务的医疗纠纷纠纷，在查明事实、分清是非的基础上，通过说服教育和规劝疏导的方法、促使当事人在自愿平等和互相谅解的前提下，达成调解协议，解决医疗纠纷的活动，其所针对的纠纷是发生在医疗机构和患者之间涉及民事权利与义务的各类纠纷。

考虑到司法体制尚不完善，医患纠纷案件审理耗时长，成本高，而医疗机构与卫生行政部门的隶属关系致使行政调解缺乏信任的基础，由此客观、公正、中立的第三方介入更显其现实价值。2010 年 2 月原国家卫生部等五部委联合发布的《关于公立医院改革试点的指导意见》提出建立医患纠纷的人民调解机制。各地先后成立医疗纠纷人民调解委员会作为完全独立的第三方参与医疗损害赔偿争议的解决。医疗纠纷人民调解作为诉讼外的纠纷解决机制，效率高、程序简便、公信度高，可以让相当数量的医疗纠纷不用进入人民法院的诉讼程序就可以得到及时有效解决，以妥协而不是对抗的方式解决纠纷，允许医患当事人根据自主和自律原则选择适用的规范如地方惯例、行业习惯和标准等解决纠纷，有利于维护需要长久维系的医患关系和社会的稳定，提升了医疗纠纷的化解率，减轻政府机关以及人民法院的行政成本，节约了政府资源、减少了诉累，减轻了社会民众的负担，成为缓解各级政府维护社会秩序职责压力的有力措施。

（2）特征 人民调解是解决医疗纠纷的重要方法之一，对于我国依法维护医患合法权益，构建和谐医疗环境具有重要的实践价值。其主要的特征包括了以下几点。

①人民性：医疗纠纷人民调解员是较强专业知识和较高调解技能、热心调解事业的离退休医学专家、法官、检察官、警官，以及律师、公证员、法律工作者组成，是经过人民群众选举或接受聘任的；调解的对象是医疗纠纷；调解的依据是国家的政策法规和社会公德；调解的目的是平息医患之间的纷争，维护医患双方合法权益，维护社会稳定，保障正常医疗秩序。

②自治性：医疗纠纷人民调解必须坚持自愿、平等、合法的原则，调解必须建立在双方当事人自愿的基础上，表现出明显的当事人主义。医疗纠纷人民调解委员会无权强迫任何一方当事人接受调解或者履行义务，更无权对当事人的人身或者财产采取强制性措施，当然也不能违反国家的法律法规、规章制度以及方针政策，也不能和社会道德风俗相违背。对于医疗纠纷人民调解的协议，当事人应当履行，但是如果任何一方当事人反悔，双方当事人都可以向人民法院提起司法诉讼加以解决，即医疗纠纷人民调解协议没有强制执行的法律效力，这体现了医疗纠纷人民调解的自治性；此外，医疗纠纷人民调解员在调解医疗

纠纷时可以运用疏导规劝、说服教育、协商和解的方法，这也是自治性的体现。

③准司法性：医疗纠纷人民调解必须在医疗纠纷人民调解委员会主持下进行，和群众自发组织的协调和解行为是不同的，更具有组织性；作为诉讼外的医疗纠纷解决机制，人民调解员必须有相应的工作方式、工作程序以及工作纪律，这些均是由国家法律法规进行规范的；医疗纠纷人民调解组织一方面分担了国家权力组织的一部分工作，同时也承担了国家权力组织的权威，使得人民调解工作具有较高的社会公信力；医疗纠纷人民调解还要接受司法行政部门和人民法院的监督和指导。

知识链接

1997 年，由美国仲裁协会、美国医师协会和美国律师协会三大组织联合发起和资助成立了医疗纠纷解决委员会（Commission on Health Care Dispute Resolution，CHCDR），专题研究并形成了医疗纠纷解决规范化程序议定书，推荐了一系列解决医疗纠纷的替代性解决方式，主要有监察人制度、调查、会商、调解、仲裁和综合性 ADR 方法。医疗纠纷的仲裁是纠纷被提交给一个或多个中立的仲裁员，由仲裁员根据预先制定的程序做出具有约束力的最终裁决。仲裁过程中涉及的法律依据和仲裁程序与法院审判基本相同，但仲裁先例不作为仲裁依据。仲裁结果具有法律效力。

④独立性：医疗纠纷人民调解和行政调解在主持部门上有明显区别，前者由于是一种群众性自治行为，具有民间调解的性质，调解组织从归属上并不隶属卫生行政部门，脱离了医疗卫生系统，也不代表当事人任何一方，在医疗纠纷调解过程中具有完全独立第三方的性质，调解工作的独立性在工作方式、工作纪律和工作程序等方面予以保证，例如调解过程中的回避制度。调解工作为独立性开展，所作出的调解协议为第三方所作出，调解结论具有独立性，医疗纠纷行政调解是在医疗卫生系统内开展的调解工作，是在卫生行政部门的监督和指导进行，并且从本质上代表了医疗机构的利益，调解工作不具有第三方性质。因此，只有医疗纠纷人民调解具有独立性。

⑤便利性：医疗纠纷人民调解方式便利，速度较快，效果较好。在城市，由于组成调解委员会的多半是一些管理工作者或者专业技术人员，其素质普遍较高，如退休法官、退休检察官等，其法律意识、个人素质、工作经验较好，并且有较高的社会信任度。所以对于调处一些争议不大、事故责任明确、标的较小、伤害轻微的医患纠纷，能及时解决问题，如果调解得当，可以减轻医院压力，减少患者及家属的痛苦和来回奔波。同时，医疗纠纷人民调解委员会是社会公益性组织，社会及经济成本较低，其调解不以赢利为目的，调解医疗纠纷不收取费用，调解工作经费由政府保障，有利于减轻医患双方的经济负担。

3. 仲裁　《条例》对于医疗纠纷的处理并没有仲裁途径的规定。但是根据 1994 年 8 月 31 日第八届全国人民代表大会常务委员会第九次会议通过的《中华人民共和国仲裁法》的规定，平等主体的公民、法人和其他组织之间发生的合同纠纷和其他财产权益纠纷可以仲裁。其中第三条列举了不能仲裁的情形，包括婚姻、收养、监护、扶养、继承纠纷和依法应当由行政机关处理的行政争议，尽管并没有明确禁止医疗纠纷仲裁的规定，但是由仲裁来处理医疗纠纷仍需要法律进一步明确。

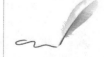

2006年12月8日，天津市仲裁委员会医疗纠纷调解中心正式挂牌成立，天津市仲裁委员会医疗纠纷调解中心制定了《天津市仲裁委员会医疗纠纷调解规则》，根据该规则，中心只受理事实清楚、责任明确、当事人仅对赔偿方案有争议的医疗纠纷。医疗纠纷仲裁调解坚持当事人自愿原则，医疗纠纷的双方当事人如果达成协议将纠纷提交调解中心调解，即可以向调解中心提出申请，并提交协议、调解申请书、申请人主体资格的证明。调解中心收到当事人提交的调解申请书等相关资料后2日内，将受理符合条件的申请，并通知当事人。当事人在收到调解受理通知书5日内，在调解员名册中共同选定调解员成立调解庭，调解庭将在10天内开庭，开庭3天前将通知当事人开庭日期和地点。医疗纠纷的调解期限为20天，自调解庭第一次开庭之日起计算，但双方当事人同意延长的可以适当地延长。

二、医疗事故争议的诉讼解决

发生医疗事故的赔偿等民事责任争议，医患双方不愿意协商、调解或者协商、调解不成的，可以直接向人民法院提起民事诉讼。但当事人申请卫生行政部门或者医疗纠纷人民调解委员会等组织进行调解的，对调解结果不服，不能向人民法院提起行政诉讼，而只能按照民事诉讼法规定，向人民法院提起民事诉讼。医疗事故争议的诉讼解决是用司法程序解决医疗事故争议是最具强制力的一种解决途径，也是解决医疗事故争议的最终途径。

第四节　医疗事故的责任

一、医疗事故的行政责任

卫生行政部门接到医疗机构关于重大医疗过失行为的报告后未及时组织调查的；接到医疗事故争议的处理申请后，未在规定时间内审查或移送上一级政府卫生行政部门处理的；未将应当进行医疗事故技术鉴定的重大医疗过失行为或者医疗事故争议移交医学会组织鉴定的；未依法逐级将当地发生的医疗事故以及依法对发生医疗事故的医疗机构和医务人员的行政处理情况上报的以及未依法审核医疗事故技术鉴定书，由上级卫生行政部门给予警告并责令限期改正，情节严重的，对负有责任的主管人员和其他直接责任人员依法给予行政处分。

医疗机构发生医疗事故的，由卫生行政部门根据医疗事故的等级和情节，给予警告。情节严重的，责令限期停业整顿直至由原发证部门吊销执业许可证。对负有责任的医务人员依法给予行政处分或纪律处分，对发生医疗事故的有关医务人员，卫生行政部门还可以责令暂停6个月以上1年以下执业活动，情节严重的，应吊销其执业证书。

如果医疗机构未如实告知患者病情、医疗措施和医疗风险的；没有正当理由，拒绝为患者提供复印或者复制病历资料的；未按国务院卫生行政部门规定的要求书写和妥善保管病历资料的；未在规定时间内补记抢救工作病历内容的，未依法封存、保管和启封病历资料和实物的；未设置医疗服务质量监控部门或配备专（兼）职人员的；未制定有关医疗事故防范和处理预案的；未在规定时间内向卫生行政部门报告重大过失医疗行为的；未依法向卫生行政部门报告医疗事故以及未按规定进行尸检和保存、处理尸体的，卫生行政部门将责令其改正，情节严重的，对负有责任的主管人员和其他直接责任人员依法给予行政处分或纪律处分。

医疗机构或者其他有关机构，如应由其承担尸检任务又无正当理由而拒绝进行尸检的以及涂改、伪造、隐匿、销毁病历资料的，由卫生行政部门责令改正，给予警告，对负有责任的主管人员和其他直接责任人员依法给予行政处分或纪律处分，情节严重的，由原发证部门吊销其执业许可证或资格证书。

二、医疗事故的刑事责任

卫生行政部门的工作人员在处理医疗事故的过程中违反法律的规定，利用职务上便利收受他人财物或者其他利益，滥用职权，玩忽职守，或发现违法行为不予查处，造成严重严重后果的，依照《刑法》关于受贿罪、滥用职权罪、玩忽职守罪或者其他有关罪的规定，依法追究刑事责任。

医疗机构发生情节严重的医疗事故的，对负有责任的医务人员依照《刑法》第 335 条关于医疗事故罪的规定，依法追究刑事责任。参加医疗事故鉴定的人员违反纪律的规定，接受申请鉴定双方或一方当事人的财物或者其他利益，出具虚假医疗事故技术鉴定书，造成严重后果的，依照《刑法》关于受贿罪的规定，依法追究刑事责任。以医疗事故为由，寻衅滋事，抢夺病历资料，扰乱医疗机构正常医疗秩序和医疗事故技术鉴定工作，依照《刑法》关于扰乱社会秩序罪的规定，依法追究刑事责任。非法行医，造成患者人身损害，不属于医疗事故，构成犯罪的，依法追究刑事责任。

三、医疗事故的民事责任

医疗事故的损害后果，是对自然人生命健康权的侵害，生命健康权是公民的一项基本权利，也是享有其他一切权利的基础，对公民生命健康权的损害赔偿是针对损伤公民健康权所造成的财产损失的赔偿，其实质是一种财产责任。

根据《条例》，确定医疗事故赔偿具体数额有三个基本原则。

（一）医疗事故赔偿数额应当与具体案件的医疗事故等级相适应

医疗事故的等级体现了患者人身遭受损害的实际程度，是对受害人身致伤、致残及其轻重程度的客观评价。医疗事故具体赔偿数额与医疗事故等级相适应，体现了我国民法在民事赔偿上的实际赔偿原则，体现了赔偿的公平性和合理性。

（二）医疗事故赔偿数额应当与医疗行为在医疗事故损害后果中的责任程度相适应

医疗事故与医疗过失责任程度相适应的原则，是说在医疗方所承担的赔偿份额，应当与其过错行为对损害后果的作用相一致。首先必须确定医疗行为本身是否有过错，有过错也不意味着承担全部责任，还要看过错行为对损害方损害结果所占的责任程度的大小，有多大责任就承担多大的赔偿责任。责任程度原则，使医疗事故直接损害的基本原则更加科学化、规范化。这样规定即符合法律的基本原则，也符合医学的基本原则，有利于医患双方的合法权益。一方面避免在确定为医疗事故后就判定医疗主体承担全部损失的责任，使医疗主体承受起超过其实际致害行为责任程度的赔偿义务，合法权益受到损害，另一方面也避免对医疗过失责任程度较小的损害后果，在鉴定中不能确定为医疗事故，使患方应当得到的补偿，不能得到。因此，责任程度原则是一个较合理的赔偿适用规则。

（三）应客观考虑医疗事故损害后果与患者原有疾病状况之间的关系

这一原则要求确定医疗事故赔偿时，应当实事求是，客观地分析患者原有疾病状况对

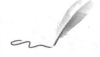

医疗事故损害后果的影响因素以及其与损害结果之间关系，免除医疗主体不应承担的赔偿成分，体现了法律的公平性，以及责任方应承担责任份额时以事实为根据以法律为准绳的法治原则。

第五节　医疗损害法律制度

一、医疗损害的概念

民法中的损害一词，是指一种事实状态，因一定的行为或事件使某种合法权益遭受某种不利的影响。损害具体表现为各种形式的财产损失、人身伤亡、精神痛苦等。广义而言，医疗损害一般是指医疗机构及其医务人员的故意或过失（即医疗过错）的医疗行为介入（非因疾病本身）而导致的伤害，或者是指医疗行为产生的负面结果，包括身体上或精神上的损害结果。仅从民法角度，医疗损害是指医疗机构及其医务人员在诊疗活动中因过失致患者遭受的损害，或因使用有缺陷的医疗产品和不合格血液引起的患者损害。

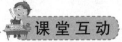
课堂互动

请从法律角度分析医疗损害和医疗事故的区别，谈谈可能会对医疗纠纷事件处理造成的不同法律后果。

二、医疗损害立法

我国对医疗损害的专门立法始于 1987 年国务院颁布的《医疗事故处理办法》。该办法共有六章二十九条，对医疗事故的分类和等级、医疗事故的处理程序、医疗事故的鉴定、医疗事故的处理等作出规定。2002 年 4 月 1 日起，《最高人民法院关于民事诉讼证据的若干规定》明确规定了医疗行为侵权纠纷赔偿适用举证倒置原则，该项规定称："因医疗行为引起的侵权诉讼，由实施危险行为的人就其行为与损害结果之间不存在因果关系承担举证责任。"此后，为适应新形势的需要，2002 年 9 月国务院对《医疗事故处理办法》进行了大幅度修订出台了《医疗事故处理条例》。同年，原卫生部颁布《医疗事故技术鉴定暂行办法》。该办法主要是为规范医疗事故技术鉴定工作，确保医疗事故技术鉴定工作有序进行，专家库的建立、鉴定的提起、鉴定的受理以及专家鉴定组的组成等做了详细规定。2003 年，为解决法院审理医疗纠纷民事案件中的法律适用问题，最高人民法院发布《关于参照〈医疗事故处理条例〉审理医疗纠纷民事案件的通知》，其规定医疗事故处理条例施行后发生的医疗事故引起的医疗赔偿纠纷，诉到法院的，参照条例的有关规定办理；因医疗事故以外的原因引起的其他医疗赔偿纠纷，适用民法通则的规定。同年，最高人民法院发布《关于审理人身损害赔偿案件适用法律若干问题的解释》，其与《医疗事故处理条例》在赔偿项目和计算标准上有较大差别。2009 年 12 月 26 日，第十一届全国人大常委会第十二次会议通过《中华人民共和国侵权责任法》（以下称《侵权责任法》），其中第七章"医疗损害责任"，共 11 条。根据《中华人民共和国立法法》的规定，《条例》的规定与《侵权责任法》不一致时，应适用《侵权责任法》的相关规定。

三、医疗损害过错责任的认定

（一）医疗机构应承担赔偿责任的情形

根据《侵权责任法》规定，有下列情形的，医疗机构应承担赔偿责任。

1. 实施手术、特殊检查、特殊治疗的，医务人员应当及时向患者说明医疗风险、替代医疗方案等情况，并取得其书面同意；不宜向患者说明的，应当向患者的近亲属说明，并取得其书面同意。如未尽上述义务，造成患者损害的，医疗机构应承担赔偿责任。

2. 医务人员在诊疗活动中未尽到与当时的医疗水平相应的诊疗义务，造成患者损害的，医疗机构应承担赔偿责任。

3. 医疗机构或医务人员违反法律、行政法规、规章以及其他有关诊疗规范的规定，或隐匿或者拒绝提供与纠纷有关的病历资料，或伪造、篡改或者销毁病历资料，患者有损害，推定医疗机构有过错，医疗机构应承担赔偿责任。

4. 因药品、消毒药剂、医疗器械的缺陷，或者输入不合格的血液造成患者损害的，患者可以向生产者或者血液提供机构请求赔偿，也可以向医疗机构请求赔偿。患者向医疗机构请求赔偿的，医疗机构赔偿后，有权向负有责任的生产者或者血液提供机构追偿。

5. 医疗机构及其医务人员泄露患者隐私或者未经患者同意公开其病历资料，造成患者损害的，应当承担侵权责任。

（二）医疗机构不承担赔偿责任的情形

根据《侵权责任法》规定，患者有损害，因下列情形之一的，医疗机构不承担赔偿责任。

1. 患者或者其近亲属不配合医疗机构进行符合诊疗规范的诊疗（如医疗机构及其医务人员也有过错的，应当承担相应的赔偿责任）。

2. 医务人员在抢救生命垂危的患者等紧急情况下已经尽到合理诊疗义务。

3. 限于当时的医疗水平难以诊疗。

（三）医疗损害侵权的防范措施

1. 因抢救生命垂危的患者等紧急情况，不能取得患者或者其近亲属意见的，经医疗机构负责人或者授权的负责人批准，可以立即实施相应的医疗措施。

2. 医疗机构及其医务人员应当对患者的隐私保密。

3. 医疗机构及其医务人员应当按照规定填写并妥善保管住院志、医嘱单、检验报告、手术及麻醉记录、病理资料、护理记录、医疗费用等病历资料。患者要求查阅、复制前款规定的病历资料的，医疗机构应当提供。

4. 医疗机构及其医务人员不得违反诊疗规范实施不必要的检查。

5. 医疗机构及其医务人员在执业过程过程中要严格依照卫生管理的法律法规、部门规章以及诊疗护理常规，做好医患沟通。

四、医疗损害赔偿的范围

《条例》规定，医疗事故赔偿项目包括医疗费、误工费、住院伙食补助费、陪护费、残疾生活补助费、残疾用具费、丧葬费、被扶养人生活费、交通费、住宿费、精神损害抚慰金。参加医疗事故处理的患者近亲属所需交通费、误工费、住宿费，参照有关规定

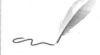

计算，计算费用的人数不超过 2 人。医疗事故造成患者死亡的，参加丧葬活动的患者的配偶和直系亲属所需交通费、误工费、住宿费，参照有关规定计算，计算费用的人数不超过 2 人。

《侵权责任法》规定，侵害他人造成人身损害的，应当赔偿医疗费、护理费、交通费等为治疗和康复支出的合理费用，以及因误工减少的收入。造成残疾的，还应当赔偿残疾生活辅助具费和残疾赔偿金。造成死亡的，还应当赔偿丧葬费和死亡赔偿金。侵害他人人身权益，造成他人严重精神损害的，被侵权人可以请求精神损害赔偿。

我国对医疗事故受害者实行一次性结算经济赔偿原则。经确定为医疗事故的，由医疗机构按照医疗事故等级、造成医疗事故的情节和患者的情况等，给予受害者一次性经济赔偿。由于部分医疗事故的受害者存在后续治疗及其费用问题，法院不能解决尚未发生的损失作出赔偿判决，因此，在处理这部分患者的相关费用时，应综合、客观的予以考虑。

本章小结

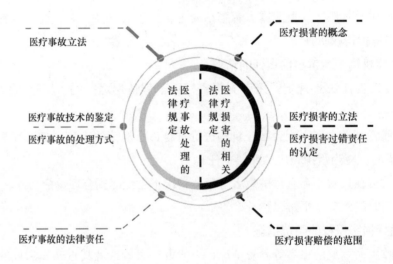

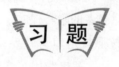

一、选择题

【A1/A2 型题】

1. 我国《医疗事故处理条例》属于
   A. 卫生行政规章　　　　　　B. 卫生标准　　　　　　C. 卫生法律
   D. 卫生行政法规　　　　　　E. 卫生自治条例

2. 某医院医生为一位 16 岁的少女开抗癫痫药品时，错把一周注射一次写成一日注射一次，结果因剂量过大，导致患者不幸于 10 天死亡。对于该少女的病历资料，下列各项除哪项外被严禁

A. 隐匿　　　　B. 涂改　　　　C. 伪造　　　　D. 出错　　　　E. 抢夺

3. 医疗机构应患者要求为患者复印或者复制病历资料时，应当有下列谁在场

A. 护士　　　　　　　　B. 患者　　　　　　　　C. 医生

D. 医院领导　　　　　　E. 无利害关系的第三人

4. 下列说法不正确的是

A. 因抢救生命垂危的患者等紧急情况，不能取得患者或者其近亲属意见的，经医疗机构负责人或者授权的负责人批准，可以立即实施相应的医疗措施

B. 医疗机构及其医务人员应当对患者的隐私保密

C. 医疗机构及其医务人员应当按照规定填写并妥善保管住院志、医嘱单、检验报告、手术及麻醉记录、病理资料、护理记录、医疗费用等病历资料。患者要求查阅、复制前款规定的病历资料的，医疗机构应当提供

D. 医疗机构及其医务人员不得违反诊疗规范实施不必要的检查

E. 实施手术、特殊检查、特殊治疗的，医务人员只需要向患者家属说明医疗风险、替代医疗方案等情况，并取得其书面同意

二、思考题

1. 简述医疗事故的概念和构成要件。

2. 简述医疗事故技术鉴定的工作原则。

3. 简述医疗事故处理的途径。

4. 简述医疗机构可以不承担赔偿责任的情形。

三、护理职业角色训练

（一）角色训练理念

通过对医疗损害法律制度相关法律规定学习，了解在发生医疗纠纷后，能根据法律法规清楚分析是否构成医疗事故，在发生纠纷后能依法采取相应的处理措施，积极配合医疗机构、卫生行政部门、调解组织以及人民法院等进行案件的调查处理，依法维护自己的合法权益，并能对事件进行总结，掌握预防医疗纠纷的相关措施。

（二）角色训练目标

通过组织护生进行一定形式的护理职业角色训练，使护生认识到在护理职业实践中，培养自己依法处理护患纠纷的能力，提高护患纠纷发生能采取正确合法的措施应对处理的能力，能明白医疗事故的法律界定、医疗事故技术鉴定的组织、医疗事故处理途径以及法律责任等，提高自己在实践中防范医疗损害事件发生的意识。

（三）角色训练计划

医疗事故和医疗损害法律制度部分的学习，旨在要求护生从总体上领会医疗事故处理法律制度的相关规定；掌握医疗事故的概念及构成要件；医疗事故的处理方式；医疗事故技术鉴定程序，熟悉医疗损害责任的认定；医疗事故的翻绿责任，了解医疗事故处理立法现状。职业角色训练方案围绕上述知识点进行编制。

1. 角色训练形式　计划组织一个"依法处置护患纠纷"为主题的情景剧展示。

2. 角色训练要求　时间：用本次课程教学时间中一堂课的时间进行情景剧。要求学生以 5～8 人一组，课前通过参考书、网络平台收集相关护患纠纷案例，编写剧本，

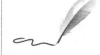

进行角色扮演，事件过程能结合法律规定进行分析。课堂上由学生上台演示，教师进行点评。

3. 成绩评定　情景剧展示情况计入平时成绩。课堂上讲台的学生每人记入实践成绩 1 分。成绩评定的评委由任课老师、班长、团支书、学习委员和各小组长组成。

（四）角色训练小结

整个角色演练活动结束，教师就"职业角色训练活动"进行小结与点评。

（朱晓卓）

扫码"练一练"

附 录

附录一 护士条例（2008年）

第一章 总 则

第一条 为了维护护士的合法权益，规范护理行为，促进护理事业发展，保障医疗安全和人体健康，制定本条例。

第二条 本条例所称护士，是指经执业注册取得护士执业证书，依照本条例规定从事护理活动，履行保护生命、减轻痛苦、增进健康职责的卫生技术人员。

第三条 护士人格尊严、人身安全不受侵犯。护士依法履行职责，受法律保护。全社会应当尊重护士。

第四条 国务院有关部门、县级以上地方人民政府及其有关部门以及乡（镇）人民政府应当采取措施，改善护士的工作条件，保障护士待遇，加强护士队伍建设，促进护理事业健康发展。

国务院有关部门和县级以上地方人民政府应当采取措施，鼓励护士到农村、基层医疗卫生机构工作。

第五条 国务院卫生主管部门负责全国的护士监督管理工作。

县级以上地方人民政府卫生主管部门负责本行政区域的护士监督管理工作。

第六条 国务院有关部门对在护理工作中做出杰出贡献的护士，应当授予全国卫生系统先进工作者荣誉称号或者颁发白求恩奖章，受到表彰、奖励的护士享受省部级劳动模范、先进工作者待遇；对长期从事护理工作的护士应当颁发荣誉证书。具体办法由国务院有关部门制定。

县级以上地方人民政府及其有关部门对本行政区域内做出突出贡献的护士，按照省、自治区、直辖市人民政府的有关规定给予表彰、奖励。

第二章 执业注册

第七条 护士执业，应当经执业注册取得护士执业证书。

申请护士执业注册，应当具备下列条件：

（一）具有完全民事行为能力；

（二）在中等职业学校、高等学校完成国务院教育主管部门和国务院卫生主管部门规定的普通全日制3年以上的护理、助产专业课程学习，包括在教学、综合医院完成8个月以上护理临床实习，并取得相应学历证书；

（三）通过国务院卫生主管部门组织的护士执业资格考试；

（四）符合国务院卫生主管部门规定的健康标准。

护士执业注册申请，应当自通过护士执业资格考试之日起3年内提出；逾期提出申请的，除应当具备前款第（一）项、第（二）项和第（四）项规定条件外，还应当在符合国

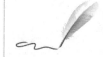

务院卫生主管部门规定条件的医疗卫生机构接受 3 个月临床护理培训并考核合格。

护士执业资格考试办法由国务院卫生主管部门会同国务院人事部门制定。

第八条 申请护士执业注册的，应当向拟执业地省、自治区、直辖市人民政府卫生主管部门提出申请。收到申请的卫生主管部门应当自收到申请之日起 20 个工作日内做出决定，对具备本条例规定条件的，准予注册，并发给护士执业证书；对不具备本条例规定条件的，不予注册，并书面说明理由。

护士执业注册有效期为 5 年。

第九条 护士在其执业注册有效期内变更执业地点的，应当向拟执业地省、自治区、直辖市人民政府卫生主管部门报告。收到报告的卫生主管部门应当自收到报告之日起 7 个工作日内为其办理变更手续。护士跨省、自治区、直辖市变更执业地点的，收到报告的卫生主管部门还应当向其原执业地省、自治区、直辖市人民政府卫生主管部门通报。

第十条 护士执业注册有效期届满需要继续执业的，应当在护士执业注册有效期届满前 30 日向执业地省、自治区、直辖市人民政府卫生主管部门申请延续注册。收到申请的卫生主管部门对具备本条例规定条件的，准予延续，延续执业注册有效期为 5 年；对不具备本条例规定条件的，不予延续，并书面说明理由。

护士有行政许可法规定的应当予以注销执业注册情形的，原注册部门应当依照行政许可法的规定注销其执业注册。

第十一条 县级以上地方人民政府卫生主管部门应当建立本行政区域的护士执业良好记录和不良记录，并将该记录记入护士执业信息系统。

护士执业良好记录包括护士受到的表彰、奖励以及完成政府指令性任务的情况等内容。护士执业不良记录包括护士因违反本条例以及其他卫生管理法律、法规、规章或者诊疗技术规范的规定受到行政处罚、处分的情况等内容。

第三章 权利和义务

第十二条 护士执业，有按照国家有关规定获取工资报酬、享受福利待遇、参加社会保险的权利。任何单位或者个人不得克扣护士工资，降低或者取消护士福利等待遇。

第十三条 护士执业，有获得与其所从事的护理工作相适应的卫生防护、医疗保健服务的权利。从事直接接触有毒有害物质、有感染传染病危险工作的护士，有依照有关法律、行政法规的规定接受职业健康监护的权利；患职业病的，有依照有关法律、行政法规的规定获得赔偿的权利。

第十四条 护士有按照国家有关规定获得与本人业务能力和学术水平相应的专业技术职务、职称的权利；有参加专业培训、从事学术研究和交流、参加行业协会和专业学术团体的权利。

第十五条 护士有获得疾病诊疗、护理相关信息的权利和其他与履行护理职责相关的权利，可以对医疗卫生机构和卫生主管部门的工作提出意见和建议。

第十六条 护士执业，应当遵守法律、法规、规章和诊疗技术规范的规定。

第十七条 护士在执业活动中，发现患者病情危急，应当立即通知医师；在紧急情况下为抢救垂危患者生命，应当先行实施必要的紧急救护。

护士发现医嘱违反法律、法规、规章或者诊疗技术规范规定的，应当及时向开具医嘱的医师提出；必要时，应当向该医师所在科室的负责人或者医疗卫生机构负责医疗服务管理的人员报告。

第十八条 护士应当尊重、关心、爱护患者，保护患者的隐私。

第十九条 护士有义务参与公共卫生和疾病预防控制工作。发生自然灾害、公共卫生事件等严重威胁公众生命健康的突发事件，护士应当服从县级以上人民政府卫生主管部门或者所在医疗卫生机构的安排，参加医疗救护。

第四章 医疗卫生机构的职责

第二十条 医疗卫生机构配备护士的数量不得低于国务院卫生主管部门规定的护士配备标准。

第二十一条 医疗卫生机构不得允许下列人员在本机构从事诊疗技术规范规定的护理活动：

（一）未取得护士执业证书的人员；

（二）未依照本条例第九条的规定办理执业地点变更手续的护士；

（三）护士执业注册有效期届满未延续执业注册的护士。

在教学、综合医院进行护理临床实习的人员应当在护士指导下开展有关工作。

第二十二条 医疗卫生机构应当为护士提供卫生防护用品，并采取有效的卫生防护措施和医疗保健措施。

第二十三条 医疗卫生机构应当执行国家有关工资、福利待遇等规定，按照国家有关规定为在本机构从事护理工作的护士足额缴纳社会保险费用，保障护士的合法权益。

对在艰苦边远地区工作，或者从事直接接触有毒有害物质、有感染传染病危险工作的护士，所在医疗卫生机构应当按照国家有关规定给予津贴。

第二十四条 医疗卫生机构应当制定、实施本机构护士在职培训计划，并保证护士接受培训。

护士培训应当注重新知识、新技术的应用；根据临床专科护理发展和专科护理岗位的需要，开展对护士的专科护理培训。

第二十五条 医疗卫生机构应当按照国务院卫生主管部门的规定，设置专门机构或者配备专（兼）职人员负责护理管理工作。

第二十六条 医疗卫生机构应当建立护士岗位责任制并进行监督检查。

护士因不履行职责或者违反职业道德受到投诉的，其所在医疗卫生机构应当进行调查。经查证属实的，医疗卫生机构应当对护士做出处理，并将调查处理情况告知投诉人。

第五章 法律责任

第二十七条 卫生主管部门的工作人员未依照本条例规定履行职责，在护士监督管理工作中滥用职权、徇私舞弊，或者有其他失职、渎职行为的，依法给予处分；构成犯罪的，依法追究刑事责任。

第二十八条 医疗卫生机构有下列情形之一的，由县级以上地方人民政府卫生主管部门依据职责分工责令限期改正，给予警告；逾期不改正的，根据国务院卫生主管部门规定的护士配备标准和在医疗卫生机构合法执业的护士数量核减其诊疗科目，或者暂停其6个

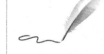

月以上 1 年以下执业活动；国家举办的医疗卫生机构有下列情形之一、情节严重的，还应当对负有责任的主管人员和其他直接责任人员依法给予处分：

（一）违反本条例规定，护士的配备数量低于国务院卫生主管部门规定的护士配备标准的；

（二）允许未取得护士执业证书的人员或者允许未依照本条例规定办理执业地点变更手续、延续执业注册有效期的护士在本机构从事诊疗技术规范规定的护理活动的。

第二十九条 医疗卫生机构有下列情形之一的，依照有关法律、行政法规的规定给予处罚；国家举办的医疗卫生机构有下列情形之一、情节严重的，还应当对负有责任的主管人员和其他直接责任人员依法给予处分：

（一）未执行国家有关工资、福利待遇等规定的；

（二）对在本机构从事护理工作的护士，未按照国家有关规定足额缴纳社会保险费用的；

（三）未为护士提供卫生防护用品，或者未采取有效的卫生防护措施、医疗保健措施的；

（四）对在艰苦边远地区工作，或者从事直接接触有毒有害物质、有感染传染病危险工作的护士，未按照国家有关规定给予津贴的。

第三十条 医疗卫生机构有下列情形之一的，由县级以上地方人民政府卫生主管部门依据职责分工责令限期改正，给予警告：

（一）未制定、实施本机构护士在职培训计划或者未保证护士接受培训的；

（二）未依照本条例规定履行护士管理职责的。

第三十一条 护士在执业活动中有下列情形之一的，由县级以上地方人民政府卫生主管部门依据职责分工责令改正，给予警告；情节严重的，暂停其 6 个月以上 1 年以下执业活动，直至由原发证部门吊销其护士执业证书：

（一）发现患者病情危急未立即通知医师的；

（二）发现医嘱违反法律、法规、规章或者诊疗技术规范的规定，未依照本条例第十七条的规定提出或者报告的；

（三）泄露患者隐私的；

（四）发生自然灾害、公共卫生事件等严重威胁公众生命健康的突发事件，不服从安排参加医疗救护的。

护士在执业活动中造成医疗事故的，依照医疗事故处理的有关规定承担法律责任。

第三十二条 护士被吊销执业证书的，自执业证书被吊销之日起 2 年内不得申请执业注册。

第三十三条 扰乱医疗秩序，阻碍护士依法开展执业活动，侮辱、威胁、殴打护士，或者有其他侵犯护士合法权益行为的，由公安机关依照治安管理处罚法的规定给予处罚；构成犯罪的，依法追究刑事责任。

第六章 附 则

第三十四条 本条例施行前按照国家有关规定已经取得护士执业证书或者护理专业技术职称、从事护理活动的人员，经执业地省、自治区、直辖市人民政府卫生主管部门审核合格，换领护士执业证书。

本条例施行前，尚未达到护士配备标准的医疗卫生机构，应当按照国务院卫生主管部门规定的实施步骤，自本条例施行之日起3年内达到护士配备标准。

第三十五条　本条例自2008年5月12日起施行。

附录二　中华护理学会护士守则

第一条　护士应当奉行救死扶伤的人道主义精神，履行保护生命、减轻痛苦、增进健康的专业职责。

第二条　护士应当对患者一视同仁，尊重患者，维护患者的健康权益。

第三条　护士应当为患者提供医学照顾，协助完成诊疗计划，开展健康指导，提供心理支持。

第四条　护士应当履行岗位职责，工作严谨、慎独，对个人护理判断及执业行为负责。

第五条　护士应当关心爱护患者，保护患者的隐私。

第六条　护士发现患者的生命安全受到威胁时，应当积极采取保护措施。

第七条　护士应当积极参与公共卫生和健康促进活动，参与突发事件时的医疗救护。

第八条　护士应当加强学习，提高执业能力，适应医学科学和护理专业的发展。

第九条　护士应当积极加入护理专业团体，参与促进护理专业发展的活动。

第十条　护士应当与其他医务工作者建立良好关系，密切配合、团结协作。

附录三　国际护士会护士伦理规范（2005年修订）

前　言

护士的基本任务是促进健康、预防疾病、恢复健康、减轻痛苦。民众对护理的需求普遍存在。

护理的本质是尊重人权，包括生存权、文化权、拥有尊严的权利和被尊重的权利。护士应平等对待不同年龄、性别、肤色、国籍、宗教、文化、种族，不同健康状况和社会地位的护理服务对象。

护士的服务对象包括个人、家庭、社区，护士应为其提供健康服务并协调其他健康专业人员提供的服务。

1. 护士与民众

（1）护士的基本责任是照顾那些需要照顾的民众。

（2）护士在提供护理时，应尊重个人、家庭、社区的人权、价值观、风俗习惯及信仰。

（3）护士应确保民众对护理服务及相关治疗获得充分的知情同意。

（4）护士应对民众的个人资料保密。

（5）护士与社会大众共同分担责任，发起并支持满足公众（尤其是弱势群体）健康与社会需求的行动。

（6）护士应担负维持和保护自然环境免受耗竭、污染、恶化和破坏的责任。

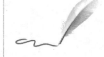

2. 护士与实践

（1）护士应对护理实践和通过参加继续教育维持专业能力具有责任感和义务感。

（2）护士应保持个人健康水平，以免影响专业实践能力。

（3）护士应根据自己的个人能力接受工作任务。

（4）护士应始终保持良好的专业素养，以维护专业形象和获取公众的信赖。

（5）护士在应用先进科技提供护理时，应确保民众的安全、尊严和权利。

3. 护士与专业

（1）护士应在制定和实施护理实践、护理管理、护理教育、护理研究的标准方面发挥主要作用。

（2）护士应主动构建基于研究的专业知识体系。

（3）护士应通过专业团体参与创建和维持安全、与社会经济发展相匹配的护理工作环境。

4. 护士与合作伙伴

（1）护士应与本专业和其他健康专业人员保持合作伙伴关系。

（2）当个人、家庭、社区的健康受到其他健康专业人员威胁时，护士应采取恰当的行动保护护理服务对象。

附录四　护理人员伦理学国际法（摘要）

（国际护士协会在 1953 年 7 月的国际护士会议，通过了护士伦理学国际法，
1965 年 6 月，在德国福兰克福大议会修订并采纳）

护士护理病人，担负着建立有助于康复的、物理的、社会的和精神的环境，并着重用教授和示范的方法预防疾病，促进健康。他们为个人、家庭和居民提供保健服务，并与其他保健行业协作。

为人类服务是护士的首要职能，也是护士职业存在的理由。护理服务的需要全人类性的。职业性护理服务以人类的需要为基础，所以不受对国籍、种族、信仰、肤色、政治和社会状况的考虑的限制。

本法典固有的基本概念是：护士相信人类的本质的自由和人类生命的保存。全体护士均应明了红十字原则及 1949 年日内瓦决议条款中的权利和义务。

本行业认为国际法规并不能包括护士活动和关系中的一切细节。有些人将受到个人哲学观和信仰的影响。

1. 护士的基本职责包括三方面：保存生命、减轻病痛和促进健康。

2. 护士应始终保持高标准的和护理和职业实践。

3. 护士不仅应该有良好的操作，而且应把知识和技巧维持在恒定的高水平。

4. 病人的宗教信仰应受到尊重。

5. 护士应对信托给他们的个人情况保守保密。

6. 护士不仅要认识到职责而且要认识到他们职业功能的限制。若无医嘱，不予推荐或给予医疗处理，护士在紧急情况下可给予医疗处理，但应将这些行动尽快地报告给医生。

7. 护士应有理智地、忠实地执行医嘱的义务，并应拒绝参予非道德的行动。

8. 护士受到保健小组中的医生和其他成员的信任，对同事中的不适当的和不道德的行为应该向主管当局揭发。

9. 护士有权接受正当的薪金和接受例如契约中实际的或包含的供应补贴。

10. 护士不允许将他们的名字用于商品广告中或作其他形式的自我广告。

11. 护士应与其他职业的成员和同行合作并维持和睦的关系。

12. 护士应坚持个人道德标准，因这反映了对职业的信誉。

13. 在个人行为方面，护士不应有意识的轻视在她所居住的工作地区居民风俗习惯和所作的行为方式。

14. 护士应参与并与其他公民和其他卫生行业所分担的责任，以促进满足公共卫生要求的努力，无论是地区的、州的、国家的、国际的。

附录五　国际护理学会护理人员守则（1973 年）

护士的基本任务有四方面：增进健康，预防疾病，恢复健康和减轻痛苦。

全人类都需要护理工作。护理从本质上说就是尊重人的生命，尊重人的尊严和尊重人的权利。

不论国籍、种族、信仰、肤色、年龄、性别、政治或社会地位，一律不受限制。

护士对个人、家庭和社会提供卫生服务，并与有关的群体进行协作。

护士与人：护士的主要任务是向那些要求护理的人负责。

护士作护理时，要尊重个人的信仰、价值观和风俗习惯。

护士掌握由于病人对她信任而提供的情况，要注意保密。

护士与临床实践：护士个人执行的任务就是护理实践，必须坚持学习，做一个称职的护士。

护士要在特殊情况下仍保持高标准护理。

护士在接受或代行一项任务时，必须对自己的资格作出判断。

护士在作为一种职业力量起作用时，个人行动必须时刻保持能反映职业荣誉的标准。

护士与社会：护士们要和其他公民一起分担任务，发起并支持满足公众的卫生和社会需要的行动。

护士与其共事的成员：护士在护理及其他方面，应与共事的成员保持合作共事关系。

当护理工作受到共事成员或任何其他人威胁的时候，护士要采取适当措施保卫个人。

护士与职业：在护理工作与护理教育中心，在决定或补充某些理想的标准时，护士起主要作用。

在培养职业知识核心方面，护士起积极作用。

护士通过职业社团，参与建立和保持护理工作中公平的社会和经济方面的工作条件。

参考答案

第一章

1. C   2. C   3. C   4. C   5. D

第二章

1. B   2. D   3. C

第三章

1. D   2. B   3. C

第四章

1. A 2. E 3. B 4. E 5. D 6. D 7. D 8. D 9. B 10. A 11. B 12. E
13. A 14. B

第五章

1. D   2. B   3. E   4. A   5. B   6. D   7. C   8. E   9. A   10. C
11. C

第六章

1. ABCD   2. B.

第七章

1. B   2. B   3. C   4. E

第八章

1. E   2. A   3. C

第九章

1. B   2. D   3. E   4. B   5. E

第十章

1. D   2. C   3. C

第十一章

1. A   2. A   3. D   4. D

第十二章

1. C   2. D   3. B

第十三章

1. E   2. D   3. C   4. E

第十四章

1. E   2. C   3. A   4. C   5. E

第十五章

1. C   2. C   3. A

第十六章

1. C   2. C   3. A

第十七章

1. D   2. D   3. E   4. E

参考文献

[1] 张绍翼，王秀红. 护理伦理与法规［M］. 北京：中国医药科技出版社，2013.

[2] 尹梅. 护理伦理学［M］. 北京：人民卫生出版社，2009.

[3] 曹志平. 护理伦理学［M］. 2 版. 北京：人民卫生出版社，2011.

[4] 秦敬民. 医学伦理学［M］. 北京：人民卫生出版社，2009.

[5] 姜小鹰. 护理伦理学［M］. 北京：人民卫生出版社，2007.

[6] 田荣荣. 医学伦理学［M］. 北京：人民卫生出版社，2004.

[7] 何登极. 医学伦理学［M］. 四川：四川科技出版社，1998.

[8] 何宪平. 护理伦理学［M］. 北京：高等教育出版社，2007.

[9] 杜惠群. 护理伦理学［M］. 北京：中国协和医科大学出版社，2003.

[10] 伍天章. 医学伦理学［M］. 广州：广州人民出版社，2004.

[11] 丛亚丽. 护理伦理学［M］. 北京：北京大学医学出版社，2008.

[12] 瞿晓敏. 护理伦理学［M］. 上海：复旦大学出版社，2007.

[13] 王卫红. 护理伦理学［M］. 北京：清华大学出版社，2006.

[14] 赵增福. 医学伦理学［M］. 北京：高等教育出版社，2007.

[15] 王锦蓉. 临床护理典型案例分析研究［M］. 甘肃：甘肃科学技术出版社，2010.

[16] 冯泽永. 医学伦理学［M］. 3 版. 北京：科学出版社，2012.

[17] 雷良荣，张金梅. 社区伦理学［M］. 2 版. 西安：第四军医大学出版社，2012.

[18] 张家忠. 护理伦理学［M］. 江苏：江苏科学技术出版社，2012.

[19] 朱启华. 护理伦理学［M］. 北京：人民军医出版社，2011.

[20] 李中琳. 医学伦理学［M］. 郑州：郑州大学出版社，2012.

[21] 丘祥兴. 医学伦理学［M］. 北京：人民卫生出版社，2013.

[22] 陈璐. 论医患法律关系中的知情同意原则及其例外［D］. 湘潭大学，2009.

[23] 陈秋云. 护理伦理与法规［M］. 北京：中国医药科技出版社，2015.

[24] 马国平，何求. 护理学导论［M］. 北京：人民卫生出版社，2016.

[25] 田侃，陈瑶. 医药卫生法［M］. 北京：科学出版社，2005.

[26] 赵同刚. 卫生法［M］. 北京：人民卫生出版社，2005.

[27] 达庆东，曹文妹，田侃. 卫生法学纲要［M］. 3 版. 上海：复旦大学出版社，2004.

[28] 朱晓卓. 医疗纠纷"宁波解法"研究［M］. 南京：东南大学出版社，2016.

[29] 朱晓卓. 卫生法律实务［M］. 南京：东南大学出版社，2013.

[30] 田侃，朱晓卓. 医学法学［M］. 北京：中国医药科技出版社，2013.

[31] 饶和平. 卫生法规及护理管理［M］. 杭州：浙江大学出版社，2015.

[32] 姜柏生，万建华，严晓萍. 医事法学［M］. 南京：东南大学出版社，2007.

[33] 施卫星、王国平. 医学伦理与卫生法［M］. 北京：中国时代出版社，2008.

[34] 袁丽容，张绍翼. 护理伦理学［M］. 2 版. 北京：科学出版社，2017.

［35］曹心芳. 护理学导论综合训练教程［M］. 郑州：郑州大学出版社，2014.

［36］王卫红，雷巍娥，杨丽. 护理伦理学（供护理专业用）［M］. 长沙：中南大学出版社，2011.

［37］高莉萍，涂旭东. 护理伦理与法规（供护理、助产等专业用）［M］. 上海：第二军医大学出版社，2012.